F 防盲手册

FANG MANG SHOU CE

主　编　王宁利　胡爱莲

副主编　杨晓慧

编　委　（以姓氏笔画为序）

马　科　王　越　王宁利　孙葆忱

牟大鹏　李　越　李　彬　李仕明

李俊红　杨顺玲　杨晓慧　陈伟伟

胡爱莲　彭晓霞　韩　崧　甄　毅

U0243712

人民卫生出版社

图书在版编目（CIP）数据

防盲手册 / 王宁利，胡爱莲主编 . —北京：人民卫生
出版社，2014
ISBN 978-7-117-19414-3

Ⅰ . ①防⋯　Ⅱ . ①王⋯②胡⋯　Ⅲ . ①盲 – 防治 –
手册②眼病 – 防治 – 手册　Ⅳ . ① R77-62

中国版本图书馆 CIP 数据核字（2014）第 145854 号

人卫社官网　www.pmph.com	出版物查询，在线购书	
人卫医学网　www.ipmph.com	医学考试辅导，医学数据库服务，医学教育资源，大众健康资讯	

防 盲 手 册

主　　编：王宁利　胡爱莲
出版发行：人民卫生出版社（中继线 010-59780011）
地　　址：北京市朝阳区潘家园南里 19 号
邮　　编：100021
E - mail：pmph @ pmph.com
购书热线：010-59787592　010-59787584　010-65264830
印　　刷：三河市博文印刷有限公司
经　　销：新华书店
开　　本：710×1000　1/16　印张：15　插页：8
字　　数：286 千字
版　　次：2014 年 8 月第 1 版　2014 年 8 月第 1 版第 1 次印刷
标准书号：ISBN 978-7-117-19414-3/R·19415
定　　价：39.00 元
打击盗版举报电话：010-59787491　E-mail：WQ @ pmph.com
（凡属印装质量问题请与本社市场营销中心联系退换）

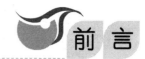

新中国成立至今,我国防盲治盲坚持政府主导,社会各界参与,防盲事业取得了巨大的成绩。20世纪80年代卫生部第一次下发《全国防盲计划大纲》和《全国防盲和眼保健"七五"规划》,1999年签署"视觉2020"庄严承诺到2020年消灭可避免盲的全球战略目标,特别是2009年政府的百万贫困白内障救助项目,将贫困地区白内障的救助和治疗纳入到医改的专项任务,国家财政拨款十多亿人民币。在政府的主导下,在各级眼科医务人员和各级残联工作人员参与下,非政府组织的帮助下,贫困地区白内障复明项目取得了显著的成绩。我国1996年百万人群白内障复明手术率(CSR)是208,在2009年是800,在2013年上升到1200,使广大贫困地区的白内障患者广泛受益,并通过这一项目的实施带动了相关县级医院的建设。

除了第一位的可救治的致盲眼病白内障外,在我国也启动了在2016年最终消灭致盲性沙眼及三级防盲网络建设项目。

另外,我国是一个近视大国,也是一个视力残障人数最多的国家之一。在农村、边远地区这些人群中有相当人群仍未得到屈光矫正和低视力救助。这些人群也是国家防盲任务中迫切关心的问题。

在2006年世界防盲大会对"视觉2020"任务目标进行了部分调整,对西太平洋地区提出了建立和提供可及的眼健康服务的目标和任务。另外,目前常见的严重危害人民视觉健康的致盲眼病糖尿病眼病,青光眼被纳入到我国新的防盲规划任务中。

根据目前我国经济发展水平,眼科资源各级医务人员服务能力等,在国家防盲技术指导组的领导下,组织相关人员编写了我国第一部防盲技术手册,旨在为县级眼科医生以及我国防盲技术人员提供可借鉴的指导性或参考性工具书。

由于第一次编写可能有未涉及的领域,有些具体技术介绍不够细致,图片不够生动等问题,相信通过第一版的出版,通过抛砖引玉欢迎更多的专家加入,不断完善一定能成为一本受广大防盲人员热爱的工具书。

在本手册出版之际作为主编,在此对所有参编人员表示感谢,感谢你们牺牲自己休息时间为本手册撰写做出的卓越贡献,也对所有为本手册出版做出贡献的其他人员及单位表示感谢。

　　在此也对国家卫生计生委有关领导对本手册的指导支持和帮助表示感谢。

　　最后希望本手册的出版发行能为我国防盲事业奉献一份力量。

王宁利　胡爱莲

2014年1月

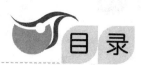

目 录

第一章 总 论

第一节 中国视力残疾人群现状分析

盲和低视力是我国的严重公共卫生问题之一。人口的增加和老龄化加剧使与年龄相关性致盲眼病不断增加。了解我国盲和低视力的患病率、主要致盲因素、患者的生存质量和康复情况,对制定防治视力残疾的规划,有效地开展视力残疾的防治工作将具有重要意义。

一、视力残疾的流行病学调查

近几年来,我国开展了两次大规模的眼病流行病学和视力残疾人群调查,即 2006 年第二次全国残疾人抽样调查和 9 省(市、自治区)眼病流行病学调查,2006 年,为了解占人口总数 60% 的农村居民的致盲性眼病的情况,北京同仁医院对河北省邯郸市永年县 6830 名村民的患病率和致盲病因进行了调查。三个调查的主要结果归纳如下:

(一)视力残疾患病率

全国第二次残疾人抽样调查结果显示单纯视力残疾的患病率为 0.94%。其中,盲患病率为 0.31%;低视力患病率为 0.63%。盲与低视力之比为 1∶2.03。根据我国 2006 年人口约 13 亿人推算,我国单纯视力残疾的人数达 1233 万人,如果包含多种残疾者,视力残疾的患病率约为 1.53%,视力残疾的人数达 2003 万人。

9 省(市、自治区)眼病流行病学调查以 50 岁及以上的人群为目标人群,盲的患病率为 1.93%,低视力患病率为 5.30%。

邯郸眼病研究中,按照 WHO 盲和低视力标准,年龄、性别标准化后,30 岁以上人群低视力患病率为 1.0%(95% CI:0.8%~1.2%),盲的患病率为 0.5%(95% CI:0.3~0.7)。50 岁以上低视力患病率为 2.6%(95% CI:2.1%~3.1%)。盲的患病率为 1.2%(95% CI:0.9~1.6)。

(二)视力残疾的病因

全国第二次残疾人抽样调查结果显示:引起视力残疾的第一位原因是白内障,占视力残疾人群总数的 55.6%;视网膜和葡萄膜疾病占 15.0%;角膜病 10.1%;屈光不正 7.6%;青光眼 6.6%。9 省(市、自治区)眼病流行病学调查视力残疾前三位的原因是白内障、角膜混浊和视网膜疾病。

邯郸眼病研究中,白内障是生活视力中盲的主要病因,占 36.6%;屈光不正是低视力的首要原因,占 78.4%。屈光不正矫正后,白内障仍是视力障碍的首要病因,占 46.6%。近视性黄斑病变是第二位的致盲因素,占 16.1%;青光眼和角膜混浊是第三、第四位的致盲病因,各占 9.7%。

(三)视力残疾的影响因素

视力残疾受年龄、地区、医疗保健水平、文化程度、经济状况、环境因素和性别等因素的影响。

年龄与视力损害的相关性最强,随着年龄的增加,盲和低视力患病率都在增加。0~19 岁时,单纯视力残疾的患病率≤0.10%。50 岁以后,单纯视力残疾患病率增加明显(50~54 岁年龄组为 0.84%)。同时,在不同的年龄组,主要的致盲因素也不相同。如在 40 岁以上组,青光眼是导致盲的主要原因;70 岁以上组,白内障是致盲的主要原因。

女性视力残疾患病率(1.14%)明显高于男性(0.75%)。0~44 岁时,男女单纯视力残疾的患病率接近。45 岁以后女性单纯视力残疾的患病率高于男性。这种趋势在 65 岁以后更加明显。

农村地区视力残疾患病率(1.07%)明显高于城市(0.70%),引起视力残疾的原因基本相同,但程度有所不同。在农村地区引起视力残疾的主要原因中,白内障、角膜病所占比例较大。

文盲中,盲和低视力的患病率最高,随着受教育程度的提高,盲和低视力的患病率有所下降。

因此,由上可知:老年人、低教育程度、低收入和农村地区是加强眼病的保健、宣传和防治工作的重点。

(四)视力残疾的变化趋势

1987 年第一次全国残疾人抽样调查资料:盲患病率为 0.43%;低视力患病率 0.6%。而 2006 年第二次调查结果显示:盲(含多重残疾)患病率为 0.50%,盲人数 661 万人;低视力患病率(含多重残疾)为 1.03%,人数达 1342 万人。

由于我国人口基数增加,人口老龄化,视力残疾人数变化趋势是增加的。与第一次残疾人抽样调查相比,由于防盲治盲工作的开展,尤其是加强了白内障盲人的手术治疗,减缓了我国盲人的增长率,但是低视力患病率增加明显。调查提示:我们在加强盲人复明治疗的同时,也要重视低视力患者的康复。

在视力残疾的病因中,白内障仍然是第一位的,由于沙眼致盲率的降低,视网膜和葡萄膜疾病已经成为我国第二位主要致盲疾病。

除上述调查之外,我国几乎各省(自治区)都开展了眼病流行病学研究,涵盖了不同区域、不同年龄、不同民族和不同疾病。有一些研究按照国际标准进行检查、诊断和质量控制,结果得到国内外同行的认可。

二、视力残疾患者的眼病意识

患者眼病意识主要是指视力的要求。包含眼病存在意识、眼病治疗意识、眼病治疗障碍、健康意识和错误治疗行为等主要指标。所以,从视力残疾患者自身的角度出发,对眼病意识的调查,可以了解阻碍患者治疗的因素,为提高眼病治疗的覆盖率寻找有效方法。

1997年,许京京、何明光等与世界卫生组织和美国国家眼科研究所合作,对广东省斗门县50岁以上的人群进行了人群眼病调查,同时对其中视力损害患者的眼病意识进行了问卷调查,结果表明:在视力损害患者中,95.4%知道自己视力有障碍≥1年。在可治疗的眼病患者中,只有24.2%的患者知道眼病可以治疗,73%的患者不知道或在检查当天才知道可以治疗。

患者知道眼病可以治疗,但仍未接受治疗。在单眼盲患者中,"还能看见"是患者不接受治疗的主要原因;而在双眼盲患者中主要原因是"经济条件差"和"路远,交通不便"。

在农村白内障防盲手术前患者眼病意识调查中,意识到自己眼病存在时间在1年以上的患者为89.6%。治疗障碍主要为:还能看见、经济困难、年纪大不要求手术、不了解手术效果如何。由此可以看出,农村视力残疾患者对生存质量的要求比较低,自我保健意识低下,导致其不愿意接受治疗。同时也提醒我们手术质量的重要性。

在眼病健康意识方面,将近50%的患者没有把视力下降和眼病联系起来,这也许是眼睛有症状不就医,没有意识到眼病可以治疗的主要原因。眼病意识有明显的城乡差别,而且与文化程度有关,最主要信息来源是听周围人谈论及通过电视节目,因此,选择合适的宣教途径,在农村进行眼病卫生知识宣传教育是很有必要的。

老年的患者如此,而在8～14岁儿童的眼病调查问卷中:41.1%的视力差的儿童意识到可能有眼病,未治疗的原因仍然是:没有关系,还能看见。因此,加强儿童与家长眼病知识的宣传教育,定期开展眼病普查,是早期发现、及时治疗的重要措施。

目前,农村多数视力残疾患者仍然处在一种"三不知"状态(不知道自己眼病可以治愈,不知道去哪,去找谁可以得到帮助)。国际防盲协会于1994年提出的防盲工作"三A"原则——适当的、能负担的和可接受的(appropriate,affordable,accessible)是完全是适合我国国情的。发展经济,降低医疗收费,提供价廉效优的眼病治疗方案,提高医疗的可接近程度,是提高视力残疾患者就医的关键。

三、视力残疾患者的生存质量

生存质量研究始于 20 世纪 70 年代,近期在眼科流行病学研究中也得到越来越多的重视。它使防盲工作者对视功能所造成精神、心理和社会活动的负担有更全面的认识,可为人群的疾病评价提供更有力的依据。

问卷是研究生存质量的主要工具。一般选用的量表与日常视觉活动具有相关性,并根据人群特点加以改动。我国眼科防盲工作者不仅在探讨制定一个可量化测定视力残疾患者视功能相关生活质量的量表,评价其信度和效度方面作出了努力,并在此基础之上,对一些视力残疾患者的生存质量作了研究。

视力状态是生存质量的显著决定因素。视力障碍明显影响人群的日常生活(自理、社交、活动)、精神健康(心理)、社会负担等总体健康状态。如白内障患者,50% 患者在行为上、26% 在自理能力、30% 在情感方面、57% 在日常生活中有障碍。而在这些疾病得到治疗(白内障摘除联合人工晶状体植入术)后,可以不同程度地改善患者的生存质量,使患者的自我照顾能力、日常活动能力较术前得到了改善,减轻了家庭和社会负担。而眼外伤患者手术后的生活质量总分及视功能、社会活动、精神心理、身体功能四方面的得分有明显的提高。但不同文化程度的患者对术后视力恢复的期望有明显的差别,并直接影响其术后的精神状态。从此可以推测,仅用视力检查来评级视力残疾患者的治疗效果具有一定的片面性,视力的恢复和与视力相关的生存质量改善程度并非是完全一致的。

目前,在视力残疾患者的治疗中,更多的是重视药物、手术等治疗过程,而忽视了眼别、疾病时间、治疗方式、治疗时间、疾病并发症、文化程度、经济收入都对生存质量有影响。很有必要将患者的主观感觉、心理学和社会学内容引入治疗观念中,使其得到社会、精神和生理几方面的康复,具有十分重要的社会意义。

四、视力残疾患者的康复状况

我国作为世界上最大的发展中国家,在低视力患者的预防治疗及康复各方面都面临十分严峻的挑战。20 世纪 80 年代初,在中国残疾人联合会、眼科及社会各界的重视下,我国低视力康复工作开始进入正规发展阶段。

从 1988 年开始制定的全国"八五"第一部康复规划到"九五"、"十五"和"十一五"规划,都将低视力康复列入重点。国家卫生和计划生育委员会"百万贫困白内障患者复明工程"项目在 2009-2011 年期间,帮助 109 万贫困白内障患者重见光明。并在"十二五"期间继续实施此项目。《中国残疾人事业"十一五"发展纲要》提出要为 10 万名贫困低视力者免费配用助视器,而且要求各级残疾人用品用具站会同有关单位,扩大助视器供应品种和数量,提供信息服务,形成助视器供应服务网络。目前,已经建立了中国残疾人用品开发供应总站,在我国的某些大城市建立了助视器的生产定点厂家,至今我国已有近四十万低视力患者配戴了低视力助视器。2008 年度全国残疾人小康实现程度监测结果显示:七类残疾人接受康复服务的比例增加,而视力残疾人接受服务的比例增加是最大的,达到了 21.7%。

尽管取得了成绩,但要实现"2020 年消除可避免盲"的战略目标,任重道远。具体表现在:① 2006 年全国残疾人抽样调查资料显示:我国仍是世界上盲和视力损伤最严重的国家之一。②目前白内障仍然是我国首位致盲眼病,百万人口白内障手术量(CSR)低:相对于发达国家的 5000 例,我国 2003 年才突破 400 例,2011 年为 930 例,因此卫生部将继续开展"百万工程",加强对贫困白内障患者的治疗。在提高白内障手术率的基础上,手术质量的提高将成为我国视力残疾康复工作的目标。③需要高度关注中老年人群中的视力残疾情况,未经矫正的屈光不正以及青光眼、老年黄斑变性、糖尿病性视网膜病变等一些致盲眼病应加强防治和研究工作。④需要加强儿童眼病的筛查,降低儿童盲的发生率。⑤低视力康复服务远远不能满足患者的需求:由于缺乏国家大型研发资金的支持,虽然我国已有定点厂家生产各种光学助视器和电子助视器,但数量、质量和品种与国外相比较,尚待进一步提高。因此,研发新的符合中国低视力患者消费水平的助视器,通过及时的低视力康复,使得这些低视力 / 盲的患者从依赖他人和社会的帮助生活,过渡到独立自主地生活,为社会创造价值。⑥防盲治盲管理人员和基层眼科专业技术人员缺乏且分布不平衡。⑦群众防盲治盲意识亟待加强。

(杨晓慧)

第二节　眼病(视力残疾测量)的流行病学方法

2006 年,我国完成第二次全国残疾人抽样调查,其间,视力残疾的定义为:由于各种原因导致双眼视力低下并且不能矫正或视野缩小,以致影响其日常生活和社会参与。调查结果显示:我国单纯视力残疾(低视力和盲)总数为 1233 万人,占残疾人总数 14.86%。

残疾测量的意义体现在通过残疾调查可实现的目的:①系统收集残疾人口信息,调查致残原因;②运用残疾调查数据评价人口的健康状态(计算伤残调整寿命损失年,DALY);③了解残疾人的医疗、康复和社会福利需求;④增强政府、组织、研究机构对现有残疾数据意识;⑤残疾测量有助于政府卫生项目的评估与管理,为政府合理配置资源提供数据支持。

流行病学是公共卫生的核心课程。因为疾病或健康状态在某一特定人群中的分布是随机的,因此在制定有效的疾病防控措施前,需要开展流行病学研究、了解疾病的分布特征,分析可能的病因(危险因素)及其病因机制。流行病学研究结果将为疾病的预防、早期诊断、科学治疗、有效康复提供科学证据。因此,本章将围绕防盲工作的相关研究介绍流行病学研究的科学原理、相关术语及其应用。

一、流行病学定义

流行病学(epidemiology)源于希腊语,"epi"是"与……有关"的意思,"demos"是"人口学"的词头,"logos"是"学科"的意思。因此,流行病学是基于疾病分布的人口学特征,研究疾病病因(危险因素)的学科。

二、流行病学中的常见术语

(一)分布

分布(distribution)指疾病或健康状态在不同人群、时间与地区的分布特征与规律。人群分布指疾病在不同的自然或社会属性的亚人群(如年龄、性别、种族、职业和婚姻状态等)中的分布特征;时间分布是指某一人群中发生的某种疾病随时间发生的变化特征;地区分布常用于比较疾病在一个国家的不同地区之间或不同国家之间的特征。

(二)决定因素

决定因素(determinants)指影响健康的所有因素,包括:遗传、物理、生物、社会、文化、经济和行为因素。

(三)健康相关状态或事件

健康相关状态或事件(health-related status and events)包括疾病、死亡、行为(如吸烟)、对于预防措施的反应以及健康服务的提供和使用情况。

(四)特定人群

特定人群(specified populations)指有某些特征的人群,即研究关注的人群。

(五)防控措施

防控措施(application to prevention and control)指公共卫生的目的,即促进、保护、恢复健康。

三、流行病学研究方法

从逻辑推理角度来看,流行病学基本上是一门归纳性的科学。流行病学从"描述"与"分析"两方面来体现它的归纳性。在描述中注重分析,在分析中贯穿描述。根据研究中有无人为设置干预因素,流行病学研究方法分为观察研究与实验研究(表1-1)。

观察法的主要特点是研究者不能将任何研究因素施予观察对象,只能通过全面、客观的观察和描述,对人群中存在的健康相关现象进行分析、比较、归纳、判断,从而揭示疾病与因素之间的联系。观察性研究的主要方法有描述性研究和分析性研究。

表1-1　流行病学研究方法

分类	目的	研究方法	研究对象	因果时序	主要研究结果
观察研究（不施加干预因素）	描述性研究（建立因果假设）	生态学研究	人群	因果共存	相关系数（r）
		横断面研究	个体	因果共存	患病率、相对比值比（OR）
		筛检	个体		灵敏度、特异度、准确率
	分析性研究（验证因果假设）	病例对照研究	个体	先果后因	相对比值比（OR）
		队列研究	个体	先因后果	发病率、相对危险度（RR）
实验研究（施加干预因素）	验证因果假设	临床随机对照试验	个体	先因后果	相对危险度（RR）
		整群随机对照试验	群组	先因后果	相对危险度（RR）
		社区实验	健康社区人群	先因后果	相对危险度（RR）
理论研究	预测	建立数学模型			疾病在人群中发生发展的规律

（一）描述性研究

通过观察,归纳疾病或健康状态在时间、地点、不同人群(如年龄、性别、职业、民族等)的分布特点,也可以包括可疑病因因子的分布特点。通过描述流行病学获得的资料可对病因提出线索或假说,或对防治提出有效的措施。

（二）分析性研究

在描述性研究(descriptive study)提出的病因假设前提下,进一步在人群中研究疾病发生规律,验证所提出的假说。主要有两种:①从疾病(结果)开始去探找原因(病因)的方法叫病例对照研究(case-control study);②从有无可疑原因(病因)开始去观察是否发生结果(疾病)的研究方法叫队列(或群组、定群)研究(cohort study)。

实验流行病学(experimental epidemiology),和一般医学基础学科的实验不同,主要在人群现场进行。根据研究对象不同,又可分为:临床试验(clinical trial)和社区试验(community trial)。当被观察对象不能随机化分组时,为类实验或准实验研究(quasi-experimental study),常用于卫生政策的可行性研究及管理与服务的评价研究等。

理论流行病学(theoretical epidemiology)研究,是将流行病学调查所得到的数据,建立有关的数学模型定量反映疾病在人群中发生发展的规律以及各种因素与疾病的关系。

四、横断面研究

横断面研究(cross-sectional study)又叫现况调查,抽样调查是其常用方法:指从特定总体中随机抽取有代表性的样本,通过对样本进行调查,获得患病率或样本均数等信息,用以推断总体患病率或均数。我们将以王宁利教授负责完成的邯郸眼病研究(Handan Eye Study)为例介绍抽样调查的具体实施过程。

(一)横断面研究设计示意图

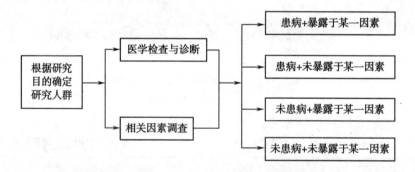

(二)研究目的

了解中国农村30岁以上人口中主要致盲性眼病的患病率,并探讨其可能的危险因素。

(三)研究现场

邯郸眼病研究经过全面平衡后,选择河北省邯郸市永年县为研究现场。在选择研究现场时,重点考虑以下因素:

1. 此地区的人口学分布具有一定的代表性(表1-2)。
2. 当地有一定的医疗卫生条件,可以配合流行病学调查开展。
3. 因较好的前期合作,可以获得当地政府或行政部门的支持。
4. 如果涉及随访时,还要考虑当地人口的流动性。

表1-2 永年县居民2000年第五次全国人口普查居民人口学特征比较

特征	永年县	农村地区	城市地区
人口	828 897	783 841 243	458 770 983
年收入（元）*	2751	2253	6280
性别（%）			
男性	50.62	51.67	51.28
女性	49.38	48.33	48.72
年龄（%）			
0~9	14.48	14.09	10.62
10~19	24.32	19.19	17.01
20~29	15.84	15.61	19.58
30~39	15.96	18.14	20.54
40~49	12.83	12.95	14.22
50~59	8.18	9.10	8.36
60~69	4.94	6.30	5.91
70~79	2.78	3.58	2.94
80+	0.66	1.04	0.83
婚姻状况（%）†			
单身	26.10	18.77	22.59
已婚	67.97	74.06	72.02
离异	0.42	0.69	1.25
丧偶	5.50	6.49	4.14
教育程度（%）‡			
文盲	7.98	9.56	4.71
半文盲	1.34	2.30	0.95
小学	37.10	46.00	25.03
初中	46.20	35.89	37.57
高中	6.09	5.73	22.42

续表

特征	永年县	农村地区	城市地区
大学及以上	1.29	0.53	9.32
少数民族（%）	0.07	10.29	5.36

* 1元相当于0.135美元

† 15岁及以上的人群

‡ 6岁及以上的人群。"文盲"指不具有阅读能力；"半文盲"指略有识字但不具有学习能力

（四）抽样方法

在抽样方法设计时,首先明确抽样框,即包含目标人群的所有个体。邯郸眼病研究抽样框为永年县所有农村人口,在当地居住满6个月以上,年龄30岁以上。

然后可根据研究需要与可行性,确定抽样方法(简单随机抽样、分层随机抽样、系统随机抽样与整群随机),但设计大样本调查时,一般会采用多阶段分层整群随机抽样方法。

在邯郸眼病研究中,实施了概率比例随机抽样(PPS,probability proportional sampling),即各层所抽样本数占各层总体单位数的比例相等。抽样步骤如下:

1. 根据永年县的地理特征(平原、丘陵)将永年县20个乡分两层,按两层人口构成比,计算每层分配的调查人口数。

2. 在每层中随机抽取相应的村,共13个村。

3. 被抽样的村中,所有30岁以上符合研究对象纳入标准的研究对象均为本次研究的调查对象。

（五）样本含量估算

因为抽样方法为分层整群多阶段随机抽样,因此样本含量估算应在单纯随机抽样的样本含量估算基础上,考虑设计效应,将样本含量扩大到1.5倍(经验值)。计算公式如下:

$$n = \frac{z_{1-\alpha/2}^2 P(1-P)}{d^2} \times \text{deff}$$

假设目标疾病的患病率P=0.05,容许误差d=0.1p,deff=1.5,10%的无应答率,样本含量为5019人。

（六）研究对象招募

横断面调查实施过程中,研究对象招募是保证高应答率的重要保障,在邯郸眼病研究中,具体步骤如下:

1. 首先根据当地人口普查数据,对人口进行入户排查。

2. 与村干部沟通后,在调查前通过村广播、电视、电台等手段开展宣传工作。

3. 在调查前三天,由村干部陪同入户,给被访者讲解参加眼病检查的意义,预约检查时间。

4. 对于没有按时到医学中心接受检查的研究对象,至少保证入户邀请三次。

5. 对于不方便到医学中心介绍检查的研究对象,要完成入户检查。

(七)数据收集

现况调查收集资料可采用多种方式,常用的有:①问卷调查,如通过问卷调查获得研究对象的人口学特征、吸烟和饮酒史等;②环境、身体功能测量和实验室检测,如通过实验室检测确定糖化血红蛋白水平等。资料收集过程中需要注意的是所有调查对象的资料收集标准要明确和统一,并在调查前对调查员或所有参加检验的人员进行培训,尽可能地减少资料收集过程中产生的偏倚。

本次研究完成的调查有:

(1)眼科检查:视力、视野、眼压、眼底照相等。

(2)体格检查:身高、体重、血压、脉搏等。

(3)问卷调查:人口学特征、生存适量、吸烟状况等。

(八)诊断

诊断应符合国际公认标准,诊断准确是获得正确研究结果的重要保证。

(九)统计分析

1. 计算各种眼病的患病率 患病率(prevalence rate)是指某地区某特定时间内特定人群中某病新旧病例所占比例。

$$患病率 = \frac{某时期某地区某人群中所研究疾病的新旧病例数}{该地区同期平均人口数} \times K$$

患病率的大小依赖于发病率和病程。某病患病率的增加可能与发病率增加有关,也有可能是因为治疗手段的改善导致生存期的延长,但是患者并没有完全康复。而患病率的下降除了可能与发病率下降有关外,也可能由于快速康复或快速死亡导致的病程缩短所致。如果某种疾病的病程显著缩短,那么即使发病率增加了,其患病率仍然有可能减少。

抽样调查的目的是通过样本获得的患病率推断总体患病率,因此除了计算点估计值外,需要计算95%可信区间。

(1)当 n 足够大,如 n>100,且样本率 p 与 1-p 均不太小,且 np 与 n(1-p) 均大于 5 时,可采用正态近似法计算总体率的95%(α=0.05)可信区间。

率的标准误:$S_p = \sqrt{\frac{p(1-p)}{n}}$

率的可信区间:$p \pm \mu_\alpha s_p$

若计算 95% 的可信区间,这时 $u_{0.05}=1.96$。

（2）当样本率较小时，对患病率采用平方根反正弦变换后再计算可信区间。

（3）当样本率极小，符合二项分布时，需采用二项分布的正态近似法计算95% 可信区间。

2. 分析可能的眼病危险因素　对疾病或健康状况按照事先制定好的统一标准进行归类，如将所有的调查对象根据暴露和疾病状态分为暴露组患病者、暴露组未患病者、非暴露组患病者、非暴露组未患病者，如表 1-3。

表1-3　横断面研究资料整理表

疾病状态	暴露	未暴露	合计
现患患者	a	c	a+c
非患者	b	d	b+d
合计	a+b	c+d	a+b+c+d

（1）定性分析：采用卡方检验比较不同暴露组的现患率是否有显著性差别。

（2）定量分析：估计现患率比（prevalence rate ratio，PRR）或暴露比值比（odds ratio，OR）。

现患率比是指不同暴露组的现患率之比，代表暴露组患某种疾病的风险是非暴露组的多少倍。如果 PRR 大于 1，表示暴露因素可能为疾病的危险因素，相反则代表暴露因素可能为疾病的保护因素。

采用表 1-3 的数据，可以计算出暴露组的患病率：a/（a+b）；非暴露组的患病率：c/（c+d），现患率比（PRR）为：

$$现患率比（PRR）= \frac{a/(a+b)}{c/(c+d)}$$

也可以用患者和非患者的暴露比值比来估计暴露与疾病之间的关联，即患者的暴露比值（a/c），非患者的暴露比值（b/d），暴露比之比为：

$$暴露比值（OR）= \frac{a/b}{b/d}$$

当现患率较低（<10%）时，暴露比值比应近似等于现患率比。

3. 资料分析时还需要控制混杂因素的影响　例如，如果我们想要比较不同地区的患病率，但是这些地区的一些影响患病率的因素如年龄构成不同，则在比较时需要对各地区的患病率进行年龄标化，计算年龄标化患病率，然后用各地区的年龄标化患病率进行比较。也可以考虑使用多因素 Logistic 回归分析各个自变量与患病状态之间的关联（OR 值及其 95% 可信区间）。

横断面研究数据的统计分析结果可能为我们提供新的病因研究线索。

五、筛检

筛检(screening)指应用快速、简便、便宜的化验,检查或其他措施在尚未获得诊断的人群中,将那些可能有病或有缺陷但表面健康的同那些真正无病的人区别开来。筛检所用的各种手段和方法称为筛检试验(screening test)。筛检不是医学检查,其结果也不同于诊断,而是一项基于社区的有组织的系统工程,包括:定义筛检的目标人群与疾病,实施筛检,筛检阳性病例的转诊,帮助患者获得卫生服务,对筛检效果进行评价。

(一) 筛检研究设计示意图(图1-1)

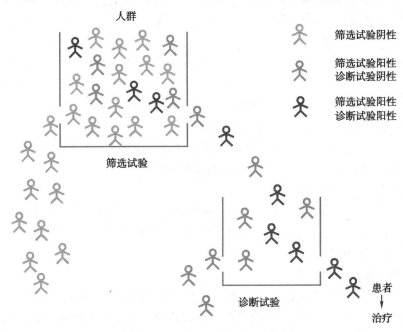

图1-1　筛查流程图示意图

(二) 明确筛检的目标疾病

在设计筛检初始,必须明确筛检目的,是以筛出疑似病例,进行二级预防为主,还是以筛出高危人群,开展一级预防为主。根据筛检目的,参考筛检实施的原则确定筛检的目标疾病。

筛检实施的原则:

1. 被筛检的疾病是当地重大的卫生问题(患病率高、致残率高、致死率高、造成极大费用负担等)。

2. 对被筛检的疾病或缺陷有进一步确诊的方法与条件。

3. 对发现并确诊的患者及高危人群有条件进行有效的治疗和干预,且标准应该统一规定。

4. 被筛检的疾病或缺陷或某种危险因素有可供识别的早期症状和体征或测量的标志。

5. 了解被筛检疾病的自然史,包括从潜伏期发展到临床期的全部过程。

6. 筛检试验必须要快速、简便、经济、可靠、安全、有效及易为群众接受。

7. 有保证筛检计划顺利完成的人力、物力、财力和良好的社会环境条件。

8. 有连续而完整的筛检计划,能按计划定期进行。

9. 要考虑整个筛检、诊断和治疗的成本和收益问题。

10. 筛检计划应能为目标人群接受,有益无害,尊重个人的隐私权,制定保密措施;公正、公平、合理地对待每一个社会成员。

(三)确定目标人群

要确定筛检的目标人群,需了解该人群的流行病学信息,以美国洛杉矶地区为例:20 世纪 90 年代,约 1400 万人口,其中 5 岁以下儿童 105 万,根据流行病学数据推断其中至少有 25 万学龄前儿童需要进行眼病的确诊与治疗。因为已有的研究证据告诉我们学龄前的眼病会影响孩子的学习能力、动手能力甚至是智商的发育,而对儿童弱视、远视或斜视的早期干预则可以达到较好的效果,因此,在 5 岁以下儿童中筛检眼病,是十分必要的。

(四)确定要筛检的疾病

根据已有的学龄前儿童眼病流行病学研究证据,以改善眼病儿童各项功能发育为主要目的,确定在 5 岁以下学龄前儿童中筛检屈光不正(近视、远视、散光)、斜视与弱视。

(五)确定筛检方案

用于筛检的技术可能不止一种,因此在筛检前要开展筛检试验(screening tests)的效果评价,选择筛检效果最符合研究目的与成本 – 效果的一种用于筛检,有时还需要确定筛检试验的诊断阈值。

如美国在 20 世纪 90 年代对 5 岁以下学龄前儿童进行眼病筛查时,在各种眼病筛检试验的效果评估基础上,确定筛查措施为:

0～3岁	由经过培训的医生完成眼底照相	病史询问:是否为早产儿,父母或兄弟姐妹中有无斜视患者	
3～5岁	眼底照相或视网膜检影法	Lea symbols视力表	随机点立体图

筛检试验的效果评估研究按如下步骤开展:

1. 确定金标准 以金标准（gold standard）或参考诊断（reference tests）的诊断结果为参照,比较一项或多项筛检试验（diagnostic tests）判断患者是否"真正"患病的能力。"筛检试验"涉及临床采用的各种诊断手段和技术,如:临床采集的症状和体征、实验室检查、影像学检查等。"金标准"是指迄今公认的最为准确和可靠的诊断疾病的方法。但金标准诊断结果也不一定是 100% 的准确,如肝穿刺活检诊断肝癌的正确率大概在 70% 左右。此外,从安全性、经济性和复杂性等角度综合考虑,金标准不一定是最可行的方法。

2. 研究对象 研究对象包括:用金标准对所研究疾病诊断为"有病"的病例组以及"无病"的对照组。选择病例应该考虑疾病的各种临床类型,如病情的严重程度等,使病例组对该病患者群体有较好的代表性。如果条件允许,也可按各临床类型进行分层分析,会更精确地研究诊断试验对于某一类型患者的筛检或诊断意义。"无病"的对照组是指没有患所研究疾病的人,并非完全无病的正常人。

3. 研究设计 筛检试验的评价方法多采用横断面研究。横断面研究一般对于每一个研究对象,在给予金标准诊断测试的同时,获得诊断试验的测试结果。当金标准诊断结果需要随访一定时间才能观察到时,如新生儿出生缺陷,可采用队列研究。此外,临床医生较常采用病例 – 对照研究对某一筛检试验的筛查效果进行评估,其设计原理为:回顾性收集已明确诊断的某一类病例组成病例组,再以未明确诊断的其他病例组成对照组,分别获得这两组人群的筛查试验的测试结果。

4. 样本量 筛检实验的样本含量估计可以参照关于配对计数资料的样本含量计算公式。也可根据待评价的筛检的灵敏度和特异度,按照有关总体率的样本含量计算方法,分别计算病例组和对照组样本含量。其公式如下:

$$n=u_\alpha^2 p(1-p)/\delta^2$$

n:所需样本量。

δ:为容许误差,一般定为 0.05 或 0.10。

p:为待评价筛检试验的灵敏度或特异度的估计值,计算病例组样本量时 p 为灵敏度,计算对照组样本量时 p 为特异度。α 为第一类错误的概率,由界值表查得。u_α 为正态分布中累计概率等于 $\alpha/2$ 时的 u 值。此公式的应用条件是要求灵敏度和特异度均接近 50%。当灵敏度或特异度≤20% 或≥80% 时,样本率的分布呈偏态时,需要对率进行平方根反正弦转换。

5. 筛检试验的真实性评估 在判定筛检结果时,要求采用盲法,即要求判断筛检试验结果的工作人员一定要在不知道金标准诊断结果的情况下进行,以避免观察者偏倚,高估或低估筛检试验的诊断结果与金标准之间的一致性。

筛检试验结果和金标准诊断结果之间的关系都可以整理成四格表（表 1–4）。

表1-4 筛检试验结果与金标准诊断结果之间的关系

筛检试验	疾病状态（金标准诊断结果）		合计
	患目标疾病	不患有目标疾病	
阳性	a（真阳性，TP）	b（假阳性，FP）	a+b
阴性	c（假阴性，FN）	d（真阴性，TN）	c+d
合计	a+c	b+d	N

在此四格表提供数据基础上,评价筛检试验正确区分患者与非患者的能力,即筛检试验的真实性。常用指标及其计算方法为:

（1）灵敏度（sensitivity,Sn）:在全部有病的人群中,筛检试验阳性结果所占的比例,也称为真阳性率（true positive ratio,TPR）。

$$Sn=TPR=\frac{a}{a+c}\times 100\%$$

（2）特异度（specificity,Sp）:在全部没有患病的人群中,筛检试验阴性结果所占的比例,也称为真阴性率（true negative ratio,TNR）。

$$Sp=TNR=\frac{d}{b+d}\times 100\%$$

（3）假阳性率（false positive ratio,FPR）:在全部没有患病的人群中,筛检试验阳性结果所占的比例,代表误诊率。

$$FPR=\frac{b}{b+d}\times 100\%=1-Sp$$

（4）假阴性率（false negative ratio,FNR）:在全部患病的人群中,筛检试验阴性结果所占的比例,代表漏诊率。

$$TNR=\frac{c}{a+c}\times 100\%=1-Se$$

（5）准确度（accuracy,Ac）:筛检试验的全部真阳性和真阴性结果占受试对象总和的比例,又称为符合率。

$$Ac=\frac{a+d}{a+b+c+d}\times 100\%$$

筛检试验的灵敏度、特异度与准确度是我们在设计筛检研究中考虑是否选择该项筛检试验的基础。研究者会根据实际目标,根据以上指标决定是否采用此项筛检试验。如筛检试验的灵敏度很高,其假阴性便会较低,当此项检查为阴性结果时,这项诊断试验便有助于我们作出排除诊断。当筛检试验的特异性很高时,其假阳性便较低,当其检查结果为阳性时,可以帮助我们明确诊断。不过,一项筛检试验的灵敏度与特异度是此消彼长的关系,这就要求我们确定诊断阈值时,要根据具体的临床目标确定我们需要灵敏度更高,还是特异度更高。

(6) 筛检试验的诊断阈值与 ROC 曲线:如何权衡诊断阈值(cut-off point),也叫截点值,常用的方法是受试者工作特征曲线(receiver operator characteristic,ROC)。ROC 曲线是以假阳性率(FPF),即 1- 特异度为横轴;真阳性率(TPF),即灵敏度为纵轴,横轴与纵轴长度相等形成正方形,每改变一次诊断阈值时,就可以得到一对灵敏度与 1- 特异度的值,从而在正方形内对应一个点,用直线连接各相邻两点即可构建 ROC(图 1-2)。

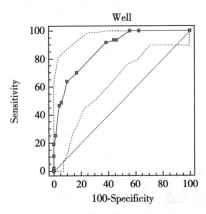

图 1-2　Well 量表筛查肺栓塞的 ROC 曲线及其 95% 可信区间

一般情况下,我们会取离左上角距离最短的一点所对应的筛检试验测量值作为我们确定筛检试验阳性或阴性的诊断参考值,因为在这一点时,筛检试验的灵敏度与特异度值是最大的。除了根据筛检目的确定诊断阈值外,对两个以上独立的筛检试验可以绘制两条以上 ROC 曲线,通过比较曲线下面积,比较哪一种试验的真实性更好。ROC 曲线绘制与曲线下面积的比较可以在 SAS、SPSS、Stata 等软件下完成,我们想推荐使用的是 medcalc 软件(http://www.medcalc.org)。

(六) 实施筛查

按照统一操作标准完成所有研究对象的筛查,尽力避免无应答率(不高于10%)。

(七) 统计分析结果

与筛检试验的真实性评估不同,筛检的效果评估更强调检出新病例及其预后是否得到改善。从理论上讲,筛检试验灵敏度高,发现的(新)病例多,并且早发现、早诊断、早治疗带来的治愈率、阴转率和生存率等相应较高,死亡率应该相应较低。此外,卫生经济学评价也是评价筛检项目的重要指标,包括:

(1) 成本效果分析:即比较进行筛检试验所投入的费用与其获得的生物学

效果的数量。其生物学效果如延长寿命、提高生存率等。

（2）成本效益分析：即比较进行筛检试验所投入的费用与其获得的经济效益的比值。经济效益如节约的医疗费用等。

（3）成本效用分析：即比较进行筛检试验所投入的费用与患者生活质量的改善之间的关系。如健康改善情况可用质量调整寿命年、伤残调整寿命年等。

六、队列研究

防盲工作的重点一定是预防为主，针对病因的预防应该是最有效的，因此，病因学的研究依然是防盲工作中的重点。如沙眼衣原体的成功分离，为正确治疗提供了可能，导致沙眼致盲的快速减少。

（一）队列研究设计

队列研究是由一组特定人群组成队列，对其健康状态（疾病）的发生、发展过程进行随访，在此队列基础上，可以进行多因多果的研究，即根据某一暴露因素情况分为暴露组和非暴露组或几个不同的暴露剂量组，追踪随访人群疾病或健康状态的变化，比较这两组人群结局的发生率差异。若暴露组结局发生率在统计学上显著地大于非暴露组，说明暴露因素与结局可能有因果联系，暴露因素是结局的危险因素；若暴露组结局发生率在统计学上显著地小于非暴露组，则说明该暴露因素与结局之间也可能有因果联系，这种因素对结局是一种保护性因素。

队列研究设计示意图见图 1-3。

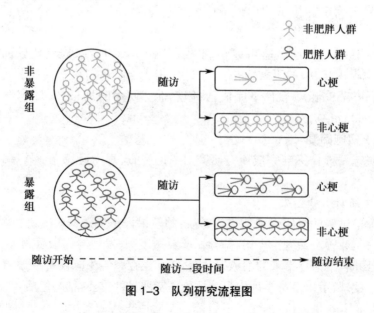

图 1-3　队列研究流程图

（二）研究目的

队列研究是研究疾病自然史的最佳方法，除了获得所研究疾病的发病率外，可以进一步验证危险因素与疾病之间的因果联系。

（三）队列的选择

组成队列的研究对象必须是研究开始时未出现研究结局，但在随访期间有可能发生所研究结局的人。队列人群的来源有：

1. 一般人群 研究可在某地一般人群中选择，其研究结果具有代表性，但观察费用较高，易发生失访。例如，1948 年在美国 Framingham 镇建立的心血管疾病研究队列，就选择了该镇一般人群。

2. 职业人群 如果假设研究的暴露因素与职业有关或者一般人群暴露率非常低，可从选择暴露于研究因素的职业人群为暴露组。例如，20 世纪 70 年代在芬兰完成的 CS_2 暴露与心血管疾病风险的队列研究就是以职业人群为研究对象的。

3. 组织团体 各种社会组织团体如医学会会员、学校或部队成员等，该类人群可看作是一般人群的特殊形式，便于有效地收集随访资料。例如，吸烟与肺癌的研究就以英国注册医师为研究对象组成队列。

4. 特殊暴露人群 探讨 1 型糖尿病患者致盲的危险因素，就以 1 型糖尿病患者为研究对象。

5. 各种保险参保者 在发达国家几乎人人参加不同种类保险，发展中国家也越来越多。参保者有较详细可靠的健康和疾病记录，有些研究可从参加保险者中选择暴露组。

确定队列时，需考虑：

（1）选定的队列是否有足够的人口数量，可以满足研究所需样本含量。

（2）队列组成人口的流动性，如在中国尽量不要在有拆迁风险的小区内选择研究对象。

（3）当地有一定的卫生资源支持随访工作的开展。

（四）样本量的确定

队列研究可以进行多因多果的研究，因此样本含量估算前应根据研究假设，确定最关键的暴露因素，了解以下参数：

1. 非暴露组的发病率（p_0） 一般情况下很难精确估计非暴露组发病率，常用一般人群发病率代替非暴露组发病率。

2. 估计该因素引起的相对危险度（RR，relative risk）。

3. 希望所达到的检验显著性水平（α）。

4. 希望所达到的检验把握度（$1-\beta$） 也称检验效力，要求越大，则需要的样本量也越大。

掌握以上参数后,代入下列公式可以对样本含量进行估算。

$$n=\frac{(Z_\alpha\sqrt{2\overline{p}\,\overline{q}}+Z_\beta\sqrt{p_0q_0+p_1q_1})^2}{(P_1-P_0)^2}$$

式中:p_1 为暴露组发病率,p_0 为非暴露组发病率 $q_1=1-p_1$,$q_0=1-p_0$,$\overline{p}=(p_0+p_1)/2$,$\overline{q}=1-\overline{p}$,$Z_\alpha$ 和 Z_β 分别为与 α、β 值相对应的标准正态分布分位数。

队列研究的失访是难免的,一般失访率应控制在 10% 内,由此可按计算出来的样本量再加 10%。

(五)基线数据收集

基线数据包括暴露因素与健康(疾病)状况的相关因素。

基线数据收集方法有:医学检查、结构式的问卷调查(吸烟状况)、从保险机构或死亡登记等已有数据库获取数据。

需要特别强调暴露因素测量需要给予明确定义,以保证暴露因素测量的准确性;队列研究结局可以是疾病发展终极的结果(如发病、死亡),也可以是健康状况和生命质量的变化。结局变量既可以是定性的,也可以是定量的。但其测量应明确统一标准,并在研究的全过程中严格执行。最好按国际或国内统一的标准判断结局。如果国际和国内标准不适合本研究或没有比较好的标准,可根据研究情况自定标准,但一定要有充分的理论及实践依据并在报告或文章中说明。

(六)随访

1. 随访目的

(1)确定研究对象是否仍处于观察队列之中。

(2)确定研究结局的发生情况。

(3)了解暴露因素的变化情况,如职业暴露常常因为生产条件的改善而发生暴露水平的改变。

2. 随访的对象   所有研究对象。

3. 随访内容   亦即随访资料的收集,其具体项目可视研究目的与设计而不同,主要有研究结局的测量。

4. 随访的方法

(1)常规登记:包括生命统计、出生死亡登记、医院病历、传染病报告等。

(2)定期健康检查:定期进行体检或调查以确定疾病发生情况。

5. 随访终点   是指研究对象出现了预期的结果,达到了观察终点,就不再对该研究对象继续随访。如果某研究对象观察期间死于非研究的疾病,尽管已不能对其随访,但也不作为到达终点对待,在资料分析时作失访处理。

6. 随访间隔   根据对研究疾病自然史的了解及研究目的确定恰当的随访时间,如果观察时间较短,在观察终止时一次收集资料即可。但如果观察时间较长,则需多次随访。其随访间隔与次数将视研究结局出现的速度、研究的人力和物力等条件而定。

7. 观察终止时间 指整个研究工作截止的时间,亦即预期可以得到结果的时间。观察期长短是由暴露因素作用于人体至产生疾病结局的时间,即潜伏期而定。另外,还应考虑所需的观察人年数。在考虑上述两个因素的基础上尽量缩短观察期,以节约人力、物力,减少失访。

8. 随访者 根据随访内容的不同,调查员可以是普通的询问调查者,也可以是实验室的技术人员、临床医生等,但随访调查员必须进行认真培训。

(七)资料整理与分析

通过各种途径获得的第一手资料不能直接分析,须先检查其数据是否准确和完整,并进行加工、处理,使其便于分析研究。

1. 发病频率指标

(1)累积发病率(cumulative incidence,CI):累积发病率是指一定期间内在固定的人群中发生疾病的概率。公式为:

$$CI = \frac{I}{P} \times 100\%$$

式中,CI 为累积发病率,I 为观察期间内发生的新病例数,P 为观察人口数。

在队列研究中,当观察人口固定或在观察期间内人口无变化,则可用固定的观察人口数作分母计算累积发病率。

(2)发病密度(incidence density,ID):发病密度是指人群中发生的新病例与该人群中所有观察对象的观察时间总和之比。用公式表示如下:

$$ID = \frac{I}{\sum T_i}$$

式中,ID 为发病密度,I 为观察期间发生的新病例数,$\sum T_i$ 为每个观察对象的观察时间之和,常用人时(Person Time)来表示。

因此,估计发病密度需要计算人时,人时可用暴露人日、人月或人年表示。常用的是暴露人年。假设随访观察 100 人,如果在观察 3 年期间内,观察到 1 年时出现 1 个病例,观察至 2 年时出现 2 个病例,其余 97 人观察了 3 年,那么暴露人年为 1×1+2×2+97×3=296 人年,其发病率密度表示:

$$ID = 3/296 \text{人年} \approx 1/100 \text{人年}$$

2. 因果联系强度指标

(1)相对危险度(relative risk,RR):是指暴露组的累积发病(死亡)率或发病(死亡)密度与非暴露组的累积发病(死亡)率或发病(死亡)密度之比。

公式如下:

$$RR = \frac{CI_1}{CI_0} \quad \text{或} \quad RR = \frac{ID_1}{ID_0}$$

CI_1 为暴露组累积发病(或死亡)率,CI_0 为非暴露组累积发病(或死亡)率;ID_1 为暴露组发病(死亡)密度,ID_0 为非暴露组发病(死亡)密度。

相对危险度表示了暴露组发病或死亡危险是非暴露组的多少倍,说明了暴露因素与疾病之间的联系强度。$RR=1$,说明暴露因素与疾病之间无联系;$RR>1$,说明存在"正"的暴露与疾病联系,暴露因素是一种危险因素,或有害因素;$RR<1$,说明存在"负"的暴露与疾病联系,暴露因素是一种保护性因素,或有益因素。

(2) 归因危险度(AR):又称为特异危险度,或叫率差(rate difference)。是暴露组累积发病率(累积死亡率)或发病密度(死亡密度)与非暴露组累积发病率(累积死亡率)或发病密度(死亡密度)之差,其计算公式如下:

$$AR=ID_1-ID_0 \quad 或 \quad AR=CI_1-CI_0$$

归因危险度表示暴露于某因素者中完全由该因素所致的发病率或危险度,或者说明暴露组与非暴露组的发病密度(或累积发病率)的差值特异地归因于暴露因素的程度。

相对危险度与归因危险度都是描述暴露因素致病效应的指标,前者主要测量相对效应,后者测量绝对效应。相对危险度具有病因学意义,归因危险度具有疾病预防的公共卫生上的意义。

七、眼病的费用负担研究

疾病费用(cost of illness,COI)指由于疾病导致的社会经济消耗总量,包括直接费用(direct cost)、间接费用(indirect cost)和无形费用(intangible cost)。疾病费用分析(cost of illness analysis)是通过对疾病产生的直接费用、间接费用和无形费用进行估价,以评估疾病对社会产生的经济负担,反映由于疾病造成的卫生资源消耗和生产力损失。几年来,疾病费用分析在卫生经济学评估中得到广泛应用,通过评估疾病产生的社会费用和费用构成、解释疾病费用的变化性,来帮助卫生部门制定相关政策、合理有效地配置卫生资源,此方法已被世界卫生组织、世界银行、美国国家卫生研究所等组织广泛采用。

(一) 疾病费用分析的内容(表 1-5)

表1-5　疾病费用分析的研究内容

	直接费用	间接费用	无形费用
定义	直接费用是指在疾病预防、诊断、治疗、康复过程中直接消耗的各种费用	间接费用是指由于疾病、残疾和死亡导致的劳动时间的减少或劳动能力降低,所带来的社会价值的损失	无形费用是患者及其亲友因疾病遭受的痛苦、忧虑和不便

续表

	直接费用	间接费用	无形费用
内涵	①医疗费用：治疗费、药品费、床位费、检查费、输血费、手术费、护理费、康复费； ②非医疗费用：就诊过程中的交通费、差旅费、伙食费、财物损失费、患者的营养费和非正式照顾的费用	①因疾病造成的社会生产力损失； ②因疾病造成的患者个人收入损失； ③家务劳动损失、雇佣费用、培训费用； ④保险费用、管理费用等	①患者及其亲友因病遭受的痛苦、忧虑和不便； ②生存质量的降低
指标	人均费用与总费用	伤残调整寿命年（disability adjusted life years，DALYs）、人均国民生产总值、生产力权重等	目前尚未见研究报道
研究方法	基于流行病学的疾病费用调查，有自上而下法、自下而上法、二步模型法	人力资本法、摩擦成本法、支付意愿法	无形费用可以用DALYs、QALYs或者支付意愿法进行计算
目的	评估患者在就诊过程中的直接花费、费用构成，为政府卫生资源的合理配置、医疗保险的调整提供依据	评估因病造成的社会价值的损失，为政府制定疾病防控策略提供依据	

（二）疾病费用分析方法分类

疾病费用分析需要的基本数据有：疾病的流行病学分布数据，疾病相关的费用数据。根据获得以上数据的方法，可以分为以下几种：

1. 流行病学调查方法　按照疾病流行病学调查方法，可分为基于患病率或发病率的费用分析方法。基于患病率的费用分析方法是指在一个固定时间段内（一般取 1 年），计算所有病例（新发病例、现患病例和死亡病例）在该年内发生的所有医疗费用。西方学者在 20 世纪 60 年代和 70 年代所进行的大量疾病费用研究大都采用基于患病率的计算方法；基于发病率的方法是基于新发病例个体水平，调查其患病后到死亡产生的所有费用。

基于患病率的费用分析可通过横断面研究完成，但基于发病率的费用分析必须在队列研究基础上才能完成。因此，基于患病率的费用分析比基于发病率的费用分析需要投入的时间与物力要小得多，但对于病程长、预后差的慢性病，基于患病率的费用分析结果要远远大于基于发病率的费用分析结果,更容易引起决策者对疾病的关注。同时,基于患病率的疾病费用可以为决策者提供疾病的费用构成,可以帮助决策者制订科学的医疗费用控制计划。基于发病率的费用分析可以研究由于疾病预防措施带来的发病人数的减少与相关的费用减少数据,从而可以帮助决策者对疾病预防措施的效果进行评估。此外,基于发病率的费用分析可以研究个体从患病、诊断、治疗、康复直到死亡的各个阶段产生的费用,帮助决策者做好疾病管理指南。

2. 费用数据的收集方法 疾病的直接费用估算过程可采用自上而下(top-down)或自下而上(bottom-up)的方法。自上而下方法是通过医疗保险部门或者国家统计部门直接获取全国或某一地区的医疗总费用信息,按照国际疾病分类标准(international classification of disease,ICD)提供的疾病分类计算不同病种的总费用和例均费用。自上而下方法的局限性在于:来自医疗保险部门的资料中虽然记录了疾病的 ICD 诊断码,但是费用都是分配到疾病的主要诊断,却不能将费用对应于具体的诊断码,从而不可避免地对一些费用进行了错误分配。因此,自上而下方法仅适合并发症少的疾病。在我国,由于保险起步较晚,基础数据资源的缺乏,自上而下的费用分析方法并不常见。自上而下方法的优点在于便于收集数据、省时省力;缺点是只能测算直接医疗费用,无法估计直接非医疗费用,而且不可避免地对一些费用进行了错误分配。自下而上方法是通过查询某种疾病一组患者的费用情况来推算这种疾病全体患者的总费用。费用的估算被分成两步:第一步是估算卫生投入的数量,如某种疾病的现患人数;第二步是估算人均医疗费用。两者相乘可得到总费用。这种方法获得的数据准确、详细,但一般需要基于队列研究获得,因此费时费力,国内使用较少。

3. 研究启动与数据收集的时间关系 根据研究开始和数据收集的时间关系,疾病费用研究被分为前瞻性和回顾性两种。费用信息收集通常采用问卷的形式,在前瞻性研究中,当研究开始时相关事件还没有发生。我们按需要设计一个数据收集系统,让患者在一段时间内(通常为一年)记录因疾病所发生的各种费用,这样得到的数据更加完整、真实、详细。但是,当遇到病程长达数十年的疾病(如丙肝病程 30～40 年),这种方法就显得费时、费钱。相反,回顾性研究是让患者回忆过去一段时间内,因疾病所花费的各种费用。这种方法相对简单可行、省时省钱,对于长病程疾病的调查,回顾性研究特别有效。但是,回顾性研究不可避免回忆偏倚,一些疾病费用会被错误分配。

(三) 疾病费用估算的内容及常用指标

1. 直接费用 二步模型法(two-step model)是最常见的估算门诊及住院费用的方法,是将卫生服务利用分为两部分:一是是否利用;二是如果利用,加利用的费用。即第一部分为利用模型,第二部分为费用模型。

计算公式为：

直接医疗费用 = 年门诊总费用 + 年住院总费用

年门诊总费用 = $\sum$（次均就诊费用 × 年龄组 2 周就诊率 × 年龄组人口数 × 26）

年住院总费用 = $\sum$（次均住院费用 × 年龄组年住院率 × 年龄组人口数）

此外，还应加上直接非医疗费用，如就诊过程中的交通费、差旅费、伙食费、财物损失费、患者的营养费和非正式照顾的费用。

年非医疗费用 = $\sum$（次均非医疗费用 × 年龄组 2 周就诊率 × 年龄组人口数 × 26 + 次均非医疗费用 × 年龄组年住院率 × 年龄组人口数）

（注：年龄组年门诊率 = 年龄组 2 周就诊率 × 26，由于临床上门诊中 2 周就诊率比年就诊率容易获得，所以常用此指标代替年门诊率。）

直接费用具体明确、易于测量，可以从卫生机构搜集，也可以从患者或其家属处搜集。

2. 间接费用　我国常用的计算间接费用的方法有三种，分别是人力资本法（human capitala approach，HCA）、摩擦成本法（friction cost method，FCM）和支付意愿法（willingness to pay method）。

（1）人力资本法：人力资本法通常采用平均日工资、人均国民生产总值或人均国民收入等指标来间接估算减寿年数带来的间接费用。我国通常采用人均国民生产总值。考虑到各年龄组生产力水平的不同给予一定的权重：0 ~ 14 岁、15 ~ 44 岁、45 ~ 59 岁、60 岁以上年龄组的权重分别为 0.15、0.75、0.80、0.10。计算公式为：

间接费用 = 人均国民生产总值 × 因疾病损失的工作时间（DALYs）× 生产力权重。

（2）摩擦成本法：摩擦成本法的理论基础是，疾病导致的生产力损失，取决于厂家为恢复生产所花费的时间。摩擦成本主要是指患者离开工作岗位到其他人接替其工作之间造成的生产损失。

通过估计摩擦期的时间总量和摩擦期间的生产损失价值或保持正常所需成本进行间接经济负担的计算。与人力资本法不同的是，摩擦成本法评价的是实际的生产力损失。摩擦期的长短和间接费用的结果依赖于劳动力市场。

（3）支付意愿法：支付意愿法并非从患者通过治疗得到的实际好处出发，而是患者为避免某种疾病或为获得某种治疗而自愿支付的货币数量，通常通过调查获得。调查中，患者愿意支付多少钱以换取因为疾病而损失的健康和工作日，但这种方法在国内外卫生经济领域应用较少。

自 1966 年以来，作为医疗领域中常用的经济学评估方法，疾病费用分析在卫生经济学评估中得到广泛应用。疾病对社会经济生活的影响是广泛而深远的，疾病费用分析可以将这种影响定量化。疾病费用分析研究的意义在于：①评估疾病产生的社会费用和费用构成。通过获得疾病的总费用，可以评估疾病对社会的经济负担。通过获得疾病费用构成，可以帮助决策者了解疾病费用的主要组成部分、为其制定科学的医疗费用控制计划。②解释疾病费用的变化性。疾病费用分析可以研究个体从患病、诊断、治疗、康复直到死亡的各个阶段费用的变化情况，通过分析费用增长情况，可以帮助决策者做好疾病管理指南。③帮助卫生部门制定相关政策。④有效地配置卫生资源。

八、防盲干预的卫生经济学评估

传统的临床试验或社区干预试验主要是对药物安全性和有效性的评价。近年来，随着全球医药费用的急剧增长，干预措施的卫生经济学效应逐渐成为继安全性和有效性之后的又一重要评价指标，在药品上市前后的Ⅱ、Ⅲ、Ⅳ期临床试验、基本药物目录或医保药品报销目录制定、药品单独定价等方面得到了广泛研究和应用。

（一）成本－效果分析

成本－效果分析（cost effectiveness analysis，CEA）是通过对比不同干预措施产生的经济效果相对比值，指导政府和医生选择合适的治疗方案，有助于合理分配和使用医药卫生经费，提高其效果费用比。成本－效果分析以特定的临床治疗目的（增寿年、治愈率、生存质量改善等）为衡量指标，计算不同方案或疗法的每单位治疗效果所用的成本。常用方法主要为以下三种：①平均成本效果比法：即每产生1个效果所需的成本（如每延续生命一年所花费的货币数）；②额外成本与额外效果比值法：是指产生的一个额外效果所需的额外成本；③增量成本与增量效果比值法：是指当一种治疗手段与其他可替代的治疗手段相比较时，采用不同治疗手段时治疗成本的变化与效果变化的比值。

（二）成本－效用分析（cost utility analysis，CUA）

成本－效用分析（cost utility analysis，CUA）是成本效果的发展，是在结合考虑用药者意愿、偏好和生活质量的基础上，比较不同治疗方案的经济合理性。从某种程度上讲，两者均不用货币来衡量成本，并且测量结果也都采用临床指标作为最终结果的衡量参数。所不同的是，成本效果为一种单纯的生物指标（如延长寿命时间、增加体重量等）。相反，成本效用分析中的结果却与质量密切相关，注意到患者对生活质量的要求，主要评价指标有伤残调整寿命年（DALY）、质量调整寿命年（quality adjusted life years，QALY）等。

（三）成本效益分析

是比较单个或多个干预方案之间所耗费的成本和由此产生的结果值（效益）

的一种方法,它要求成本和效益均用货币来表示。

我们将以 2010 年完成的贝复舒滴眼液在临床使用的成本 – 效果分析为例,重点介绍成本 – 效果分析的研究方法。

1. 研究设计 采用多中心、前瞻性临床病例分析(最好是基于临床试验研究获得成本与效果的数据)。

2. 样本含量估计 根据文献检索,获得以下参数:贝复舒治疗角膜缺损的痊愈率为 80%,另一组对照药物的痊愈率为 60%,基于优效假设检验的前提,取 $α=0.05$(单侧),$β=0.1$,考虑 15% 失访率,估算研究所需样本含量为 250 例。

3. 纳入标准 满足以下疾病诊断的病历,纳入本次研究。

(1)外伤性角膜损伤:

1)机械伤(如角膜上皮擦伤、角膜异物及剔除后、倒睫等)。

2)化学烧伤(如酸烧伤、碱烧伤、其他化学物品等)。

3)物理伤(如电光性眼炎、热烧伤等)。

(2)手术:①角膜屈光性手术(PRK、LASIK 等)术后;②角膜移植术后;③角膜异物剔除术后;④翼状胬肉切除术后;⑤角膜肿物切除术后;⑥其他角膜手术。

4. 排除标准

(1)未描述“角膜缺损程度”的病历排除。

(2)未记录治疗前与治疗后角膜荧光素染色或裂隙灯检查结果者排除。

(3)未记录用药剂量与用药时间者排除。

5. 研究内容

(1)设计《病例报告表》:在眼科医生协助下初步完成本次研究所需《病例报告表》,经专家多次讨论、反复修改后进行预调查,根据预调查结果对病例报告表进行修改、论证后正式使用。

(2)《病例报告表》的主要内容(研究变量)包括:

1)一般情况:姓名、性别、出生日期等。

2)临床资料:入院诊断、病程、治疗前后角膜荧光素染色和(或)裂隙灯检查结果,临床症状(畏光、视疲劳、模糊感、流泪、疼痛等)等。

3)用药情况:药名、生产厂家、单次剂量、用法、起止时间、用药总量、合并用药情况。

4)不良反应:有无用药期间的不良反应记录及其程度。

程度:分轻、中、重三个程度。

轻度:指轻微的反应或疾病,症状不发展,一般无需治疗。

中度:指 ADR 症状明显,重要器官或系统有一定损伤,易恢复。

重度:主要指重要器官的损害,致残、致畸、危及生命的,可引起后遗症的

ADR。

5）费用信息：住院病历费用中列出的总费用与分项计费：如药费、检查费、治疗费等。

6. 评价指标与方法 对使用贝复舒组与对照药物组的患者疗效进行比较：

（1）痊愈率：

$$痊愈率 = \frac{痊愈人数}{观察总人数} \times 100\%$$

疗效的评估标准：

1）痊愈：上皮缺损痊愈，荧光素染色转为阴性，症状消失或显著减轻。

2）好转：缺损面积缩小，荧光素染色面积缩小，病情好转，症状减轻。

3）显效：缺损面积明显缩小，荧光素染色面积明显缩小，病情明显好转，症状明显减轻。

4）无效：角膜上皮缺损无明显改善，荧光素染色面积无明显缩小，病情无好转或症状加重。

（2）治疗天数：开始用药到角膜愈合的天数。

（3）不良反应发生率：

$$不良反应发生率 = \frac{发生不良反应的患者数}{调查的总患者数} \times 100\%$$

（4）不良反应的预后情况：好转率、治愈率。

（5）成本 – 效果分析：采用增量分析法对使用与未使用贝复舒滴眼液治疗两种治疗方案的成本 – 效果比进行评价，并进行敏感性分析。

增量分析法的步骤为：①将备选方案按成本额由小到大排序；②求算成本额较小方案的成本 – 效果比，判断其经济性；③求算与之相邻的成本额较大的方案与该方案之间的增量成本 – 效果比。

判别准则：

若 $\Delta C / \Delta E \geq C/E$，则表明用增量成本所换取的增量效果是经济的，剔除次优的较小成本额方案，保留成本额较高的方案。用保留下来的较优方案与剩余方案依次比较，最终保留下来的方案就是最经济的方案。

7. 路径分析在药物经济学评价中的应用

（1）路径分析的基本原理：医学研究中经常需要分析多个指标变量之间的依存关系。路径分析（path analysis）是建立在回归分析和相关分析基础上的一种分析方法，其主要特征是：模型由一组线性方程构成；所描述的变量之间的相互关系不仅包括直接的，还包括间接的和全部的；模型中有的变量不受模型内任何变量的影响，而只影响其他变量，有的变量既受其他变量的影响，又影响其他变量。只受模型以外其他变量影响的变量称外生变量（exogenous variable）；受模型内部变量影响的变量称内生变量（endogenous variable）。

假设 x_1 与 y_1、y_2 和 y_3 间存在如下关系：①变量 x_1 除直接影响变量 y_1、y_2 和 y_3 外，还通过变量 y_1 间接影响变量 y_2，通过变量 y_1 和 y_2 间接影响变量 y_3；②变量 y_1 除直接影响变量 y_2 和 y_3 外，还通过变量 y_2 间接影响 y_3；③变量 y_2 仅直接影响变量 y_3。则其路径分析数学模型为：

$$\begin{cases} y_1 = \alpha_1 + \gamma_{11}x_1 + \varepsilon_1 \\ y_2 = \alpha_2 + \beta_{21}y_1 + \gamma_{21}x_1 + \varepsilon_2 \end{cases}$$

其中，α_i、β_{ij} 和 γ_{ij} 是待估计的回归系数或结构系数；ε_i 是残差项，它表示变量 y_i 的随机误差或模型以外的其他变量对 y_i 的总体影响。路径分析就是拟合上述方程组的过程。通过路径分析，可将一个变量对最终因变量的总影响划分为直接影响和间接影响。

（2）应用实例：以一项重组牛碱性成纤维细胞生长因子治疗眼角膜上皮缺损的药物经济学评价为例，详述路径分析在药物经济学评价中的应用。我们的研究以天津医科大学眼科中心等 17 家医院为研究现场，收集 2009 年 6～11 月间明确诊断有眼角膜上皮缺损，且满足纳入与排除标准的住院病例相关临床资料、用药情况、诊疗费用等资料。共收集病例 268 例，其中贝复舒治疗 137 例，对照治疗 131 例。

1）构造模型：通过文献研究和专家咨询的结果，分析患者住院费用的影响因素及相互的影响关系。提出理论假设：不同治疗方案本身可直接影响住院费用，同时又可通过影响治疗效果、住院时间，进而影响住院费用；住院费用的多少也可影响治疗效果。初步构建模型，如图 1-4 所示。

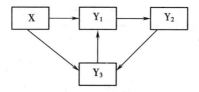

图 1-4 初始模型的关系图

本研究建立如下假设：

H_1："治疗方案（使用贝复舒治疗）"对"治疗效果"具有正向影响。

H_2："治疗方案（使用贝复舒治疗）"对"住院费用"具有负向影响。

H_3："治疗效果"对"住院时间"具有负向影响。

H_4："住院时间"对"住院费用"具有正向影响。

H_5："住院费用"对"治疗效果"具有正向影响。

本研究建立的模型中对应变量及赋值见表 1-6。

表1-6　模型各变量的意义及赋值

变量名	意义	赋值
X	治疗方案	1贝复舒治疗，0对照治疗
Y1	治疗效果	3治愈，2显效，1好转，0无效
Y2	住院时间	实际住院天数（天）
Y3	住院费用	实际住院费用（元）

2）模型参数估计：模型参数估计采用 SAS 软件的 CALIS 过程进行分析。根据最大似然估计法估计模型的参数，得到路径模型及其相互的路径系数见图1-5。各变量的测量误差均限制为1。模型估计的标准化路径系数及检验见表1-7。本次路径分析中"治疗效果←使用贝复舒治疗"、"治疗效果←住院费用"、"住院费用←住院时间"的标准化路径系数为正数表示自变量对应变量的影响为正向影响，"住院费用←使用贝复舒治疗"、"住院时间←治疗效果"的标准化路径系数为负数表示自变量对应变量的影响为负向影响，即使用贝复舒治疗效果优于对照组，使用贝复舒治疗住院费用低于对照组，余同。使用贝复舒治疗可通过直接降低住院费用和提高治疗效果、减少住院时间间接降低住院费用两条路径降低患者的住院费用。因此，贝复舒治疗眼角膜上皮缺损是经济的。

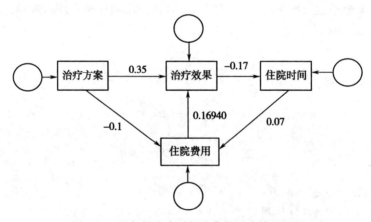

图1-5　贝复舒治疗对住院费用影响的通径图

3）模型评价：在模型估计后，需对模型的合理性作出检验，包括每个参数的合理性检验与显著性检验、整个模型总体的适合性检验等。模型检验不仅可以为模型的合理性提供数量化的依据，还可以为模型的进一步改进提出方向。评价模型整体拟合程度的指标分两大类，即绝对拟合指数和相对拟合指数。较常用的有：GFI（goodness of fit index，拟合优度指标，越接近于 1 表示拟合越好）、AGFI（GFI adjusted for degrees of freedom，调整自由度的拟合优度指标，越接近于 1 表示拟合越好）、CFI（Bentler's comparative fit index，比较拟合指数，越接近于 1 表示拟合越好）、PFI（parsimonious index，节俭指数，越大说明模型越好）、RMSR（root mean square residual，均方根残差，越小越好）、AIC（Akaike's information criterion，AIC 最小，模型最好）等。

本研究模型估计各路径系数的检验见表 1-7，除路径"住院费用←住院时间"外，其他路径系数检验均有统计学意义。由于如果删除路径"住院费用←住院时间"则模型其他系数将出现正负方向性变化，根据专业知识可知住院时间对住院费用应该有正向影响，本次"住院费用←住院时间"路径系数检验无统计学意义可能是由于样本量较小所致，故虽此路径无意义但仍保留此路径。模型整体的各评价指标显示模型建立良好（GFI=0.9432；AGFI=0.8581；CFI=0.6571；PFI=0.6288）。

表1-7 模型估计的标准化路径系数及检验

路径	标准化路径系数	t值	P值
住院费用←治疗方案	−0.11683	−1.77	<0.10
治疗效果←治疗方案	0.35773	5.76	<0.05
治疗效果←住院费用	0.16940	2.68	<0.05
住院时间←治疗效果	−0.17096	−2.56	<0.05
住院费用←住院时间	0.07486	1.10	>0.10

我国的卫生资源相对不足且城乡分配不均衡，在这种情况下，眼病的费用分析与现有防盲措施的卫生经济学评价可以为有限的卫生资源的有效配置提供科学依据、确定决策的重点或优先目标、提高卫生资源的使用效率。但需要强调的是：研究者在进行疾病费用分析时，要根据不同的疾病或数据类型，选择适合的研究方法和计算方法。

（彭晓霞）

第二章 常见致盲眼病的解剖基础

第一节 眼的解剖构成

眼为视觉器官（visual organ），包括眼球、视路和附属器三部分。眼球和视路完成视觉功能，眼附属器则起保护、运动等辅助作用。本部分对眼科的基本解剖构成做简要的介绍。

一、眼球

是光学信号传入和视觉信号形成的部位，从解剖结构上来说，眼球分为眼球壁和眼内容两部分，眼球壁由外层的纤维膜、中间的葡萄膜和内层的视网膜构成；眼球内容包括房水、晶状体和玻璃体（图2-1）。

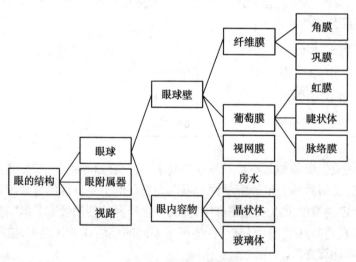

图2-1 眼的结构示意图

二、视路

指从视网膜神经纤维层起，到大脑枕叶皮质视中枢为止的全部视觉神经冲动传递的通路。包括视网膜、视神经、视交叉、视束、外侧膝状体、视放射和视皮质（图2-2）。

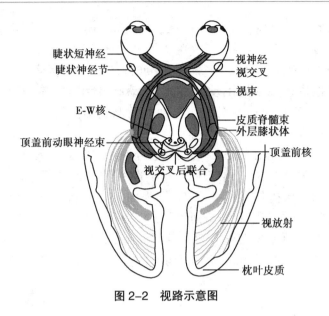

图 2-2　视路示意图

三、眼附属器

眼附属器包括眼睑、结膜、泪器、眼外肌、眼眶（图 2-3）。

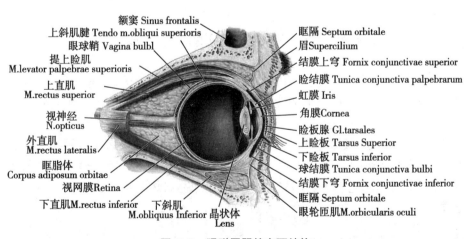

图 2-3　眼附属器的主要结构

1. **眼睑**　眼睑分为上睑和下睑，覆盖眼球前面，其血供丰富，再生及修复能力强，起到保护眼球、防止外伤、借助瞬目湿润角膜的作用。

2. **结膜**　结膜为一连续覆盖于眼睑后面和眼球巩膜前面的黏膜，薄而透明。按不同的解剖部位分为睑结膜、球结膜和两者移行部的穹隆结膜三部分。由结膜形成的囊状间隙称为结膜囊(conjunctival sac)。杯状细胞分布于睑结膜和穹隆结膜的上皮细胞层,睑板沟处比较集中,分泌黏液湿润角膜和结膜,起保护作用;副泪腺(Krause 腺、Wolfring 腺)位于穹隆结膜下,分泌泪液。结膜的血供来源于周围动脉弓、睑缘动脉弓和睫状前动脉。由于供血的不同,临床上充血可表现为结膜充血和睫状充血。结膜受三叉神经分支支配。

3. **泪器** 泪器包括泪腺和泪道。泪液分泌到结膜囊后,经瞬目运动分布于眼球的表面,并集中于泪湖,再经泪点、泪小管、泪囊和鼻泪管引流。

4. **眼外肌** 眼外肌共有六条,分别为四条直肌和两条斜肌。直肌中一对是水平直肌,即内直肌和外直肌,另一对是垂直直肌,即上直肌和下直肌。下斜肌起源于上颌骨鼻泪管开口外侧浅窝处,其余五条眼肌均起自眼眶尖部的 zinn 纤维环。直肌的止端是薄而宽的肌腱,附着于眼球赤道前部的巩膜上。

5. **眼眶** 眼眶(orbit)由 7 块颅骨组成,包括额骨、筛骨、泪骨、上颌骨、蝶骨、颚骨和颧骨。呈尖端向后、底向前的锥体,通过骨壁上的孔道与颅内相通。眼眶有上、下、内、外 4 壁。外侧壁较厚,且稍偏后,使眼球暴露较多,视野相对内侧扩大,也使眼球易受来自外侧的伤害。其他 3 壁骨质较薄,受外力时易骨折。

第二节 眼屈光间质的解剖生理

眼的屈光系统由角膜、房水、晶状体和玻璃体构成,统称为屈光间质。正视眼的屈光间质需要保持两个特性:①透明:以保证外界光线能顺利地传入眼球,屈光间质任一部分透明性下降都会影响视力;②适宜的折光性能:外界的光线经过一系列屈光间质屈折和调节后,聚焦于视网膜上。如透明性被破坏如角膜、晶状体混浊影响光线的传入,将影响视力;屈光状态异常,光线聚焦于视网膜之外,将引起屈光不正。屈光系统中角膜和晶状体是引起致盲眼病的主要结构。

一、角膜解剖及生理特征

角膜透明,无血管。生理功能主要有:①维持眼球的完整及对眼内容物的保护;②角膜的透光性是眼视觉功能的基础;③参与屈光:角膜的屈光力为 43D,占眼总屈光的 70%;④渗透作用:角膜无血管,物质通过角膜依靠渗透作用。具有双向性的物质易于通过角膜进入前房;⑤感知环境及外界刺激:角膜神经末梢丰富,是人体最敏感的区域,可以感受冷热觉、痛觉和触觉。

二、晶状体解剖及生理特征

晶状体是富于弹性、透明的双凸透镜结构,一生都处于不断生长中,成人晶状体直径 9 ~ 10mm,中央厚度 4 ~ 5mm,前表面较平坦,曲率半径 10mm,后表面较凸,曲率半径 6mm。晶状体在眼无调节状态下相当于 20D 的凸透镜,有屈光作用;睫状肌的收缩和舒张通过悬韧带改变晶状体的厚度,有调节屈光的作用;晶状体对不同波长光线透过不同,紫外线透过率低,有吸收紫外线、保护视网膜的作用。晶状体无血管、神经组织,营养来自房水和玻璃体,主要通过糖酵解途径获得能量。晶状体囊及上皮细胞通过主动转运和扩散作用进行物质交换。

各种原因引起的晶状体透明度下降、位置的改变、屈光状态的变化均可导致视力的异常。异常情况下的主要眼病为白内障。

第三节　房水的引流通路

一、房水引流相关的主要解剖结构

1. 前房　由角膜、虹膜、瞳孔区晶状体和睫状体前部共同围成的腔隙。其内充满房水,容积约为 0.25ml。前方在瞳孔处最深,可达 3.0mm,周边渐浅。周边处的环形区域称为前房角,此结构对于青光眼患者有很重要的意义。前房深度随年龄、屈光状态等改变(图 2-4)。

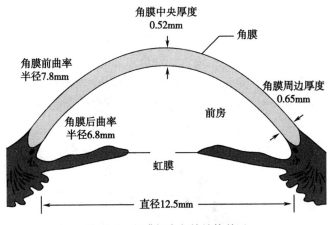

图 2-4　角膜与房角的结构关系

2. 前房角　是前房的周边部分,前壁为角巩膜缘交界处,后壁为虹膜根部和睫状体前端,两壁在睫状体前端组成前房角。房角隐窝是指前房角的顶部,其为睫状体的底部构成。前房内的房水通过前房角的小梁网及 Schlemm 管外流，是房水排出的主要途径，对维持正常眼压起重要作用。当此处异常时，房水排出受阻，眼压升高（图 2-5）。

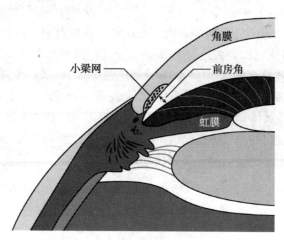

图 2-5　房角的结构关系

前房角重要结构：① Schwalbe 环；②巩膜突；③小梁网；④ Schlemm 管；⑤虹膜突。

3. 后房　由虹膜后面、晶状体前面、晶状体赤道部、玻璃体前面睫状体内面之间形成的一个不规则的腔隙。其内充满房水，容积约 0.06ml。

二、房水的引流

房水处于动态循环中，经睫状突无色素上皮产生后经过后房、瞳孔达前房，经小梁网进入 Schlemm 管，再经集液管和房水静脉进入巩膜表层的睫状前静脉而回流血液循环，此途径为压力依赖性的。少部分房水经葡萄膜巩膜途径引流（约占 10%～20%），尚有微量房水经虹膜表面隐窝吸收，此途径为非压力依赖性（图 2-6）。房水循环通道任何部位异常将导致眼压升高。

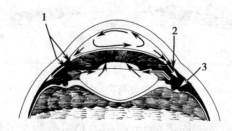

图 2-6　房水循环的示意图
1. 经小梁网回流的房水途径；2. 经葡萄膜巩膜途径回流的房水途径；3. 房水生成于睫状体

三、房水引流与青光眼

任何导致房水生成和流出平衡破坏的因素都可以导致眼压升高,造成青光眼(图 2-7)。

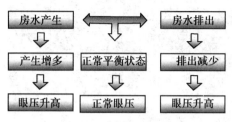

图 2-7　房水与眼压关系

第四节　眼底的主要结构及特点

一、视乳头

又称视盘(optic disc),位于眼球后极偏鼻侧约 3mm 处、直径约 1.5mm×1.75mm 的圆盘状结构,境界清晰,橙红色。视乳头中央部呈漏斗状凹陷称视杯(optic cup),是生理性凹陷。视乳头为视网膜神经纤维集中穿出眼球部位,视乳头仅有神经纤维,无感光细胞,在视野中形成盲区,称为生理盲点。此处有视网膜中央动、静脉通过,并分支于视网膜上。

二、黄斑

是视网膜后极部上下血管弓之间的区域,中央无血管的凹陷区因富含叶黄素而使其外观略黄而得名。中央小凹(foveola)黄斑部中心直径约 350μm 的区域,代表黄斑的精确中心,此处引起的视力最好。中心凹(fovea centralis)黄斑中心直径约 1500μm 的区域,主要由视锥细胞构成。黄斑部的组织学特点:神经节细胞很多,7~8 层排列,此处无视杆细胞,故黄斑司明视觉功能特别强;具有其他层次缺如的锥细胞,以便直接接受光刺激,保证中心视力最大视敏度。在临床上,各种眼底病变累及黄斑部或者发生于黄斑部的病变,均可导致不同程度视力下降(图 2-8)。

三、视网膜的血供

视网膜血管和脉络膜血管分别为视网膜供血,两者都来源于眼动脉,眼动脉是颈内动脉的第一分支。眼动脉的主要分支有视网膜中动脉、后睫状动脉和眼肌的分支。视网膜中动脉为终末动脉,其自球后视神经下方约距眼球后 12mm

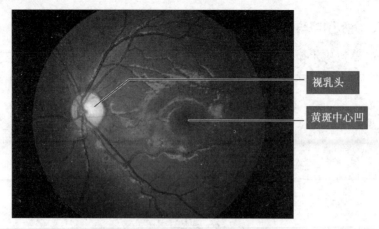

视乳头

黄斑中心凹

图 2-8　眼底的视乳头和黄斑中心凹

处穿入视神经内,并与视神经伴行至视网膜内,在视乳头处分成鼻上 – 鼻下 –
颞上 – 颞下 4 个分支,视网膜中央静脉分布与其相应动脉分布相一致。一般存
在 2 条后睫状动脉,即内侧支和外侧支。后睫状动脉进一步分为 2 条睫状后长
动脉和大量睫状后短动脉。睫状后短动脉和一些睫状后长动脉的分支供应脉络
膜和外侧的视网膜,与视神经伴行的视网膜中央动脉则供应视网膜的内层。视
网膜中央动脉系统与睫状动脉系统在视网膜内没有吻合,而且有各自的终末动
脉,各自的毛细血管间无吻合支。

（李　彬　陈伟伟）

第三章　不同人群视功能的筛查与评估方法

视力检查是眼科最基础的检查方法之一,目前所用视力表主要检查的是中心视力,即视网膜黄斑区中心凹视敏度,从而可简单迅速地了解到视功能的初步情况,对眼病的临床诊断治疗都有重要的意义。本章主要介绍常见视力表的应用以及不同人群如儿童、成人、低视力患者、智障患者等的视力检查方法。

第一节　视力的筛查与评估方法

一、常用视力表及其原理

视力表是根据视角的原理设计的。所谓视角就是由外界两点发出的光线,经眼内结点所形成的夹角(就是外界物体的二点射入眼内相交时所形成的角度)。正常情况下,人眼能分辨出两点间的最小距离所形成的视角为最小视角,即1分视角。视力表就是以一分视角为单位设计有效的检测视力而来的(图3-1)。

视力表分为远用和近用,儿童和成人的视力表有些不同。

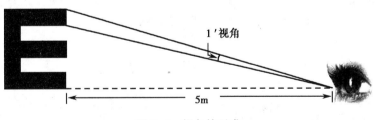

1′视角

5m

图3-1　视角的形成

二、远视力的筛查与评估方法

(一)远视力表的种类

目前临床常用的有国际标准视力表、对数视力表、Landolt 环形视标视力表等。流行病学调查中亦常用 Log MAR 视力表和糖尿病性视网膜病变早期治疗(eearly treatment of diabetic retinopathy study,ETDRS)的 ETDRS 视力表。

1. 国际标准视力表(图3-2) 是以 E 字为视标,其笔画宽度与间隔均为1分视角,视标 E 的边宽为 5 分视角,缺口宽度为 3 分视角,视标排列共12行,视标的递增率为调合集数,视力为等差级数(0.1~1.0),以小数记录,如0.1、0.8等。如能认清"1.0"或更小的行,为正常视力。在国外,有时不用小数,而是用视力公式来描述,如把视力表放在6m(20英尺),视力=实际看到视标的距离/正常眼看到视标的距离,描述为6/6、6/12、6/30、6/60,或者20/20、20/40、20/100、20/200等)。

2. 兰氏环形视力表(图3-3) 是采用7.5mm正方形中有1.5mm宽度的环,环上有1.5mm宽的缺口,呈C形。又被称作C型视力表。标准视力以小数记录为1.0。兰氏环视标按等差级数计算,增率为0.1、0.2……2.0,记录采用小数法。主要用来检测飞行员等对视力有高度要求职业的人员。

3. 对数视力表(图3-4) 在以小数记录的视力表中,存在视标增进率不均的缺点,例如,0.1行比0.2行大一倍,而0.9行比1.0行大1/9。所以,我国缪天荣在1958年设计了对数视力表,又称5分制对数视力表。将视力分成5个等级,视标为字母E或字母C,共14行。对数远视力表是以5m距离测试,能辨清第11行为标准视力,记以5.0。视标按几何级数增加,视标每增加1倍,视力的对数就减小0.1。即视力记录按算术级增减。

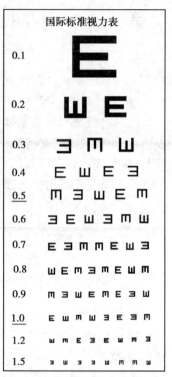

图3-2 国际标准视力表

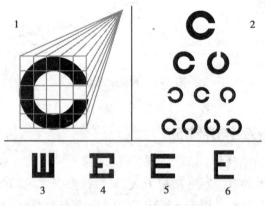

图3-3 Landolt C 字视力表

4. Log MAR 视力表 1982年,Ferris等研制了Log MAR视力表,每行有5个Sloan字母,每行的字母按照对数级变化。Log MAR视力表也是采用了对数法进行视标的分级,但是表示方法与对数视力表不同。Log MAR 视力表解决了国内传统对数视力表和国际标准视力表每行视标数不等,视标拥挤噪声程度不一致的缺陷,适用于临床、科研和视力的流行病学调查。

5. ETDRS 视力表　1980 年,美国国家科学院(the National Academy of Sciences-National Research Council,NAS-NRC)采用 Sloan 字母和 Bailey-Lovie 视力表的行间距制成的视力表应用于糖尿病性视网膜病变早期治疗,称为 ETDRS 视力表。

ETDRS 标准对数视力表的设计原则包括:①每一行的字母数相等,即每行 5 个字母;②对数单位的增率(各行比例)恒定;③字母间距与行间距同字母大小成正比;④各行视标具有相同或相似的可辨性;⑤视力低下时可以变距使用,由于增率不变,故视力表可以远近移动而不影响测值。

(二)远视力的检查方法

以国际标准视力表(图 3-2)为例。

视力检查需要有正确的照度,我国部分眼科专著要求视力表照度 300～500lux。我国原卫生部于 1989 年颁布的《标准对数视力表标准》规定视力表照度 200～700lux。

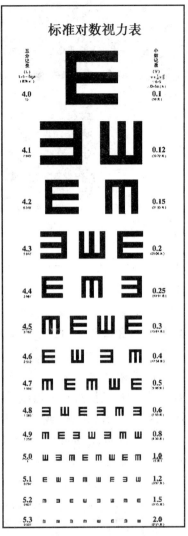

图 3-4　对数视力表

1. 检查距离是 5m,被检者的视线要与 1.0 的一行同一高度。如果室内距离不够 5m,则应在 2.5m 处设置镜子(图 3-5)。

2. 照明合适,双眼分别检查,一般先右后左(先检查裸眼视力,后检查矫正视力)。检查一眼时,另一眼可用遮眼匙完全遮盖,不能压迫眼球。被检查者眼睛必须睁大,不能眯眼、斜视或歪头。

3. 检查时由上而下指视标,如回答正确再指点下一行视标。如能辨认,则自上而下,由大到小,直至能看清楚辨认的最小一行。辨认速度平均每字 3～5 秒钟。如果视力好,不必由最大一行查起。

4. 如果被检查者既能辨认最大的一行 E 的缺口方向,则记录视力为"0.1",如果能看清第二行,记录为"0.2"。每行必须认清 3 个以上,依此类推。如果对

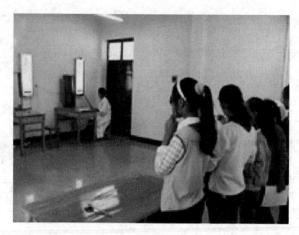

图 3-5　远视力检查

某行部分认不出,如"0.7"行有 3 个不能辨认,记录为"0.7⁻³",如果"0.7"有 3 个能看见,记录为"0.7⁺³"。

5. 如果在 5m 处不能看清 0.1 视标,则应向视力表逐渐走近,将最初能看清 0.1 视标的距离记下,按视力 =0.1× 被查者与视力表的距离(m)/5(m)计算视力。例如,在 2m 处看清 0.1,则视力 =0.1× 2/5=0.04。

6. 如果距视力表 1m 仍看不清 0.1,可改用辨认眼前手指的方法来测定视力,由远而近按照最初能看到手指数的距离,记录视力。如在 20cm 能看清指数,则记录为"20cm 指数"或者"CF/20cm"。

7. 如靠近至 5cm 仍不能看清手指数,则改为整手在眼前摆动,以 30cm 到 5cm,记录能看清手摆动的距离。则记录为"20cm 手动"或者"HM/20cm"。

8. 如不能辨别手动,则检查光感:光感的检查是在暗室内进行,先遮盖一眼,不得透光。检者持一烛光或手电在被检者的眼前方,时亮时灭,让其辨认是否有光,记录为"光感 +"。光感 + 者,为进一步了解视网膜功能,尚须检查光定位,方法是嘱被检者注视正前方,在眼前 1m 远处,分别将烛光或手电置于正前、上、中、下、颞侧上、中、下、鼻侧上、中、下共 9 个方向,嘱被检者指出光的方向,并记录之。能看到的记录为" +",不能辨认的记录为"—"。

(三)视力筛查中屈光状态的矫正方法

检查视力应该先检查裸眼视力,然后查矫正视力。

针孔镜可以快速鉴别被检查者的视力不佳究竟是由于屈光不正还是眼器质性病变而引起的。在没有复杂眼科设备的基层,小孔镜可作为判断眼部是否存在屈光不正的一种方法。

针孔镜是中间有一个直径为 0.5~1mm 圆孔的黑色镜片,根据小孔成像的原理,可以增加物像在视网膜上的清晰度(图3-6、3-7)。检查时遮盖一眼,将针孔镜放在被检查者眼前,如果中心视力有所增加,即可确定该眼有屈光不正,但不能确定屈光不正的性质和度数,下一步应该转到眼科作进一步的屈光和眼科检查,可能需要戴镜提高视力。

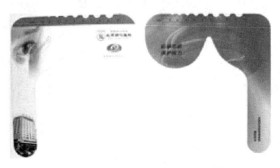

图3-6 同仁医院设计的针孔镜

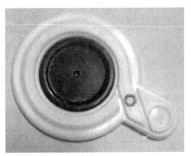

图3-7 针孔镜

(四)不同类型视力表的记录方法与换算

不同原理的视力表有不同的记录方法,它们之间的换算如下表:

5分记录	4.0	4.1	4.2	4.3	4.4	4.5	4.6	4.7	4.8	4.9	5.0	5.1	5.2	5.3
小数记录	0.1	0.12	0.15	0.2	0.25	0.3	0.4	0.5	0.6	0.8	1.0	1.2	1.5	2.0
对数记录	1.0	0.9	0.8	0.7	0.6	0.5	0.4	0.3	0.2	0.1	0	−0.1	−0.2	−0.3
分数记录(5m)	5/50	5/40	5/32	5/25	5/20	5/16	5/13	5/10	5/8	5/6	5/5	5/4	5/3	5/2.5

(五)屈光度与镜片度数的关系

眼睛折射光线的作用叫屈光,用光焦度来表示屈光的能力叫做屈光度。定义为光线通过镜片在镜片后1m处形成焦点的屈光能力。以D表示,公式D=1/f,f表示焦距(m)。如果镜片焦距是0.5m,那么这个镜片的屈光度就是1/0.5=2D,习惯上人们喜欢把这个叫做200度。

一般来说,屈光不正的人视力都不太好,屈光度数越高,裸眼视力也就越低。但也不绝对,有人屈光度不高,但是视力却很低,因为影响视力好坏的不只屈光度一个因素。如果眼睛有其他疾病也会使视力下降。而屈光度不变不表示视力不能改变。这两个概念是彼此独立的,它们之间没有绝对准确的换算关系。

三、近视力的筛查与评估

近视力检查用以检查调节状态下视力及测量近点距离,了解调节力的程度,协助诊断屈光不正或眼病。门诊常用国际标准近视表和耶格(Jager)表(图3-8)查近视力。检查时应在良好的照明条件下,避免反光。测试距离为30cm。如果患者在此距离不能看清0.1,可以移近距离,直至看清为止。记录视力和测试距离:近视力 / 距离。正常近视力在30cm处看清1.0一行即可,记录为"J1"(Jager)表。

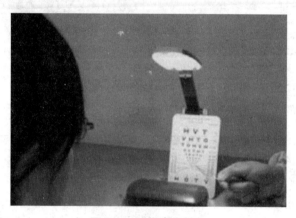

图 3-8   近视表查视力

老年人调节力减弱或丧失,在查近视力时可根据年龄适当给予正球镜,以代偿他们的调节力。有时让其阅读不同大小字体的阅读材料,这样的检查更适用于评估其日常的近视觉功能。除了国际标准近视表,临床常用的还有兰氏环近视力表、对数视力表、转盘式自带光源近视力表等。有些眼病,如核性白内障的患者,光线较亮时其瞳孔会收缩,这时近视力可能比远视力要差。

四、远近视力的关系

远近视力的含义是一样的,所应用的远近视力表的原理也是相同的,只不过标准的检查距离不同,远视力为5m,无调节;近视力为30cm,有调节,所以一只眼的远视力和近视力在理论上是相等的,如果远视力为0.3,近视力也应该为0.3。但是,在临床上,由于屈光不正或某些眼病可以导致:

近视力优于远视力:常见于近视或不规则散光,角膜周边混浊、晶状体赤道混浊,眼球震颤患者。

近视力低于远视力:见于角膜中央混浊、晶状体中央混浊、中心暗点等。

五、特殊的视力检查

激光干涉条纹视力(laser interference visual acuity,IVA):传统的视力表视力测量结果受被检查者屈光介质的混浊程度、屈光不正情况、角膜规则程度的影响较大。IVA是测定视力的一种新方法。其原理是利用一定的光学系统,将两束激光投射到眼睛的视网膜上形成干涉条纹,被检者就能感觉到(即能看到)干涉条纹。通过改变干涉条纹的宽窄,依据被检者能分辨的程度,就可以测出视网膜的视觉锐度,即IVA。这种方法测定视力几乎不受眼球光学系统性能的影响,即使眼球光学系统有明显的缺陷,如白内障、角膜混浊、高度屈光不正、不规则散光及圆锥角膜病等,由于激光穿透率很强,且光束很细,只要稍微有点透明区域就能将激光光束导入,因此仍可查出视力。

第二节　低视力患者的视力筛查与评估方法

临床使用的远用国际标准视力表或者对数视力表,0.1有一个视标,0.2有2个视标,在0.1~0.2之间并无视标。这种视力表对一般眼科患者来说虽有缺点,但尚可使用。然而,当患者视力在0.2或以下时,用这样的视力表就不太合适。所以,低视力患者最好应用从0.1~0.2之间有视标的视力表,如灯塔远视力表(图3-9),0.1视标有2个,这就不像"E"字表或国际标准视力表0.1只有一个视标,易于为患者记住。另外,在0.1~0.2之间也有2行视标,分别为0.16(20/125)、0.12(20/160)。也可以用专为低视力患者设计的远视力表(图3-10),最大视标为0.028(20/700)。

由于一些低视力患者常伴有学习障碍,需要有一些符号与视标相应的视力表(图3-11),尽管这些视力表原来是为儿童设计的,但是对于那些有学习障碍的低视力患者是非常有用的。

低视力门诊常规应用国际标准近视表查视力(检查方法详见第一节)。在了解患者的近视力后,特别在应用助视器时,还要进行阅读能力测试。低视力门诊中使用的"汉字阅读视力表"(图3-12),除可对患者进行近视力测试外,尚可根据测试结果得出患者使用近用助视器的主观放大率或放大倍数。这种集视力测试阅读能力及放大倍数预测于一身的汉字阅读视力表,是低视力门诊工作中简便又十分有效的工具。

该汉字阅读视力表大小为26cm×18.5cm,阅读距离为25cm,有不同大小字号及点(point)数的汉字共计15行。如果患者能顺利阅读表中的第4行的初

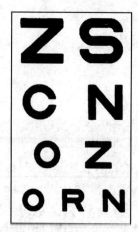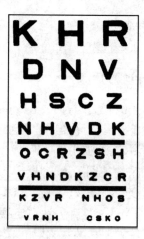

图 3-9 灯塔远视力表

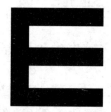

图 3-10 为低视力患者设计制作的远视力表

图 3-11 灯塔图形视力表

号字（40点），但是患者要求使用近用助视器能顺利阅读一般报纸或杂志（5号字或10点），即5号字或由10点放大4倍，变为40点，则患者即可顺利阅读，因而其所需助视器放大倍数为4倍，也可以用以下简单公式计算助视器放大倍数：患者能够阅读字号点数／患者拟阅读字号点数＝助视器放大倍数，即40/10=4倍。

点数汉字 (point)号数	
80 （九行字）	四比八小
64 （七行字）	九大于七和二
48 （特号字）	老王喜欢中国山水
40 （初号字）	一年有三百六十五天
36 （小初号字）	太阳已经从东边升起来了
32	你和孩子们为什么那么高兴
28 （一号字）	同学写信告诉老师他全家平安
24	走到大门口就可以看见前面有条路
20 （二号字）	把课文读两次后再做句子与对话练习吧
16 （三号字）	我们中间每个人都知道科学知识非常重要
12 （小四号字）	请不要在马路上乱跑必须记住行人要走人行道
10 （五号字）	因为他现在出去了所以还得过些时候才能见面
8 （六号字）	工人们在这里已经长期生活和工作了几十个年头
6	为了充分认识和了解现代社会请认真学习和思考
5 （七号字）	我国的传说把当时人视成衰败发展的情况生命推向了现代

（标准检查距离25cm）

图 3-12 汉字阅读视力表

第三节 0～3岁儿童视力的筛查与评估方法

为了早期诊断儿童眼病,必须有可靠的检查视力的方法,一般来说,儿童4岁以上,可以使用国际标准视力表,但婴幼儿无法使用常规视力表,所以应该考虑用其他视力表或方法进行视力测量或估计。

一、儿童视觉发育与视力评估

儿童出生时眼球前后径短,所以正常情况下,婴幼儿出生时都处于远视状态。随着生长发育,眼轴增长,相当于向近视方向转化,至学龄前基本达到正视,该过程称为正视化。因此,儿童在学龄前期裸眼视力未达到 1.0 并不表示一定是异常的。

6 个月以下的儿童视力测量:在此年龄组,尚不可能设计出标准化的视力测量方法,我们以下谈到的方法仅仅是一种粗略的估计。

1. 出生后 1~2 月龄　瞳孔对光线刺激有反应。

2. 出生后 3 月龄　可全神贯注地看周围人的面孔,可以固视和追踪 15~25cm 距离处的玩具;玩具移向儿童眼前时出现双眼集合反射。

3. 出生后 6 月龄　此时出现任何类型的斜视均为异常;会伸手去拿玩具;当玩具离开视线时会去寻找玩具。可以在 30~60cm 距离内追随作任何方向运动的悬挂着的小球。3~6 个月可出现防御性眨眼反射。

4. 出生后 9 月龄　可以快速、准确抓到玩具;能专注观察 3~4m 内人和动物的行为,并持续关注 3~5 分钟。

5. 出生后 1 岁　对图片感兴趣;可以手指感兴趣的物体;强迫优先注视 (FPL)视力为 20/100。1 岁时眼轴形成的远视度平均可达 3.75D。

6. 1~2 岁　此年龄组测试反而比较困难,小儿注意力很易分散,视力常常无法测试。接近 2 岁儿童可以试用儿童图形视力表。

7. 2~3 岁　可以使用匹配视力表。国际标准视力表 0.4~0.6;或 FPL 视力 20/57~20/20。

8. 4 岁　国际标准视力表 0.6~0.8。2~4 岁 2.00D 以内的远视被称为生理性远视。

9. 5 岁　国际标准视力表 0.8~1.0。

第 7 版《眼科学》中的不同年龄儿童正常视力的下限为:3~4 岁儿童正常参考值下限为 0.5,4~5 岁为 0.6,6~7 岁为 0.7,7 岁以上为 0.8。因此,如果儿童视力在相应年龄段的低值,就应该建议家长带孩子到医院进行检查。

二、强迫优先注视(FPL)视力检查法

检查者面对患儿,距离 1m,将检查板(图 3-13)快速放在儿童眼前,如果患儿能快速注视板上条栅,则为该条栅视力(视力在板背面显示)。条栅越细,视力越好。适用于 1~2 岁的患儿。

三、儿童匹配视力表检查法

检查者在 5m 处指示屏幕上的图形,患儿手持匹配视力卡(图 3-14、图 3-15),

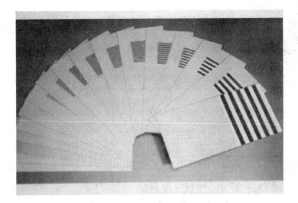

图 3-13 强迫优先注视检查板

用手指出与检查者所指相同的图形。适用于 2 ~ 3 岁不会识别 "E" 字视力表和言语表达不清的患儿。

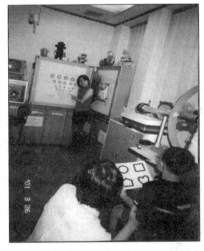

图 3-14 儿童匹配视力表检查法

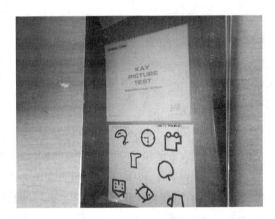

图 3-15 儿童匹配视力卡

四、学龄前儿童图形视力表

国外常用的 Sjögren 手形视力表简单(图 3-16),不易引起儿童兴趣,而 Allen 学龄前儿童视力表的图形多为我国儿童所不熟悉,上述国外流行的儿童视力表均不适合于在我国应用,故此孙葆忱教授等设计了图形视力表,研制了适合于我国儿童使用的视力表(图 3-17、图 3-18)。

在我国,2.5 岁以上儿童使用儿童图形视力表,

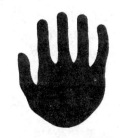

图 3-16 Sjögren 手形视力表

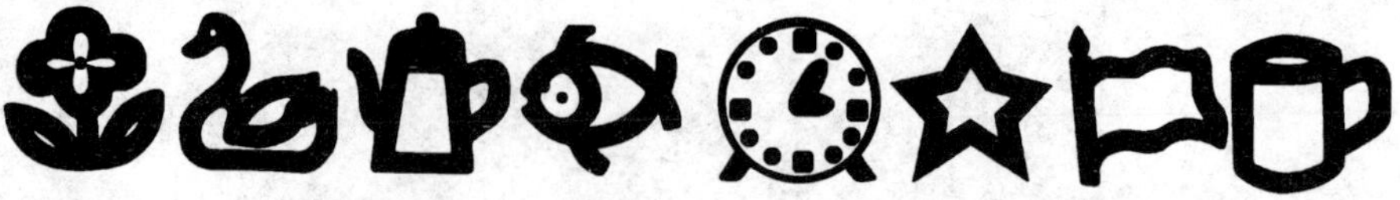

图 3-17   按照视角设计的 8 个常见图形

一般可以测得较为准确的视力。

对于学龄前儿童或者智力低下的儿童,可以应用灯塔图形视力表或者儿童图形视力表。北京市眼科研究所孙葆忱教授等专家多年研制的儿童图形视力表及活页儿童图形视力卡,本图形视力表经过实验研究并经过近 20 年临床及流行病学的应用,证明了它的科学性、实用性、趣味性,用于检测学龄前及学龄儿童视力。

五、智力低下儿童视力的测试

由于患儿智力低下,常常不能用画或图片及"E"字测试视力,但对一些常见的玩具可以认出来或说出它们的名称,所以可用"配对"测试视力(检查者手中持一目标,受检患儿手边有许多目标,患儿认清检查者手中目标以后,可以找出一个与检查者同样的目标,称为配对)。弱智儿童可以使用小玩具做"配对"试验,以估计他们的视力。

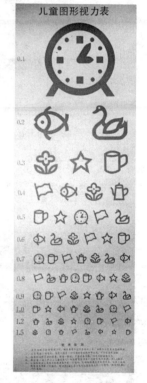

图 3-18   儿童图形视力表

巧克力 Smarty 试验:一种直径在 1.5～2cm 的巧克力糖,外包以各种颜色的糖衣,圆形或椭圆形,如果患儿不能看到如此大小的巧克力糖,则表示患儿视力较差。

"成千上万试验"是用直径 7～8mm 的各色糖球,放在检查者手中,如患儿不能取,则表示患儿视力较差。

其他方法估计 2 岁或 2.5 岁以下儿童的视力。例如,在母亲或医生手中放上直径为 1mm 的小珠子,距离为 30～33cm,如患儿能从母亲或医生手中取出小珠子,则估计其视力在 0.3 以上。如使用 3mm 直径的小珠子,患儿可以取出,则估计其视力在 0.2 以上。

还有一种简单、粗略评估单眼视力差的方法:遮盖患儿一眼后,患儿无明显反抗,说明未遮盖眼视力好;反之,遮盖另一眼,患儿出现明显反抗,说明被遮盖眼视力好,未遮盖眼视力不好。

(杨晓慧   李俊红)

第四章 消灭致盲性沙眼

目的:了解沙眼的流行情况与危害,掌握沙眼筛查与评估技术,促进 WHO 消灭致盲性沙眼 SAVE 战略的推广。

第一节 概 述

沙眼是一种致盲性的传染性眼病。沙眼是由微生物沙眼衣原体引起的一种慢性传染性的结膜角膜疾患,沙眼衣原体仅侵入睑结膜及穹隆结膜上皮细胞,但引起的病理变化则达深部组织。潜伏期约为 5~12 天,通常侵犯双眼。患者有异物感、畏光、流泪,有很多黏液或黏液性分泌物。其患病和病变的严重程度与环境卫生生活条件密切相关。多发生在儿童少年时期。沙眼性炎症位于睑结膜,因其在睑结膜表面形成粗糙不平的外观,形似沙粒,故名沙眼。沙眼早期表现为表皮下的细胞浸润,常集结而成滤泡,即颗粒状,继之以瘢痕而自趋消减。

在有严重炎症时,由于结膜水肿增厚而使血管模糊,更严重者可侵犯角膜而发生角膜血管翳。睑结膜充血、水肿、粗糙、乳头肥大增生等急性症状数周后可消退,进入慢性期,此时可无任何不适或仅感觉眼部容易疲劳。如果此时治愈或自愈,可不留瘢痕。也就是说,沙眼原发感染,愈后可不留瘢痕。

沙眼的症状是非常错综复杂的,临床症状轻重不一,而"粗糙不平,状如沙粒"只是沙眼的主要症状之一。在流行地区,卫生条件差,常有重复感染。原发感染已使结膜组织对沙眼衣原体致敏,再遇沙眼衣原体时,则引起迟发超敏反应。沙眼在慢性病程中,常有进行发作,可能是重复感染的表现。沙眼因反复感染而加重,可因反复感染的频次不同而使各个病例的病程长短不一,甚或自愈,或持续几个月或延绵数年以致数十年之久。

经过多次的反复感染,其病情进行性发展演变,加重原有的沙眼血管翳及瘢痕形成,晚期由于受累的睑结膜发生瘢痕严重,使睫毛向内倒长,即形成倒睫。内翻的睫毛摩擦角膜,致角膜损伤,加重角膜混浊,睫毛持续地摩擦角膜引起白色瘢痕,以致引起形态变异和视力障碍等不良后果,也就是说,沙眼重复感染迁延不愈造成结膜干燥、睑球粘连、眼睑内翻倒睫以及角膜混浊等严重并发症,导致视力明显下降,甚至丧失视力而失明(图4-1)。

除重复感染外,合并其他细菌性感染也使病情加重。

反复感染对于盲是必要的条件,如患者已经染上沙眼,治疗和预防也是十分重要的。沙眼引起的盲是可以预防的。在每个阶段都可能防止"沿坡下滑"。控制沙眼的最终目标是使人们能够安全地生活,远离斜坡。

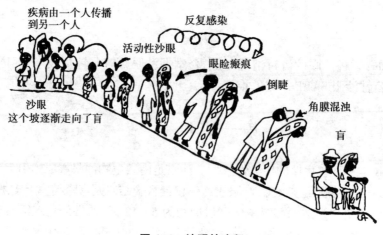

图 4-1 沙眼的病程

第二节 沙眼的流行病学和消灭致盲性沙眼的全球行动

一、沙眼的流行病学回顾

沙眼曾在我国广泛流行,"十人九沙"是新中国成立初期沙眼广泛流行于我国的真实写照。根据原卫生部卫生展览材料和其他各方面的报告来看,沙眼患病又因地域而不同,在长江以南和沿海一带,患沙眼者较少,约有 30%～50%;长江以北、长城以南等地区约有 40%～70%;东北地区约有 50%～80%;兰州、新疆等地方约 60%～90%。沙眼使视力减退者约占 55.8%,致盲者 7%,也就是说,沙眼使我国大部分的人都受到了损害,沙眼在许多盲目原因中,约占总数的 25%以上。总之,沙眼是我国 20 世纪 50 年代致盲的主要原因之一,并居首位。

眼科界人士与政府一道在全国范围内开展了对沙眼的群防群治工作,沙眼的传播得到了控制;1955 年,汤非凡、张晓楼教授在世界上首次成功分离出沙眼衣原体;1956 年,"防治沙眼是国家发展纲要的 60 项之一";1957～1959 年,"国家防治沙眼与改厕运动";1984 年,国家防盲规划包括了对沙眼长期控制的措施。1987 年,全国残疾人调查表明盲的病因依次为白内障(41.06%)、角膜病(15.38%),第三位为沙眼,占 10.87%。

1999 年 11 月,世界卫生组织与中国原卫生部合作在云南省昆明市召开沙眼评估与处理研讨会,该会指出中国可能约有 600 万例倒睫患者需要手术并认为这是我国防治沙眼的首要问题。WHO 在 2003 年 8 月对中国的沙眼流行情况的估算结果为:活动性沙眼患者(TF+TI)2600 万例,倒睫患者(TT)300 万例。

2006 年,第二次全国残疾人专项调查,抽样调查范围为全国 31 省、自治区、直辖市,调查人口 2 526 145 人,视力残疾(含多重)32 521 人,其中盲 11 080 人。沙眼导致视力残疾 445 人,其中沙眼致盲 198 人,占盲人总数的 1.79%。

二、消灭致盲性沙眼的全球行动

1996 年,世界卫生组织(WHO)提出"千年发展目标(MDG)"发起全球消灭沙眼行动;1997 年召开了第一届全球性消灭致盲性沙眼世界卫生组织联盟会议,每年召开一届联盟会议。

1999 年,世界卫生组织(WHO)和国际防盲协会(IAPB)联合非政府组织发起了"视觉 2020 – 享有看得见的权利"(Vision 2020:The Right to Sight Initiative)的全球防盲行动,以实现"视觉 2020 消灭可避免盲"的全球防盲战略目标。"视觉 2020"的优先领域的确定是基于这样的事实:75% 的盲及视力残疾人士居住在贫困乃至极度贫困的社区;而 75% 的盲及视力残疾是由 5 种可防治的眼病(白内障、屈光不正及低视力、沙眼、河盲、儿童盲)造成。对于每种疾病,都可以采取成本低廉的有效干预措施。一旦确定了优先领域,并在全球范围内提高贫困社区眼病防治的能力,那么,到 2020 年,预计失明人数将从干预前的 7500 万下降到 2500 万。因此,"视觉 2020"的战略目标是到 2020 年在全世界范围内消灭可避免盲,即到 2020 年在全球以下五个内容或疾病 90% 得以消灭,它们是:①白内障;②沙眼;③盘尾丝虫病(即河盲,在非洲 30 个国家流行,我国尚无盘尾丝虫病的报告);④儿童盲:主要是维生素 A 缺乏症、新生儿结膜炎、先天性白内障及早产儿视网膜病变等;⑤低视力与屈光不正。由上可见,消灭致盲性沙眼是消灭可避免盲的 5 个目标之一。

1999 年 9 月,我国政府庄严承诺"视觉 2020"消灭可避免盲。21 世纪初,为实现"视觉 2020"消灭致盲性沙眼的最终目标,2006—2010 年国家防盲规划中纳入了消灭致盲性沙眼。

"视觉 2020"为 2020 全球消除致盲性沙眼联盟(GET 2020)的计划提供了支持,制定了沙眼最终干预目标(ultimate intervention goals for trachoma,UIG)(表 4-1),并正在与全球联盟的成员合作来实现这一目标。

表4-1 沙眼的最终干预目标(UIG)

启动沙眼控制计划的标准	分母最初为地区,后来为社区	沙眼作为致盲性疾病被控制的指导原则(UIG)
TF为10%或更高	1~9岁的人群	TF小于5%
TT为1%或更高	15岁和年龄更大的人群	TT小于0.1%

续表

启动沙眼控制计划的标准	分母最初为地区，后来为社区	沙眼作为致盲性疾病被控制的指导原则（UIG）
沙眼是一种致盲性疾病	全体人口	每1万人中由于沙眼引起角膜混浊的新病例不到1例

2020年全球消除致盲性沙眼联盟（GET 2020）的成立也是一项重要的措施，因为它汇集了主要的非政府组织、研究人员、各国政府和公司的代表以及世界卫生组织专家。GET 2020可帮助地区流行国家设定目标，提供技术援助，监测进展情况，或进行运用研究来改进计划的活动，或改变计划活动的焦点。这些活动大幅度增加了成功消除致盲性沙眼的可能性。

第三节 沙眼的社区评估

对沙眼进行社区评估，获得沙眼的数据，对了解及查明沙眼在人群中（或社区或地域）的分布与流行情况以便决定哪些地区人群需接受干预以及对沙眼进行长期监测极为重要。考虑到沙眼的传染性、"片状"（簇状）分布的特点以及它最容易出现在赤贫缺水人群中的社会特征，用来自眼科临床的数据评估沙眼流行情况是不可信的。对沙眼的社区评估可采用沙眼快速评估法或采用以人群为基础的沙眼患病率调查。

一、沙眼快速评估法

TRA是一种由WHO支持的快速评估沙眼的方法。它是一种简单、快速、价廉的确立沙眼控制是否是优先项目的方法。

为了向确定某些地区是否仍然有沙眼以及作出初步评估以确定干预的优先次序的程序提供一些灵活性，世界卫生组织制订了《沙眼快速评估方法》（trachoma rapid assessment sethodology，TRA）。试图在没有全面的基于人群的研究的情况下，估计社区内的患病情况。

采用上述的方法来确定沙眼有可能流行的区和社区，并访问之。在访问中，通过咨询村里的信息员来确定可能有TT的人员。将已有或怀疑有TT的总人数除以村里的总人口数就可以得到这一社区中TT患病率的粗略的估计。另外，检查50名1~9岁儿童的眼睛。这些儿童从该社区中最低社会经济状况的20户家庭中选取。然后计算50个儿童中患有活动性沙眼的百分比。

需要强调的是，TRA不会给出患病率。

快速评估方法用来快速确定在一个国家中的哪些地区有沙眼盲的重大问

题,即用于快速确定国家中的沙眼高危区域(region)及区域中的高危地区。这种快速评估方法不能替代正规的调查来评估沙眼问题的严重性或为评估计划提供基线。

(一)快速评估图式

国家

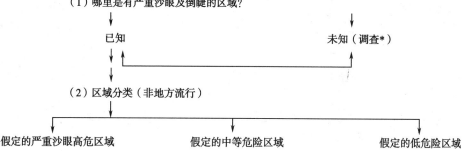

区域(region)

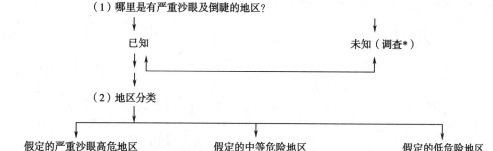

地区(district)(执行单位)

社区评估的开始阶段

1. 有无倒睫、电解毛囊或手术存在。

2. 快速调查。

(二)调查

调查的目的是将这些区域和地区划分为高危、中危及低危地区。对于那些尚未充分了解沙眼状况的区域,则应按以下所述进行快速调查:

(1)选择 50 名年龄为 5~7 岁儿童,用 WHO 分类方法进行分类,如果 TF>20%,属高危;如果 TF<10%,属低危。

(2)选择年龄 30$^+$ 妇女 30 名,用 WHO 分类方法进行分类,如果 TS>30%,

属高危;如果 TF<5%,属低危。

为了在某些区域中确定高危地区,可以使用相同的方法。对那些尚未充分了解沙眼状况的地区,应再次进行快速调查。

在区域或地区水平上进行快速调查的目的是计算 TF/TI 在儿童中及 TS 在成年妇女中的患病率,以达到将区域或地区进行分类的目的。

在一个地区,应该选择 2~3 个社会经济条件最不发达的乡村进行调查。用 WHO 简化分类方法检查 50 名 5~7 岁儿童的上睑结膜,特别注意 TF 和 TI,并检查 30 名妇女(年龄 30$^+$ 岁),特别注意 TS。这些儿童和妇女应至少从 20 个住户中选择,这些选择应包括村子中社会经济条件最差的和代表不同地理位置的地方。如果至少 90% 5~7 岁儿童为在校学生,那么可在学校进行取样调查。

在区域评估中,至少要在 2 个地区选择 2~3 个村子。儿童中 TF/TI/ 患病率 >20% 和(或)30$^+$ 岁妇女中 TS 患病率 >30%,表明沙眼是一个严重的公共卫生问题。如果 TF/TI 患病率低于 10%(50 人中至少 5 人)且沙眼瘢痕出现率低于 5%(30 人中至少 2 人),则沙眼不是严重的公共卫生问题。

应用这些标准,根据当地情况可进一步安排优先干预的村子。

二、患病率调查

唯一的确定沙眼患病率的方法是进行患病率调查,但基于人群的患病率调查可能很难,并且既费时又费钱。

对患病率的良好估计被许多人认为即使不是必需的,也是人们希望的,以用于监测什么时候需要确定基线患病率,并定期重复患病率调查。致盲性沙眼消除认证的建议标准要求进行多次患病率调查。概念上,大型患病率调查会让许多人忙碌很长时间,但常常到调查结束,仍然没有达到最终目的。在程序性活动中,与研究活动不同,需要仔细考虑是否需要详细的基于人群的患病率调查,或其他采样或指示方法是否是足够的。

在 1997 年世界卫生组织"2020 全球消除致盲性沙眼联盟"(GET 2020)计划开始时,55 个国家被已知或认为有地方性沙眼流行。其中一些国家,在过去,沙眼已经成为了一个严重的问题,但没有过去 10 年或 20 年的数据可用。在这些国家,可以选择进行基于人群的患病率调查,以确定在该国是否仍然有沙眼存在。这几乎是一个不可能的任务,它势必花费很大,各种专门的卫生干预计划会使用许多宝贵的资源。或者,可以使用更具针对性的方法,查找并访问最可能仍然有沙眼的地区,并对患沙眼危险最大的儿童进行检查。如果这些儿童没有沙眼,那么别处也不大可能有沙眼。

也已经制订了详细的快速评估方法,利用两阶段方法在最可能有沙眼的社区的"最差地方",获得"偏倚最大"的样本。利用从过去沙眼记录和当前社会经济与卫生条件获得的信息,在地区内选择有沙眼存在危险的社区。在这些社区中,对卫生条件最差、患沙眼危险最高的家庭的儿童进行检查。

需要强调的是,TRA 不会给出患病率。

STRA 评估使用快速调查的折中方案,利用随机抽样方法以提高患病率估计的精确度。它使用"停止规则",直到检测出预定数量的沙眼患儿后,才停止检查。此时,不需要对其余样本进行检查,因为真实患病率会在预先设定的范围内。例如,如果阈值设定为 50 名儿童中 4 名患有沙眼,不需要对其余 46 名进行检查。使用 ASTRA,可以确定社区内沙眼的真实患病率是否在预先选择的患病率上下限确定的范围内。已经使用了进一步的混合方法,利用 ASTRA 提供的方法但没有使用停止规则来选择儿童随机样本。这是基于人群的调查的变异,它提供了检查的年龄组内沙眼的真实患病率。

不幸的是,沙眼数据的来源是非常有限的。沙眼流行病学仅在以人群为基础的评估才有意义。

在 20 世纪 70 年代,许多国家进行了对学生的调查。但这些调查的局限性是:许多情况下沙眼是流行的,而在这些情况下的学校参与调查的比率低。在这些特殊人群中缺乏潜在致残损害(倒睫)的数据。

来自眼科临床的数据,在考虑到沙眼的"片状"(簇状)分布的特点以及它的社会特征,最容易出现在赤贫的被忽视的人群中,就更不可信了。

总之,现存的沙眼的研究倾向于集中在沙眼被强烈怀疑或已知存在的地区:极少的全国范围的调查,试图给出沙眼的分布图,但却很难给出该病与社会经济、文化和环境相关的集中分布情况。因此,有力可信的流行病的抽样研究将使该问题处于这种状态,事实上制定沙眼准确的流行病学的分布图应先于制订计划。

在讨论期间,显示沙眼特别在生活贫穷和干旱地区的农村人口中流行,且情况严重,那里很难有良好的个人卫生。在城市的贫穷人口中也有一些沙眼的数据,但还没有报告成为一个主要问题。

讨论指出,需要更多的以人口为基础的数据,以医院为基础的数据是不可信的,特别是对影响贫穷的边远社区的疾病。为了使用简化了的分级方案去收集有关基本的患病率的数据,需要鉴定(区分)处于危险中的社区的指征。这些数据在设计全球规划和在决定这样计划的可测量的目标时是需要的。

所有这些对沙眼的评估以临床分级为基础。其他研究者认为衣原体感染存在情况的实验室检查可以使用 NAAT 检测。另外一项建议为利用定量 PCR 来确定社区眼衣原体沙眼负荷。还没有对这些用于评估沙眼的新实验室检查使用情况进行完全评价;应了解沙眼临床和实验室指标的相对重要性、哪种方法是进行干预以防出现沙眼性盲所需的更好指标。

　　努力控制沙眼,以防因沙眼导致视力丢失,或消除沙眼性盲。已经发现:沙眼性盲的出现与之前临床疾病的存在和严重程度强相关。活动性临床疾病通常与感染负荷有关,但也有明确的例外。有更严重的"活动性沙眼"的患者很可能衣原体检查阳性,但还没有确定他们的感染负荷是否更高。对于更严重的活动性疾病(也就是说 TI 与 TF 相比),实验室检查阳性的发生率(可证明的病原体发生率)显著增加。然而,无论是利用细胞学检查还是 NAAT 检查测定,最高水平的感染(脱落的病原体数量)常见于幼儿。

　　在划分为有可能沙眼流行的区中,必须要确定疾病的负担。对区内每一个人进行检查是不现实的,如果这样做的话就要花费太长时间和太多的经费。可以替代的方法是选择一个样本,然后确定样本中每个人的沙眼的状态。这种方法称为调查(survey)。如果样本足够大,而且选择的人群大致上可以代表整个人群的话,那么从样本中得到的患病率接近于人群的患病率。

　　为了实施这样的调查,必须要设计抽样的方案。这应当咨询卫生部门的流行病学专家。如果当地没有流行病学家,WHO 能够提供可以帮助的国际专家的姓名。

（一）样本量

　　通常所选择的样本量应当能允许以可以接受程度的确定性来确定 1～9 岁儿童中 TF 的患病率。用 1～9 岁的儿童作标准,是因为在这年龄组中 TF 的患病率是最高的。也测量 TT 的患病率,但是由于这一体征在大多数流行区域的患病率一般都小于 5%,因此这一估计的确定性就会相当低。换句话来说,估计的 TT 患病率的可信限区间要比 TF 的大得多。要准确地估计 TT 的患病率,就需要很大的样本量。

　　确定需要的样本量所必须的信息包括:

　　1. 人口数(即区中 1～9 岁的儿童数量)*。

　　2. 预期的 1～9 岁儿童中的 TF 患病率(即对调查结果的估计)。

　　3. 想要的估计精度(通常为预期患病率的 ±20%)。

　　4. 所需要的第一类错误(α)值(真正的患病率落在可信限区间之外的风险;通常取 5%),以 α 值的 z 值来表示风险:在 α 值的风险为 5% 时,z 值为 1.96。

　　5. 期望的设计作用系数(如果你不熟悉这一名词,则采用 4)。

　　例如:

　　1. 区内 1～9 岁儿童的数量 =32 058。

　　2. 期望的 TF 患病率 =0.20。

　　3. 绝对的精确值 =0.04(患病率的 20%)。

　　4. α 风险表达为 z 值 =1.96。

　　5. 设计作用系数 =4。

所需要的样本量 $=e \times [d^2 \times b \times (1-b)] / c^2 = 4 \times [(1.96)^2 \times 0.20 \times 0.80] / (0.04)^2$
$=1537$。

*如果人群中1～9岁儿童数量小于5000，在本页所述的样本量估计公式可能会导致过高地估计你所需要的样本量。如果你计划进行这样的调查，请咨询流行病学家。

替代的方法是，一旦确定 1～5 的各项参数，可以应用统计软件包如 Epi Info 来计算所需要的样本量。应当请求流行病学家来帮助完成这一工作。

将计算所得的样本量除以基本抽样单位（cluster）的人口多少（通常为 100～300 个人）来确定所需要的抽样单位的数量。在本例中，基本抽样单位的人口约为 100 个儿童，就需要 16 个基本抽样单位。

（二）样本的选择

制作区内所有社区的名单。在每个社区名的旁边记录它的人口数，如果可能的话，这些数据来自于人口调查资料。在表中列出一栏表明是累积人口数。将人口数除以所需要的基本抽样单位数，求得抽样区间。将抽样区间乘以 0～1 之间的一个随机数。在累积人口栏中，寻找包含这一乘积数的数字；从这相应的社区中取第一个基本抽样单位。在前一个数字加上抽样区间选择各个随后的基本抽样单位。

总人口数（所有年龄）=100 000；1～9 岁儿童的总人数 =32 058

抽样区间 = 总人口数 / 所需要的基本抽样单位数 =32 058/16=2004

作为一个起点，2004 乘以 0～1 之间的一个随机数。在本例中，以 Microsoft Excel 取得的随机数为 0.327，因而起点为 655。

首先，从人口数中包含 655 这一数字的村中抽出一个基本抽样单位。本例中，为 A 村。其次，将抽样区间加到起点数字上：655+2004=2659。从人口数中包含这一数字的村中选取一个基本抽样单位，在本例中，仍然是 A 村。继续进行同样的处理，直至选择所需数量的基本抽样单位（本例中为 16）。

采用这种方法，从较大的村中选取的基本抽样单位要比在较小村中抽取的多。这是因为这一方法是用来根据人口数成比例的概率来选取基本抽样单位的。

第四节 沙眼的筛查技术

本节介绍的沙眼的筛查技术适用于对沙眼进行沙眼快速评估、社区筛查、人群普查或对患病率调查。

一、筛查设备及流程

（一）设备

筛查沙眼时使用 2.5 倍的放大镜，应在良好自然光线下进行，必要时用手电照明。如使用自带光源的放大镜更便捷。

（二）对接受检查的人的准备

首先,向接受检查的人或他们的父母解释检查及检查中所要做什么。

检查成人或大的儿童时,你和检查对象应当坐着或站着,使你们的头部处于同样的高度。如果受检者比你矮得多,那么你应当坐着,而他应当站着。如果你们两个人都是坐着,你的椅子应当足以接近受检者,以至于他的膝部几乎接触到你的椅子;你的膝部需要分开通过他的膝部的两侧。

在检查幼小儿童时需要得到助手的帮助。这一助手可以是儿童的父母。然而,当有许多儿童接受检查时,有一个了解你的需要和有抱孩子技巧的专门助手常常会使工作更加容易地进行。如有必要,指导你的助手稳稳地抱好孩子,使孩子的头部、手臂和腿部不动,就可以很快地无痛地完成检查。接受检查的孩子应当坐在助手的大腿上,面朝着你,他的后背靠在助手的前面。助手应当用一只手扶住孩子的头部,将其靠在他的胸前,用另一只手扶住孩子的身体和手臂。如果孩子不合作,则将其腿放在助手的腿之间,以防止他乱蹬。

（三）消毒

沙眼是由沙眼衣原体所引起的一种慢性传染性角膜结膜炎。沙眼病原体为衣原体的一种,介于细菌与病毒之间,为了避免造成医源性感染,在检查时应严格消毒。

医护人员在操作前,应用皂液和流动水冲洗双手;在接触沙眼患者后,如需连续进行检查时,应使用快速手抗菌消毒剂搓擦 2 分钟。

常用手消毒剂:醇类和胍类(醋酸氯己定等)复配的手消毒液;有效碘含量为 5000mg/L 的碘伏溶液;75% 乙醇溶液;卫生行政部门批准用于手消毒的其他消毒剂。

（四）检查上眼睑结膜

每只眼应分别进行检查,一般是先右后左。

首先检查有无倒睫。包括内倒之睫毛或以前拔除之睫毛。为了检查倒睫,可将上睑轻轻上推,便于暴露睑缘。然后应仔细检查角膜有无混浊。最后,再检查上睑结膜,有无滤泡、炎症及瘢痕。

为了检查上睑结膜的改变,检查者应熟练翻转上睑,具体操作方法如下:

嘱被检查者向下看,用拇指和示指捏住上睑缘皮肤,使上眼睑与眼球分开,然后轻柔地将上睑向下向前翻转,并将翻转后的上睑用拇指固定于眶上缘,观察之,检查完毕后轻轻将上睑复位。

二、沙眼的临床表现

一般情况,沙眼患者起初毫无自觉症状,或只有轻微的异物感,仿佛常有灰尘侵入眼内等眼部不适感;晨起时可有轻微的分泌物,也可能稍有不同程度的怕光、流泪和发痒。但多数沙眼患者在早期都无特殊痛苦,病情加重时分泌物增多,角膜上有活动性血管翳时,刺激症状变为显著,视力减退。当角膜溃疡发生时,疼痛伴视力下降显著。晚期睑结膜发生严重瘢痕,使睫毛向内倒长形成倒睫。如果有倒睫发生,异物感、疼痛以及流泪加剧;倒长的睫毛持续地摩擦角膜引起角膜混浊、白色瘢痕。晚期常因后遗症,如睑内翻、倒睫、角膜溃疡、血管翳的扩大和角膜瘢痕的出现,症状更为明显,常能引起干燥及视力障碍或视力严重受影响而失明。

(一)沙眼的体征

结膜和角膜是沙眼衣原体所共同侵犯的组织,结膜和角膜病变可同时发生。

1. 滤泡或有弥漫性淋巴浸润 沙眼滤泡通常先起于上穹隆部,以后在结膜的任何部分相继发生:从上睑结膜、下穹隆部、下睑结膜、半月皱襞上和角膜缘等处。其形状有圆形或椭圆形,大小不等,有时几个滤泡汇集成一个大的融合性滤泡。其色呈淡黄或灰,半透明,容易挤破,有时不挤而自破。滤泡的发生乃因在结膜上皮下组织中,淋巴管内皮细胞因过度生长增多而聚集。

2. 乳头增生 多见于上睑,结膜变肥厚,红而粗涩,如丝绒状,乳头增大,成莓菓状,系肥厚的结膜褶凹而成,表面为增多的细胞所盖满,里面的结缔组织为圆细胞浸润,穹隆结膜亦显弥漫性浸润。

3. 睑结膜的血管模糊 正常而透明平滑的结膜由粗糙而变为混浊或增厚,使结膜血管模糊不清,其模糊程度与沙眼的轻重有关,并发眼睑结膜血管充血。

4. 睑结膜变肥厚,色深红或暗红,因而不能看出其前面的睑板腺。

5. 睑结膜瘢痕 晚期沙眼表现。通常小瘢痕多为横向白色线条状或网状,而大瘢痕则可能延及整个睑结膜。

6. 倒睫与睑内翻 瘢痕收缩只影响睑结膜,会形成倒睫;如瘢痕很大,致睑板也弯向内侧则成内翻。患者有倒睫,常自己拔除以致秃睫或并发慢性溃疡性睑缘炎也能导致秃睫。

7. 角膜血管翳 这是沙眼最重要的一个特异性特征。血管翳都是发生在角膜上缘,由球结膜经过角膜上缘伸到角膜表面半月形的一排小血管,血管翳的底是灰色的,充血时则血管翳变厚,显而易见。最严重的可成全血管翳。

8. 角膜表层损害 角膜表层点状损害,也称浅层角膜炎,乃因沙眼病毒侵入角膜上皮细胞,使其中毒而死,以致脱落,所以能荧光素着色阳性。

9. 角膜表皮下点状浸润 这也是沙眼初期的一个特征,在角膜上皮之下前弹力层之前,散在性地点状浸润。

10. Herbert 小坑 当角膜浸润继续进行时,位于角膜的淋巴细胞集聚而成的假性滤泡之上皮剥落形成很多表层小溃疡,即在角膜上缘可见到典型的 Herbert 小坑。

（二）沙眼引起的后遗症和并发症

重症沙眼常发生以下后遗症和并发症：

1. 沙眼性上睑下垂　沙眼感染早期即可出现，上睑提举无力呈欲睡状。在早期是沙眼引起的浸润、充血、水肿而使上睑重量增加和米勒肌被侵犯所致，而成永久性上睑下垂。

2. 睑内翻倒睫　极为常见，由于结膜瘢痕收缩和睑板弯曲畸形，使睑缘向内翻转，而导致睫毛倒向角膜侧生长即倒睫，其刺激角膜引起不适。

3. 角膜混浊　各种形状的角膜不透明体如薄翳或斑翳，严重的角膜血管翳及睑内翻倒睫摩擦角膜以致角膜溃疡，角膜混浊变白，引起视力下降，严重者造成失明。

4. 睑球粘连　穹隆部因结膜瘢痕收缩而缩短，甚至完全消失，尤以下方穹隆部为显著，当牵引下睑时，在眼睑和眼球间的结膜可见有垂直的皱襞。

5. 实质性结膜干燥症　由于结膜广泛结瘢，使杯细胞和副泪腺分泌功能遭到破坏，泪腺管闭塞，以致结膜不能被湿润逐渐干燥，角结膜上皮发生角化，其特征为球结膜的上皮干燥、变厚、不透明和角化，失去光彩和弹性，有皱纹的趋向，泪不能使其湿润，角膜上皮也变混浊，失去光彩和发干。严重的，角膜基质层也混浊，以致视力很坏。此乃因结膜下组织变成瘢痕，而使结膜下的黏液腺损坏，这多是沙眼晚期的症状。表现为干涩、刺痒等不适。

6. 慢性泪囊炎　沙眼病变累及泪道黏膜，鼻泪管发生狭窄或阻塞，导致慢性泪囊炎，表现为流泪、流脓或挤压鼻根部大量脓液溢出。

三、沙眼筛查的诊断标准

沙眼感染早期症状：不同程度的怕光、流泪、发痒、异物感、分泌物增多等眼部不适感。

病变早期眼睑结膜血管充血、乳头增生、滤泡形成，严重者可侵犯角膜而发生角膜血管翳。角膜上有活动性血管翳时，刺激症状显著，视力减退。晚期睑结膜发生严重瘢痕，使睫毛向内倒长形成倒睫。睫毛持续地摩擦角膜引起角膜混浊、白色瘢痕。

沙眼筛查诊断标准采用世界卫生组织沙眼分级系统。WHO 简化的沙眼分级系统是 WHO 防盲规划组织从 1985 年开始的一个简单的分类计划，经 2 年的现场工作后，1987 年正式颁布。它的特点是：① WHO 简化的沙眼分级系统中每一个症状被严格限定在一明确的水平上，容易被 PHC 水平的卫生人员掌握。因此，在保持相关的临床和流行病学信息时，能最大限度地减低观察者之间的差异。② WHO 沙眼简化的评估方案可在各种条件下使用，设备简单，容易被应用。当地的卫生工作人员一旦受过培训，就能应用该方案对沙眼人群进行干预治疗。

因此,它被广泛地应用在全球范围内控制沙眼的国家。

WHO 简化的沙眼分级系统对沙眼及其并发症的简单化的评估主要集中在炎症和并发症的五个"关键症状"上。沙眼有 5 个主要体征,即 TF、TI、TS、TT、CO。

世界卫生组织(WHO)已经建立了辨认和命名这些体征的简化分级系统,将它们分为 5 个主要体征即 TF、TI、TS、TT、CO。一个沙眼患者可以同时有一个以上的体征。5 个主要体征与意义如下:

1. TF 沙眼性滤泡　最常见于儿童,有眼红、黏性物、眼痒、眼痛等不适,眼睑结膜面有称为滤泡的小白点。当在上睑结膜上有 5 个或以上的滤泡,滤泡直径不小于 0.5mm 时就可以被确认 TF(图 4-2)。TF 是明显的沙眼活动性病变,表明为近期感染,应该局部抗生素治疗。10 岁以下儿童比例达 20% 或以上时,要群体局部抗生素治疗,同时对严重患者进行选择性全身抗生素治疗。比例达 5% ~ 20% 时,要群体或个体 / 家庭局部抗生素治疗,同时对严重患者进行选择性全身抗生素治疗,一般口服剂量阿奇霉素 20mg/kg 体重。比例低于 5% 时,要个体局部抗生素治疗。

2. TI 沙眼性剧烈炎症　剧烈的沙眼炎症使上眼睑结膜面严重红肿、炎症性增厚使血管模糊不清,当上睑结膜明显的炎症性增厚遮掩住深层血管,范围占睑板结膜的 1/2 以上时,就可以被确认 TI(图 4-3)。TI 是剧烈的沙眼活动性病变,表明最近有严重的感染,有形成瘢痕的危险,需要全身加局部抗生素治疗和监控;这是未来沙眼盲的特殊"危险组"。10 岁以下儿童比例达 5% 或以上要群体局部抗生素治疗,同时对严重患者进行选择性全身抗生素治疗。

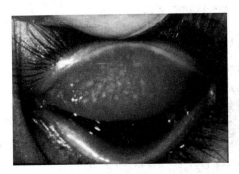 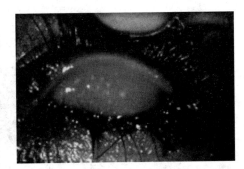

图 4-2　沙眼性滤泡(TF)　　　　图 4-3　沙眼性剧烈炎症(TI)

3. TS 沙眼性瘢痕　经过反复的感染,眼睑的结膜面出现像白色条纹或网格样的瘢痕体征。患这种情况的人有时主诉眼睛里像有沙子或虫子一样。检查时可看到也可以看不到眼红和发粘;然而,检查眼睑的结膜面时,会看到白色瘢痕征。

当上睑结膜存在易于看到的瘢痕时,就可以被确认 TS(图 4-4)。TS 提示患者现在或以前曾患过沙眼。

4. TT 沙眼性倒睫   当瘢痕引起眼睑内层增厚和眼睑形态改变时,它向下牵拉睫毛指向眼球,睫毛摩擦角膜即出现沙眼性倒睫。当至少有一根倒睫(包括近期被拔掉的倒睫)摩擦到眼球,就可以被确认 TT(图 4-5)。TT 是一种潜在的致残损害,有潜在的致盲危险,提示需要行矫正手术。

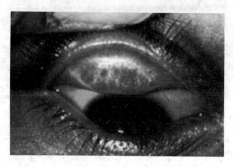

图 4-4   沙眼性瘢痕(TS)

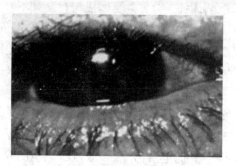

图 4-5   沙眼性倒睫(TT)

5. CO 角膜混浊   倒睫持续摩擦角膜,看起来本应清亮的角膜发白,这就称为角膜混浊。当混浊的角膜至少使部分瞳孔缘变得模糊不清并引起明显的视力下降,视力小于 0.3 时,就可以被确认 CO(图 4-6),混浊的角膜至少使部分瞳孔缘变得模糊不清并引起明显的视力下降,视力低于 0.3。可见 CO 是一种致残损害,严重可导致失明。

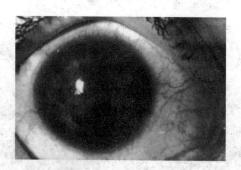

图 4-6   角膜混浊(CO)

四、沙眼筛查的记录原则

将沙眼的体征以左右眼分别记录。

在检查结束时,要审核记录,确保所有的发现都已经准确地记录。

一个沙眼患者可以同时有一个以上的体征(图 4-7)。

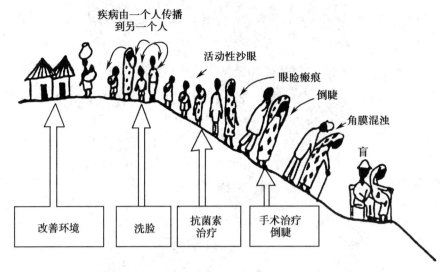

图 4-7 一个沙眼患者可以同时有一个以上的体征

在筛查时应严格按照 WHO 简化分级系统 TF、TI、TS、TT、CO 定义判定并记录。例如,当在上睑结膜上有滤泡不够 5 个(即 4 个或更少),或滤泡直径不足 0.5mm(即 0.5mm 以下)时,不记录 TF。但不否认患有沙眼。

WHO 的沙眼简单分类系统对沙眼评估主要集中在炎症和并发症的 5 个"关键症状"上,尽管角膜血管翳和 Herbert 小坑是沙眼的特殊体征,然而,WHO 简化的沙眼分级系统没有包含角膜血管翳和 Herbert 小坑,当见到这两个体征时不用登记或记录。

根据一些以人口为基础进行调查的经验,上述并不影响对沙眼流行病学信息的客观性。

五、沙眼的实验室评估

应用较新的实验室方法和技术评估沙眼衣原体的存在有增多趋势。除了传统的直接镜检、免疫荧光、ELISA 检查,最近又有了高度敏感的 PCR 检查方法。这些实验室检查的使用应清楚地与临床和流行病学评估有关。

吉姆萨(Giemsa)细胞学检查:结膜刮片吉姆萨或碘染色以查找沙眼衣原体的包涵体(图 4-8、4-9)。

六、沙眼的鉴别诊断

多种原因可以引起结膜炎症,而沙眼是沙眼衣原体引起的结膜炎症,请不要与流行性出血性结膜炎、过敏性结膜炎、慢性滤泡性结膜炎等混淆。

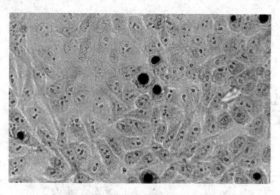

图 4-8　沙眼衣原体(碘染色)

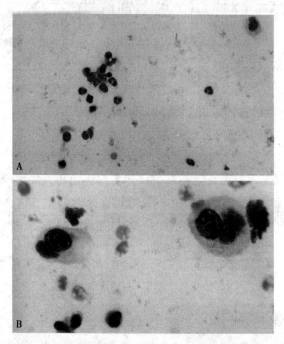

图 4-9　沙眼衣原体(吉姆萨染色)

A：低倍视图，显示含包涵体的上皮细胞和含淋巴细胞和多形细胞的混合炎症细胞渗出液。

B：高倍视图，显示上皮细胞内的胞质内包涵体以及混合炎症渗出液。

(一)流行性出血性结膜炎

流行性出血性结膜炎是一种暴发流行的眼部传染病,多暴发于夏秋季节,俗称"红眼病"。病原体为肠道病毒 70 型和柯萨奇 A24 病毒。患者常有游泳、用公用毛巾浴巾或接触红眼病患者的病史。临床表现起病迅速,潜伏期短,约在 24 小时内发病,患者双眼发病。眼部症状有:明显眼磨痛、怕光、异物感、流泪等。眼睑结膜红肿、睑结膜明显滤泡增生。球结膜常有广泛的点、片状出血。耳前淋巴结肿大。一过性的细小点状角膜上皮炎。病程持续 10 天左右,不治疗也可以自己痊愈,但是侵犯到角膜的患者应该积极治疗。

预防:本病传染性极强,易流行。患者接触过的物品应严格消毒和隔离。避免交叉感染。

治疗:立即与正常人生活隔离,以局部药物治疗为主,病情严重者配合全身抗病毒治疗。

(二)过敏性结膜炎

过敏性结膜炎是由于接触过敏性抗原引起的结膜过敏反应。季节性过敏性结膜炎以中青年最常见,起病迅速,接触致敏原即可发生,脱离致敏原症状缓解,而常年性与季节性的主要区别在于过敏症状常年存在。接触性过敏性结膜炎有明确接触史,例如药物或化妆品接触史。眼部痒感几乎是各种类型过敏性结膜炎的共同症状,但其他症状如流泪、灼热感、分泌物等则缺乏特异性,往往容易和其他的眼表疾病混淆。临床表现为弥漫性的结膜充血、水肿及乳头、滤泡增生等体征,越近眼角部分,情况越严重,患者一般没有眼痛,也无明显视力障碍。

(三)巨乳头性结膜炎

巨乳头性结膜炎常有隐形眼镜(角膜接触镜)配戴史。结膜滤泡平,大小不一。

(四)慢性滤泡性结膜炎

慢性滤泡性结膜炎为慢性卡他性感染性炎症,自觉症状轻微,分泌物少,结膜轻度充血,其滤泡位于下睑结膜和下穹隆部,呈小圆形或椭圆形,病程缓慢,不留瘢痕。

七、转诊

患沙眼后,应在医生的指导下积极进行药物治疗,避免严重并发症的发生。

严重沙眼及沙眼并发症处理:严重的沙眼患者以及局部用药后效果不明显的沙眼患者,应转诊到医院眼科接受治疗;沙眼合并内翻倒睫、角膜溃疡、泪囊炎的患者也应转诊去医院眼科治疗。

第五节　消灭致盲性沙眼的 SAFE 战略

沙眼一方面很容易感染,另一方面又由于环境、个人卫生习惯可导致反复感染,使得沙眼愈演愈烈,眼部健康每况愈下,沿坡下滑(如图 4-1 所示),最终直滑坡底而致盲;其中反复感染是沙眼盲的必要条件,如已染上沙眼,治疗和预防是十分重要的,在每个阶段都可以防治,阻断其发展,使人们远离盲的危害。

沙眼肆虐几千年,人类不懈努力,至今已对沙眼的性质、传播途径以及反复感染的危害有了清楚地认识,懂得对沙眼综合治理。

世界卫生组织(WHO)提出了有效的控制沙眼的四个要素即 SAFE 战略。SAFE 由四个英文字头组成:S=surgery 手术,A=antibiotics 抗生素,F=facial Cleanliness 洁面,E=environmental improvements 改善环境。具体内容如下:

S 为手术矫正沙眼性倒睫:用双层睑板旋转内翻矫正术使摩擦角膜的倒睫向外翻转,可防止睫毛摩擦角膜而进一步丧失视力,这是有效的预防沙眼性盲的"最后机会",并且是最急需采取的行动。

A 为抗生素治疗活动性沙眼感染人群:定期检查和治疗活动性沙眼患者是很重要的,活动性沙眼病例可给予 1% 四环素眼膏涂眼,每天 2 次,用药 6 周。

F 为洗面和清洁眼部:增加洗脸的次数以保持面部清洁,可有效地防治沙眼,同时要注意毛巾和脸盆专人专用,以防沙眼微生物相互传播。

E 为环境的改善(水和卫生)以消灭沙眼:改进水的供应、卫生和居住环境(包括垃圾的处理、消灭苍蝇、睡眠区的分隔与通风),能够预防沙眼,这是控制沙眼中需长期进行的最艰巨的工作。

一、活动性沙眼的干预原则

抗生素治疗活动性沙眼感染人群是相当重要的,要在清洁与预防传播的基础上,根据患病情况进行干预。对于活动性沙眼的干预原则与治疗措施如下:

患病情况	基本治疗	附加治疗
TF:20% 或以上 或 TI:5% 或以上	群体局部抗生素治疗	对严重患者进行选择性全身抗生素治疗
TF:5%～20%	个体/家庭或群体 局部抗生素治疗	对严重患者进行选择性全身抗生素治疗
TF:低于5%	个体局部抗生素治疗	无附加治疗

个体治疗:查出的沙眼均为治疗对象。

群体治疗:患病群体的全部家庭中所有成员都接受治疗。

家庭治疗:家庭中有一个或一个以上成员患有 TF 或 TI,全部家庭成员都接受治疗。

局部抗生素治疗:局部用药包括磺胺类药物、红霉素和四环素等。可选用 0.1% 利福平眼药水、0.1% 酞丁胺眼药水、0.5% 新霉素眼药水及红霉素类、四环素类眼膏。尽量选用不需要冷藏的药品。目前对感染性沙眼的推荐治疗方法是用 1% 的四环素眼膏每天 2 次,共 6 周,或间断性治疗,每天 2 次,每月连续 5 天,至少连续用药每年 6 个月;或者每天 1 次,每月连续使用 10 天,每年至少连续用药 6 个月。

全身抗生素治疗：全身使用抗生素，对那些有严重炎症性沙眼的患者一直是被推荐的治疗方法。最初使用的磺胺，后来被四环素或氧化四环素所取代，或去氧四环素隔天使用，每次 250mg，每天使用 4 次，共 3 周。对儿童和妊娠妇女推荐使用红霉素，250mg/ 次，每天 4 次，共 3 周。多西环素每天 100mg，共 3 周。

最近，阿奇霉素，一种 AZALIDE，成年人一次口服 1g，显示在治疗沙眼衣原体病中是有效的。该药物可在 2～3 小时内吸收，集中在组织中，包括结膜。其在组织中的药物浓度可保持到 8 天。相对地来说，该药物几乎没有严重的副作用，它可以在 6 个月以上的儿童中使用。一般口服剂量阿奇霉素 20mg/kg 体重，是与局部四环素治疗儿童炎症性沙眼在 6 个月内用药 6～7 周的效果是一样的。它们有很好的适应性，没有严重的副作用。成人一次性口服 1g 阿奇霉素，对治疗沙眼有良好的疗效。

药物使用方法：

1. 白天滴眼药水，根据病情轻重每天 4 次，晚上涂眼膏一次；需长期不间断地用药，一般需连续用药 1～3 个月。

2. 眼药不能共用，每人用自己的眼药，白天在校可在课间由班级卫生员负责点药，早晚可由家长负责点药。

3. 上眼药水的方法　清洗双手后，用左手示指、拇指将患眼上下睑撑开，令患者眼球上视，使下穹隆部充分暴露；用右手将药液滴在下穹隆部（不要滴在角膜上），每次用 1～2 滴。点眼药水后可轻轻拽提上眼睑并嘱患者上下左右转动眼球，然后轻轻闭眼 1～2 分钟，溢出眼裂外的药液用清洁手帕或纸巾擦干。点药时眼药瓶不要触及患者眼睑及睫毛而使药水受污染。

4. 上眼药膏的方法　大致同滴眼药水的方法。用左手示指、拇指将患眼上下睑撑开；右手持涂有眼膏的玻璃棒，将玻璃棒涂有眼膏的一端平行放入下穹隆部位，随即放松左手使上下眼睑闭合；然后，左手帮助患者眼睑闭合，右手轻轻转动并抽出玻璃棒。

玻璃棒用后擦净残余眼膏，煮沸或以 75％乙醇氯制剂浸泡消毒后可再次使用。玻璃棒在使用前要仔细检查，凡破损或不光滑的玻璃棒严禁使用，以免造成眼球损伤。

5. 用药注意事项　点眼药后如发现眼睑、结膜充血水肿，应立即停药并送医院眼科进一步检查。如系个体对药物过敏，则该患者停用该药；如有多人发生，应根据情况，扩大停用范围。

二、沙眼性倒睫的治疗

治疗倒睫有各种可能的措施，包括如下：

1. 拔除睫毛　这是一种简单而价廉的方法,如果因某些原因而不能进行倒睫手术,这是一种有效的治疗措施。

2. 电解毛囊　这是一种相对简单但需要合适设备的方法,一个 2 年随访的报告指出,对轻度倒睫,其成功率约 25%。

3. 冷冻拔除睫毛　同电解毛囊一样,也需要合适的设备并要学习应用冷冻的技术,引起眼睑皮肤的脱色素,其成功率与电解毛囊相似。

4. 倒睫手术　手术矫正倒睫是预防沙眼性盲的"最后机会",并且是最急需采取的行动。有许多不同的手术方式来矫正倒睫,但有一种手术叫双层睑板旋转术,该手术操作简单,矫正成功率高。

根据以上信息,对倒睫最好的治疗以手术为佳。拔除睫毛只能短期有效,电解毛囊和冷冻拔除术成功率比较低。

三、控制沙眼的初级卫生保健途径

有多个初级卫生保健的必要成分与沙眼控制有关,特别是水的供应,卫生和必要药物的获得。

初级卫生保健(PHC)方法是以平等和社会公正为基础,对发展或加强预防的努力和控制沙眼盲提供一个真实和现实的基础。已看到,沙眼的传染、传播和它的后果使它们能极大地预防和控制,通过包括健康保护、促进、预防行动(特别是初级和次级预防)、治疗和连续的康复等 PHC 手段。

对患感染性疾病的家庭进行治疗时,如果有良好的初级卫生保健(PHC)的机构,初级眼保健工作者的使用是一个重要的潜在的资源。沙眼是一种传染性家庭疾病,在家庭成员中会重复感染。因此,控制沙眼可以包括在以控制传染性疾病和提高家庭健康为优先任务。

在盲(包括沙眼盲)依然是一个公共卫生问题的地区,眼保健需要参与到初级卫生保健系统中,控制沙眼作为持续的 PHC 计划的一部分。

另外,对于 PHC 的基本内容,也有一些支持性活动,可对初级卫生 / 眼保健的转送提供与健康有关的投入。它们包括:

部门间的活动:在负责水供应、卫生、教育等部门间的大规模的合作。

社区的涉及与参与:使社区能涉及与参与到健康和健康相关的干预中作为社区发展努力的一部分。

资源流动:从社区水平向上包括非政府和私人部分,另外还有传统的政府健康部分。

管理:包括数据收集、分析和应用,监测和评估。

最有效的沙眼社区控制战略是通过一个合适的初级健康保健结构而实施的。

第六节 健 康 教 育

沙眼患病和病变的严重程度与环境卫生生活条件密切相关,因此日常生活中的预防十分重要。新中国成立以来,沙眼患病率已经明显下降。

沙眼衣原体很容易通过多种不同的途径由一个人传播给另一个人。患沙眼者常有眼红和黏性分泌物,并且有时流鼻涕,分泌物中含有沙眼病原微生物,它很容易传播至手指、衣物、毛巾、洗脸用具和其他所接触的物品上,当人们紧密接触时,沙眼病原微生物很容易通过手指、衣物、物品的交互接触而传播;当苍蝇飞到眼睛上寻找水或食物时则把含有眼分泌物(含有沙眼病原微生物)从一个人携带至其他人。以上情况均可造成重复感染,从而增加沙眼炎症的严重程度。可见,沙眼的传播与患者的卫生习惯、生活条件、居住环境、营养状况、医疗条件等因素密切相关。

预防沙眼是一个重要的公共卫生问题,因此预防是消灭沙眼的根本措施。

1. 由于沙眼衣原体常附着在患者眼睛的分泌物中,任何与此分泌物接触的情况均可造成沙眼传播感染的机会,患沙眼的孩子常常有眼红和发黏,并且有时流鼻涕。如果分泌物中有沙眼病原微生物,那么它很容易传播至手指和衣服上。因此,加强卫生宣传教育,普及卫生知识。

2. 培养良好卫生习惯,保持面部清洁,不用手揉眼,手巾、手帕要勤洗、晒干。

3. 当孩子紧密相邻地睡觉时,病原微生物容易经孩子 – 孩子、孩子 – 衣服及衣服 – 孩子传播。

托儿所、学校、工厂等集体单位睡眠区应进行分隔和通风,应分盆、分毛巾或用流水洗脸。

4. 加强理发室、浴室、旅馆等服务行业的卫生管理,严格毛巾、脸盆等消毒制度。

5. 合理处理垃圾,改善厕所环境,减少或消灭苍蝇,并要注意水源清洁,以阻断沙眼传播的途径,减少感染的传播,防止沙眼的感染流行。

(胡爱莲)

第五章　白内障的筛查与防治技术

白内障是全世界视力残疾的主要原因。亦是我国首位的致盲原因,近 1/2 的视力残疾是出白内障导致。白内障防治是我国防盲的优先战略。本章主要介绍如何在人群中发现白内障、白内障的治疗以及健康教育。

第一节　概　　述

一、白内障的定义

各种原因引起房水成分和晶状体囊通透性改变及代谢紊乱时,透明的晶状体变为混浊称为白内障(图 5-1)。白内障的病因很多,其中最多见的是老化,由于晶状体代谢衰退导致的白内障称为老年性白内障。儿童有先天性白内障,另外,遗传、紫外线和全身疾病(糖尿病等)、中毒、放射线、外伤等都可以导致白内障。

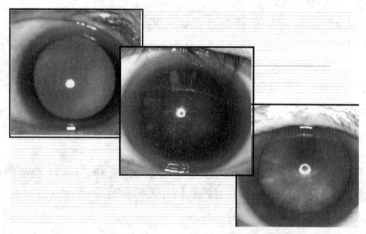

图 5-1　正常晶状体—白内障初发期—白内障成熟期

二、白内障的流行病学调查

白内障患病随年龄的增长而增加。有文献报道,60 岁以上人群中约 50% 的人可有不同程度的白内障,70 岁以上人群中 95% 的人可有不同程度的白内障。通过裂隙灯进行检查,60 岁以上老年人中大约 96% 可以发现晶状体有不同程度、不同形式的混浊。不过,大多数病例病情进展缓慢,且不影响视力。而部分因晶状体混浊而影响视力,此时白内障的诊断才真正具有临床意义。

2006年全国第二次残疾人调查是一次全国性的大规模抽样调查,此次调查结果显示:视力残疾占总人群的14.86%,白内障是我国首位的致盲原因,55.61%的视力残疾是由白内障导致的。人群中白内障造成一级视力残疾的百分比是20.6%,二级视力残疾的百分比是10.6%,三级视力残疾的百分比是11.7%,四级视力残疾的百分比是57%。

三、白内障手术率

随着社会的进步、生活水平的提高、人们寿命的延长,白内障患者不断增多,每年新增加的白内障视力残疾患者约有40万人。手术是目前治疗白内障的最有效的方法。在每百万人口中接受白内障手术的数量称为百万人口白内障手术率(cataract surgery rate,CSR),欧美、澳大利亚和日本CSR均在5000以上,2010年我国CSR平均为800。由于白内障性视力残疾而丧失劳动力,造成巨大的经济损失。通过向患者提供手术治疗以及研究如何预防或延迟白内障的发生,是当前公共卫生事业中的重大挑战之一。

四、“视觉2020”与卫生部“百万贫困白内障患者复明工程”项目

全世界视力残疾有1.5亿,而我国视力残疾约有1200万,其中老年人估计有800万左右。WHO估计如不采取强有力的措施,到2020年全世界视力残疾人口将翻一番。由于全世界都面临着防盲治盲的严重局面,世界卫生组织(WHO)与全世界诸多防盲的非政府组织(NGOs)共同发起了“视觉2020”这一全球性行动。“视觉2020”的全称是“视觉2020,全球行动消灭可避免盲,享有看见的权利(vision 2020,global initiative for the elimination of avoidable blindness the right to sight)”,即到2020年在全世界根除可避免盲(所谓可避免盲就是指通过预防或治疗,在盲人中约有2/3的人可以不成为盲人或复明)。我国原卫生部张文康部长于1999年9月在北京代表我国政府在宣言上签字,庄严承诺:2020年以前,在我国根除可避免盲,包括白内障、沙眼、儿童盲及低视力与屈光不正。

我国现有贫困白内障患者约100万例,主要发生在农村地区,广大农村是开展白内障复明手术的主战场,县医院是主阵地。为了提高贫困白内障患者复明手术率,解决因白内障致盲的问题,并减轻其就医负担,原卫生部、财政部、中国残联从2009年起实施“百万贫困白内障患者复明工程”项目,目标是连续3年,利用中央财政专项补助经费,对贫困白内障患者进行筛查,并为100万例贫困白内障患者进行复明手术,使符合手术条件的贫困白内障患者能得到及时的手术

治疗,逐步消除因白内障导致的可避免盲。

2009年,原卫生部、中国残联根据各地贫困人口数量、贫困白内障患者分布情况、防盲治盲工作基础、"中西部地区儿童先天性疾病和贫困白内障患者复明救治项目"执行情况,确定了当年年度项目手术数量分配。并联合印发了《关于实施"百万贫困白内障患者复明工程"项目的通知》以及项目实施方案,明确了项目目标、内容、经费保障及管理措施,对做好项目工作提出了要求。2009年6月,召开了项目启动会议,原卫生部马晓伟副部长、中国残联孙先德副理事长出席会议,对项目工作做了总体部署和安排。会议上,原卫生部和中国残联分别与项目省卫生厅和残联签署项目任务书,明确了承诺和职责。各省积极履行承诺,认真开展项目工作,均制订了本省项目实施方案,成立了由卫生、残联部门有关负责同志组成的项目领导小组和办公室,成立了专业人员组成的省级专家技术指导机构,加强对基层手术单位的指导和培训,并指定了以县级医院为主的定点医院。

为了全面掌握全国各地白内障复明手术开展情况,配合项目实施,原卫生部决定从2009年7月1日起建立并实行白内障复明手术信息上报制度,并组织研发了"白内障复明手术信息上报系统"。用户名和密码由卫生部统一下发各地,指定专人负责信息报送,要求手术医院按时、翔实、完整、准确、规范地上报每一例白内障复明手术患者信息。目的是在全面掌握白内障复明手术情况的基础上,重点对项目手术信息进行统计和整理。

2009年,中央财政共拨付1.6亿元经费支持项目开展。全国29个省(区、市)及新疆生产建设兵团共完成贫困白内障患者复明手术21万余例。15个省超额完成任务,大多数患者手术效果良好。2010年和2011年,原卫生部、中国残联根据上一年度项目执行情况进行了数量调整。2009~2011年,项目共帮助109万贫困白内障患者重见光明。同时也加强了县医院眼病防治能力建设,发挥城市大医院对县医院的传、帮、带作用,逐步建立稳定的对口支援机制,培训出一批基层眼科骨干,带动基层眼保健整体能力的提升,夯实基层医疗工作基础。因此,为了贯彻落实《中共中央国务院关于深化医药卫生体制改革的意见》和《国务院关于印发"十二五"期间深化医药卫生体制改革规划暨实施方案的通知》提出的工作要求,巩固"十一五"时期工作成果,进一步解决贫困人群因白内障致盲的问题,卫生部、中国残联将在"十二五"期间继续实施"百万贫困白内障患者复明工程"项目。

五、白内障患者视功能与生存质量

白内障手术可通过客观检查而预知术后视力改善情况,但对于生存质量的改善及提高只能通过生存质量调查问卷或量表才能获得。只有对患者的客观检查加上调查问卷的完成,才能获得患者更为全面的信息。

视力状态是生存质量的显著决定因素。视力障碍明显影响人群的日常生活（自理、社交、活动）、精神健康（心理）、社会负担等总体健康状态。如白内障患者，50%患者在行为上、26%在自理能力、30%在情感方面、57%在日常生活中有障碍。而在这些疾病得到治疗（白内障摘除联合人工晶状体植入术）后，可以不同程度地改善患者的生存质量，使患者的自我照顾能力、日常活动能力较术前得到改善，减轻了家庭和社会负担。

在农村白内障防盲手术前患者眼病意识调查中，意识到自己眼病存在时间在1年以上的患者为89.6%。治疗障碍主要为：还能看见、经济困难、年纪大不要求手术、不了解手术效果如何。由此可以看出，农村视力残疾患者对生存质量的要求比较低，自我保健意识低下，导致其不愿意接受治疗。同时也提醒我们手术质量的重要性。

第二节　白内障的筛查流程与评估技术

一、白内障的临床评价

（一）视力

白内障的主要症状是无痛性、渐进性视力下降（图5-2）。目前在我国视力可能是决定手术的重要指标，有些医生以盲（<0.05）为标准，或0.1或0.2为标准。因为视力障碍的程度与晶状体混浊的程度和混浊的部位有关，例如视力同为0.1或0.2，但后囊性白内障比核性白内障造成的能力损害会严重得多，前者在明亮的日光或强照明下及在阅读方面比后者能力损害更为严重。因此，视力可能是手术的一个非常重要的指标，但不是唯一的指标，患者的自身需求也是手术的参考因素。

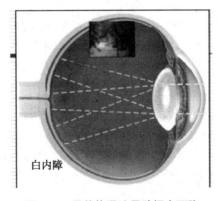

白内障

图5-2　晶状体混浊导致视力下降

目前，检查视力主要应用国际标准视力表和对数视力表。激光视力检查对估计术后视力有益。临床实践中应分别检查双眼远视力、近视力、远近日常生活视力（在日常屈光矫正状态下的视力）和最佳矫正视力，以大致估计白内障所致视力损害程度。对视力低下者，应例行光感、光定位、色觉检查。非常混浊的白内障也应有光感。光定位可确定有无视网膜脱离或严重的视野缺损。红绿色觉检查可得知黄斑部功能。

（二）晶状体检查

要了解晶状体全貌,需充分散瞳后在暗室内进行检查。用灯光直接照射,看晶状体有无混浊及脱位。

白内障成熟与否,可用虹膜投影检查(图5-3),即用电筒以45°倾斜度照射瞳孔缘上,当晶状体尚未完全成熟时,由于其皮质与瞳孔区有很薄的透明区,在同侧瞳孔缘的晶状体上可见一新月形投影,如果此投影消失,证明白内障已经成熟了。

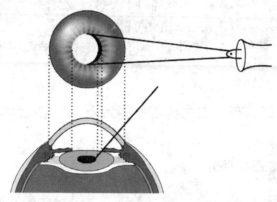

图5-3 虹膜投影检查

白内障根据混浊的部位不同,要采取不同的裂隙灯显微镜检查方法来确定白内障的部位、轮廓、混浊程度等,并判断是否与视力损害程度相符。必要时散瞳后再行检查。散瞳时应注意眼压。

老年性白内障是最常见的白内障,根据晶状体混浊的部位,老年性白内障分为皮质性、核性、后囊下性白内障。

（三）晶状体混浊分级

晶状体透明度变化是白内障诊断的重要依据,但如何定义"白内障",却始终存在争议。广义上讲,晶状体内出现任何混浊均可称作白内障,然而,绝对透明的晶状体是不存在的。况且,周边部微小混浊对视力无影响,诊断白内障就毫无临床意义。在白内障发展过程中,定量监测其混浊变化规律,对揭示白内障病因及判断治疗效果均有重要意义。此外,对现代白内障手术而言,晶状体核硬度也是一个非常重要的概念。在超声乳化手术中,晶状体核越硬,需要破碎的超声能量越大,操作时间越长,发生相关手术并发症的可能性也愈大。

在白内障流行病学调查中常应用"年龄相关性眼病研究"(the age-related eye disease study,AREDS)所推荐的白内障分级系统,以及WHO白内障简化分级系统(a simplified cataract grading system)。在临床上还有其他几种有关白内障的诊断标准,比如 Chylack 等的晶状体混浊分级记录方法,即 LOCS 系统(lens opacity classification system,LOCS)。这一系统是将晶状体混浊的部位、范围、颜色、密度同标准照片进行比较,划分不同等级,以确定晶状体混浊的程度。此种诊断标准操作比较复杂,大多用于白内障实验研究。

WHO 白内障简化分级是在瞳孔散大≥6.5mm 的状态下,用裂隙灯斜照法检查晶状体核,裂隙灯的光源与目镜的夹角为 30°～45°,对于皮质及后囊下混浊需应用后部透照法,裂隙灯的光源与目镜的夹角为 0°～5°。WHO 白内障简化分级系统包括核性混浊与颜色分级、皮质混浊及后囊下混浊分级。此分级系统来源于 LOCS 晶状体混浊分级系统,只是加以简化。

1. WHO 晶状体核混浊(NO)分为 4 级(0～3 级)　标准的核性混浊的图片见图 5-4。核性白内障标准 1:前、后胚胎核混浊,但是中央核区域依然可与之区分开;核性白内障标准 2:晶状体核更加混浊,没有清晰可见的中央透明核,红光反射减弱;核性白内障标准 3:晶状体核全部混浊,红光反射消失。

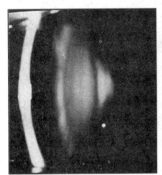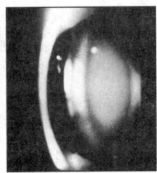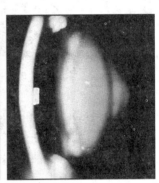

图 5-4　从左至右依次为晶状体核混浊(NO)1~3 级

将裂隙灯下晶状体核混浊的程度与标准图片进行比较来分级:

0 级:核混浊较核性白内障标准 1 为轻。

1 级:达到核性白内障标准 1,但未达到核性白内障标准 2。

2 级:达到核性白内障标准 2,但未达到核性白内障标准 3。

3 级:达到核性白内障标准 3。

2. WHO 晶状体皮质混浊(C)分为 4 级(0～3 级)　见图 5-5。检查皮质混浊范围有两种方法:①圆周法:从瞳孔中心投影到周边来测量皮质混浊范围;②面积法:将各个象限不同大小混浊加在一起计算混浊面积。此外,以下两点值得注意:①只有在红色背景下有黑色阴影,才能确定为混浊;②先天性点状混浊,水纹及空泡不计于分级中。

0 级:皮质混浊以圆周法或面积法测量,混浊范围 <1/8 象限。

1级:皮质混浊以圆周法或面积法测量,为混浊范围≥1/8象限,但<1/4象限。

2级:皮质混浊以圆周法或面积法测量,为混浊范围≥1/4象限,但<1/2象限。

3级:皮质混浊以圆周法或面积法测量,为混浊范围≥1/2象限。

3. WHO后囊下混浊(P)亦分为4级(0~3级) 见图5-6。通过测量后囊下混浊范围的垂直长度来进行分级。

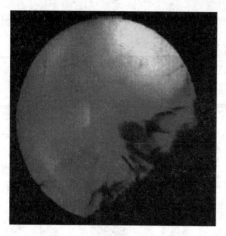 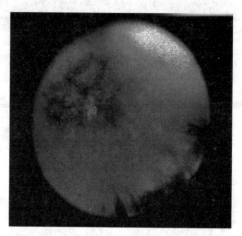

图5-5　晶状体皮质混浊图像　　　　图5-6　晶状体后囊下混浊图像

0级:后囊下混浊的垂直长度<1mm。

1级:后囊下混浊范围≥1mm,但<2mm。

2级:后囊下混浊范围≥2mm,但<3mm。

3级:后囊下混浊范围≥3mm,常需手术。

(四)晶状体核硬度分级

一般来说,白内障形成过程中,晶状体核硬度不断发生变化,同时伴随颜色改变,而且两者存在一定的相关性。年龄与核硬度也有密切关系,特别是初发白内障的年龄与核硬度关系更大,有相同颜色的白内障,80岁患者的白内障核硬度显然比60岁者要硬得多。

眼底红光反射是判断晶状体透明性的一个重要指标,同时,在一定程度上可以反映晶状体核密度。软核性白内障呈现明亮的红光反射,并弥散至整个晶状体核;中等硬度核白内障,红光反射亮度减弱,且可在瞳孔区弥散出淡棕褐色反光。硬核性白内障,由于核质致密混浊,眼底红光反射较弱,有时仅在周边部可见。至于V级极硬核白内障,则瞳孔区除呈现深棕褐色反光外,无任何眼底红光反射。红光反射强弱及均匀程度不仅可以反映晶状体核密度,而且有助于判断和确认撕囊的轨迹,也可以精确聚焦在晶状体的任何层面,这对于保证术中操作的精确性是十分重要的。

晶状体核硬度,则主要是参照 Emery 及 Little 晶状体核硬度分级标准(表5-1),根据裂隙灯检查结果,对其核颜色进行判断而分级。

表5-1 晶状体核硬度分级标准

分级	颜色	白内障类型举例	红光反射
Ⅰ(软核)	透明或灰白	皮质型或囊下混浊型	极明亮
Ⅱ(软核)	灰或灰黄	后囊下混浊型	明亮
Ⅲ(中等硬度核)	黄或淡棕	进展期老年性白内障	略暗
Ⅳ(硬核)	深黄或琥珀	核性老年性白内障	差
Ⅴ(极硬核)	棕褐或黑	"迁延性"白内障	无

(五)眼压检查

常采用 Goldmann 压平眼压计或者非接触眼压计等检查眼压,对诊断白内障是否合并晶状体膨胀、晶状体溶解、晶状体脱位、葡萄膜炎等所致继发性青光眼或原发性青光眼有帮助。手术眼的眼压应当在正常范围。如果同时合并青光眼,应当作为复杂病例考虑。

二、患者的自我评估

(一)视力减退

白内障患者的自觉症状主要有视物模糊、视力下降。当患者看东西时感觉模糊不清,视力减退,尤其对日常生活行为如看书看报、爬楼梯走路、工作有影响,就应该及时就诊。如果是白内障引起的明显的视力下降,就有临床意义。

白内障导致的视力障碍与晶状体的混浊程度及位置有关,晶状体后极部接近屈光系统的结点,此处的轻度混浊也可以明显影响视力。视轴区的混浊对于视力的影响较远离视轴的混浊要大,当有轴性晶状体混浊的患者进入暗环境后,由于瞳孔的散大,视力可以得到提高。

不同类型的白内障对视力的影响也不同,仅仅轻度的后囊下白内障就能严重地影响视力,近视力比远视力下降更明显,可能是由于调节性瞳孔缩小的原因。相反,核硬化性白内障则近视力好而远视力差。皮质性白内障直至楔状混浊发展到视轴部位才会影响视力。

(二)眩光

眩光是白内障患者常有的主诉,其严重程度可以从白天强光环境下对比敏感度减弱到夜间迎面车灯或类似光源照射下产生致盲性眩光。白内障减弱对比敏感度并产生眩光。光的颜色、强度和方向都和眩光的产生有关。

（三）近视倾向

白内障发展增加了晶状体的屈光力,常引起轻度至中度的近视,这与晶状体核硬化导致晶状体屈光指数增加有关。老视患者减少了对老花镜的依赖,出现了所谓"二次视力"。当晶状体的光学质量恶化,这种暂时性的改善即丧失。当近视度数加深,或"老花眼"在阅读书报时反而不用戴花镜,应警惕白内障的发生。

（四）有固定不动的眼前黑点

白内障患者有时会出现眼前黑影或黑点,尤其是在明亮的光线下感觉会更明显。

（五）单眼复视与虹视

白内障的晶状体纤维发生不规则变化,可导致屈光状态的紊乱,出现单眼复视、多视、散视等症状。因吸收水分,晶状体纤维肿胀,注视灯光时可有虹视现象。

老年性白内障是一个长期缓慢的发展过程,晶状体从透明到完全混浊一般需要经历 2 ~ 5 年,有的甚至长达十几年。只要定期到医院检查,遵从医嘱即可,不必有心理负担。

第三节　白内障的治疗

一、白内障的药物治疗

白内障的药物治疗主要有两条途径:利用药物溶解白内障或利用药物控制白内障的发生和发展。

目前,国内外在临床上应用的抗白内障药物有多种,从理论上出发试图防止晶状体蛋白变性而达到治疗目的,但迄今未见有严格的临床对照研究报道,其疗效尚未得到认可。目前常使用的主要有:抗氧化损伤类药物,如还原型谷胱甘肽等;抗醌体制剂,如卡他林、法可利晴、白内停等;醛糖还原酶抑制剂;营养剂和维生素等。

二、白内障的手术治疗

手术治疗是目前治疗白内障的有效手段。手术基本方式是摘除混浊的晶状体。囊外白内障摘除手术已经成为成熟的白内障治疗方法,在我国现阶段是基层治疗白内障的适宜技术。超声乳化手术近年来以损伤小、恢复快的明显优势在逐渐推广。

白内障手术的一般原则与手术时机

对于每一个白内障患者,晶状体的位置、混浊程度和混浊部位、有无震颤等,对决定手术时机及手术方式是必要的参考依据。不同类型白内障手术的一般原则与手术时机陈述如下：

1. 老年性白内障　由于现代囊外摘除术的成功率很高，并发症已大大降低，必须等待白内障完全成熟才能手术的观念已经改变。对于双眼白内障，特别是对多年也不成熟的后囊性或核性白内障，如视力已降至难以适应工作，即可考虑手术。

2. 先天性白内障（详见儿童盲章节）　先天性白内障如合并有小角膜、小眼球、眼球震颤等症状，视功能预后往往不良。如为双眼全白内障，手术应及早施行。但早到什么程度，意见却颇不一致：目前认为宜在一岁内手术，以免影响视网膜功能的发育；但在一岁以下，特别是 6 个月前小儿，眼球过小，瞳孔散大不好，前房浅，术后发生并发症的机会较多。建议高年资白内障专家行超声乳化手术。两眼手术间隔的时间亦不宜过长，以免失去双眼单视功能或发生弱视。

3. 单侧性白内障　单眼视力明显下降时将影响双眼立体视，进行白内障手术后植入人工晶状体有可能获得比较满意的双眼单视。

4. 独眼的白内障　可以在视力不能满足工作需要时提前手术。如另一眼曾作白内障手术失败，应认真追查过去手术失败的原因，如继发青光眼、反复出血、视网膜脱离等，适当加以预防。

5. 并发性白内障　如患眼有葡萄膜炎，原则上至少待炎症消退后 3～6 个月方可手术。

6. 外伤性白内障　除外伤后合并有炎症或眼内异物取出不久者外，宜及早手术。如晶状体膨胀突入前房，或因晶状体物质过敏而引起炎症，应迅速手术。

7. 其他特殊情况　由于晶状体所致的继发性青光眼应迅速手术。完全脱位的晶状体应尽早手术，半脱位的晶状体如果混浊明显或者出现并发症如继发性青光眼等应尽早手术。球形晶状体如视力仍佳，可以作 YAG 激光虹膜根部切除以预防继发性青光眼。曾作穿透性角膜移植术者，宜在术后 1 年始作白内障摘除。

三、白内障手术适应证与禁忌证

（一）白内障囊内摘除术

白内障囊内摘除术是在断离晶状体小带后，将晶状体连囊完整摘除的手术方式，目前临床已很少使用。只适用于极个别特殊情况。

（二）白内障囊外摘除术

同传统囊外白内障摘除术比较，现代囊外白内障摘除术的突出特点是显微手术和闭合注吸系统的应用，从而使白内障手术更少盲目性和创伤性。小切口非超声乳化白内障摘除术的隧道小切口、撕囊、水分离等手术技巧，使现代囊外白内障手术技术又向前推进了一大步。超声乳化手术本身亦是脱胎于囊外白内障摘除术，许多基本手术技巧还需要囊外摘除术的基本动作作为支撑，临床上仍然存在术中发生异常情况时向囊外手术转化问题。现代囊外白内障摘除术以其规范的操作技术、适应证广泛、效果好,以及最能体现显微手术基本操作技术的特点,在我国基层医院仍将是白内障主导手术之一。

适应证:除了晶状体脱位和明显的半脱位以外,几乎所有类型的白内障均可进行囊外摘除术。

禁忌证:晶状体脱位或明显半脱位。

(三)白内障超声乳化术

白内障超声乳化术是近年新发展很快的一种白内障手术方法,它利用超声波先把晶状体的硬核击成乳糜状吸出。超声乳化技术的发展经历了前房型超声乳化、后房型超声乳化、囊袋内超声乳化三个不同阶段。囊袋内超声乳化强调操作需在囊袋内完成,最大限度地保证操作过程的稳定性和安全性。白内障超声乳化术具有切口小、术后散光少、恢复快等优点。但是,此手术可造成角膜内皮损伤,导致角膜水肿与混浊(包括严重损伤后的永久性混浊)、晶状体后囊及玻璃体前界膜破裂、核坠入玻璃体等严重并发症。技术难度高,学习曲线长。

适应证:十分广泛。除对角膜内皮营养不良、高龄的白内障患者外,几乎所有适应囊外白内障摘除术类型的白内障都可作为超声乳化手术的适应证。

四、晶状体的补偿

晶状体相当于一个凸透镜,即放大镜的作用。人眼缺少了晶状体,即形成高度远视状态,看东西就会不清楚,为了矫正手术摘除混浊的晶状体后所造成的高度远视,必须要植入一个人工晶状体,才能获得良好的视力。否则需配戴高度远视眼镜。

(一)眼镜

优点:经济实惠。缺点是:眼镜比较厚重、看东西放大、移位、有环形暗点、视野缩小,这种眼镜也不适合只接受一眼老年性白内障手术的患者,它会造成视物成双、头晕、昏眩等现象。

(二)人工晶状体

优点是:看东西不放大、无移位、无暗点等。绝大多数患者接受人工晶状体植入后可获得较好的视力(图5-7),但有些高度近视患者可能不宜植入。

人工晶状体依放在眼内部位分为前房型、虹膜固定型和后房型,前两种类型在人工晶状体发展初期曾起到一定作用,但因较多的角膜、虹膜并发症而较少使用。后房型人工晶状体主要由两部分组成:一个直径为5.5~7mm的透明光学部分起屈光作用。另有固定在光学部分的边缘,依靠自身的弹性,固定于睫状沟或囊袋内,使光学部分保持在瞳孔区。

人工晶状体根据材料不同分为硬性和软性(折叠式人工晶状体)。硬性人工

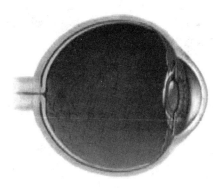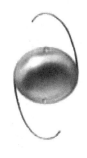

图 5-7　人工晶状体

晶状体光学区直径一般为 6mm，手术中需要 6mm 切口才能植入眼内。软性人工晶状体可以折叠，手术切口 3～4mm 即可。

硬性人工晶状体材料为聚甲基丙烯酸甲酯（PMMA），软性人工晶状体材料有硅胶、水凝胶、亲水性和疏水性丙烯酸等。

近二十多年，由于高分子化合物取得很大进展，加上人工晶状体制造技术及固定方法的不断改进，绝大多数植入多年仍能保持良好状态。可以长期放置，不必更换。目前开发生产的防紫外线辐射、可调焦人工晶状体更迎合了人类的需求。每种人工晶状体都有自己的特点。患者可以根据自身的眼部情况，选择适合自己的人工晶状体。

由于白内障囊外摘除术以及白内障超声乳化术保持了后囊的完整性，在手术中具备了植入人工晶状体的条件，人工晶状体植入通常在白内障囊外摘除术以及白内障超声乳化术同期进行，部分病例人工晶状体不能一期植入的，根据患者眼部情况也可考虑二期植入。

第四节　白内障手术

一、全身情况的评估

白内障的手术应根据患者的全身情况、眼部情况和技术、设备条件而定。术前要做与白内障手术相关的一些必要的全身检查。

1. 一般情况　如术前发现患者发热、腹泻、感冒、精神异常、经期等情况，应推迟手术，寻找病因，对症治疗。这一点非常重要，若全身处于虚弱或高敏状态，易产生术中并发症及切口延迟愈合等。

2. 心血管疾病　术前应例行心电图检查，特别是有心脏病病史患者。发现问题应请内科医生会诊，以便衡量手术利弊。必要时进行心电监护。对于高血压病患者,术前应使血压维持在接近正常水平。对舒张压长期维持较高水平的高血压患者,一定掌握降压速度和幅度。

3. 血液病　重点是出凝血时间及凝血机制异常情况。术前常规检查凝血时间、凝血酶原活动度、血黏度及血小板计数,这对于联合玻璃体切除等手术尤为重要。一些研究证实:在白内障手术前 10 天应停用阿司匹林。因此,在决定手术的 2 周内,应慎用抗凝血类药物。

4. 糖尿病　糖尿病的全身并发症和糖尿病视网膜病变的可能增加了糖尿病性白内障手术治疗的复杂性。血糖控制不良不仅增加手术风险,术后炎症反应也比较重,容易出现虹膜粘连并加剧糖尿病视网膜病变的进展。血糖水平控制在 6.7mmol/L(120mg/dl)为最佳手术指征;对病史较长、血糖很难控制在正常水平者,如手术为必需,其血糖水平最高不能超过 8.3mmol/L(150mg/dl)。

5. 泌尿系疾病　术前例行尿常规检查,以排除泌尿系感染等疾患。

6. 呼吸系统和消化道疾病　慢性支气管炎患者的咳嗽以及胃肠道疾病患者术后的恶心呕吐等,均可导致切口裂开、眼内出血、人工晶状体移位及眼内容物嵌顿于切口等。严重者还可诱发心力衰竭,产生严重后果。

7. 心理状态　传统的医学模式多重视疾病本身而忽视患者的心理,然而心理因素对手术患者来说尤为重要,术前充分地与患者及患者家属沟通,了解患者的手术期望值,解除不必要的思想顾虑,增强患者对手术的信心,对手术顺利进行以及避免医疗纠纷具有重要意义。

二、眼周围病灶的检查

1. 眼部炎症　急性结膜炎是内眼手术禁忌证,而慢性泪囊炎则常被人所忽略。手术前,应例行泪道检查,包括挤压泪囊、泪道冲洗或探通。如有慢性泪囊炎,则应推迟手术。先行泪囊摘除或泪囊鼻腔吻合术,清除病灶后再考虑内眼手术。

2. 面部疖肿　作为感染病灶,面部疖肿会对内眼手术造成威胁,应全身应用广谱抗生素,彻底控制炎症后,方可考虑手术。

3. 鼻窦炎　对有可疑征象者,应请耳鼻咽喉科医生会诊。一旦确诊为化脓性炎症,应作全身和局部抗感染治疗。

4. 化脓性中耳炎　一般慢性化脓性中耳炎在抗生素控制下可行手术,但如为铜绿假单胞菌感染,应绝对禁止手术。

5. 扁桃体炎　慢性扁桃体炎急性发作不仅是感染源,而且对于儿童常使麻醉插管困难,术后可能影响呼吸,故应术前作有效控制。

三、眼科手术评估

对白内障的处置取决于检查的结果和多种因素的权衡,情况因人而异。对白内障患者主要进行以下几方面的评估：

1. 晶状体混浊与视力损害的程度是否相符？

2. 患者的视功能减退是否达到了做手术的必要？

3. 晶状体混浊是否继发于全身或眼部疾病？

4. 如果手术不出现并发症，眼部情况是否足以有改善视功能的希望？

一个成功的白内障手术，需要充分的术前检查和评估，术眼的综合评估主要包括了对晶状体混浊程度的评估以及眼底情况的评估等。

在老年人中，影响视力的眼病多种多样，特别是一些发病缓慢、症状又不明显的眼病，若与白内障同时存在，则容易被忽视和漏诊，如果视力检查结果无法单纯用白内障作解释时，对手术效果存在疑虑或有特殊要求，怀疑合并其他眼病的患者，应进一步特殊检查，了解其真正的病因，以便除外影响术后视功能恢复的眼病并加以处理。如怀疑有黄斑部病变或视神经病变，则白内障手术预后差，应当在手术前向患者或其家属说明，并按规定记录在病历上。

四、术前检查与准备

（一）眼科常规检查

裂隙灯检查、眼底检查、测眼压、冲洗泪道等（详见第二节）。

（二）眼科特殊检查

视觉电生理检查、超声检查、人工晶状体度数测算、角膜内皮计数等。

1. 人工晶状体屈光度计算　白内障摘除联合人工晶状体植入手术一般应在术前测定眼轴长度和角膜曲率等，以便于应用公式计算人工晶状体的屈光度。目前一般采用 A 型超声（A 超）进行检测。

2. 眼 B 超检查　借助 B 型超声波了解有无玻璃体病变、网膜脱离或眼内肿物。在晶状体明显混浊，检眼镜检查不能辨明眼底情况时尤为重要。对玻璃体严重混浊、出血、星状变性以及视网膜脱离、脉络膜脱离、眼球内及眶内的占位性病变，术前即可明确诊断，对眼科临床工作具有非常重要的意义。

3. 角膜内皮细胞检查　角膜内皮细胞是角膜保持正常功能的生理性屏障，角膜内皮细胞检查是精确评估手术对角膜损伤情况的理想方法，对白内障患者手术方案的制订具有指导意义。在临床上，如果角膜内皮低于 $1000/mm^2$ 时，应慎重考虑白内障手术方式，以避免出现术后角膜失代偿而影响手术效果及术后恢复。

4. 视觉电生理　视觉电生理是一种客观、定位、无创性的检查方法。对于屈光间质混浊的患者，电生理能够估计其视功能是否受到损害以及损害程度。白内障手术前视觉电生理检查有助于视功能的评估，提高预测术后视力的准确性。眼部电生理检查常常进行视网膜电图及诱发电位检查。视网膜电图（ERG）

用于评价黄斑部视网膜功能。视觉诱发电位（VEP）主要反映视网膜神经节细胞至视觉中枢的传导功能。

5. 其他　角膜地形图检查、对比敏感度的检查、黄斑视功能检查、激光视力等。

（三）内科检查与生化检查

心电图、胸透、血常规、凝血四项、尿常规、肝功、肾功、空腹血糖、HIV、乙肝表面抗原和丙肝表面抗原。

（四）抗生素应用

拟行手术的患者于手术前须滴用抗菌药物滴眼液 3 天，每天 3～4 次。如果术前准备时间不够，至少在术前 6 小时内使用抗生素眼液，每 30 分钟一次。

五、非超声乳化小切口白内障摘除联合人工晶状体植入术

1. 局部麻醉　爱尔卡因表面麻醉，可以联合利多卡因球后麻醉或者球周麻醉。

2. 开睑　应用开睑器开睑的目的是暴露手术视野，如果睑裂小的话，可以做外眦切开。

3. 上直肌牵引锋线　用有齿镊于角膜缘 12 点上方 8mm 处夹住上直肌肌止端，使眼球下转，然后在上直肌肌腹部穿过 1-0 的丝线，针尖切勿穿破巩膜，拉紧缝线，用血管钳将缝线固定在手术巾上，眼球固定在下转位。

4. 结膜瓣的制作　沿角膜缘作以穹隆部为基底的结膜瓣，以暴露角膜缘切口部位。具体方法：以角膜缘 12 点为中心，沿角膜缘剪开球结膜 120° 范围，然后向穹隆部方向结膜下做钝性分离，暴露上方的巩膜 3～5mm 宽，并进行表面电凝止血。

5. 角膜缘板层切口（图 5-8）　在 12 点方位做切口，位置可以在角膜、角巩膜切口（角膜缘前界）、巩角膜切口（角膜缘后界）和巩膜四个部位。角膜切口：切口在角膜缘内 1mm 的透明角膜处，优点是不引起出血，术后不易发生虹膜前粘连；缺点是容易损伤到角膜内皮和后弹力层，手术伤口愈合延迟，术后角膜散光较大。角巩膜切口：切口靠近角膜缘前界，出血较少。巩角膜切口：切口位于角膜缘后界，此处血管较多，伤口愈合较快，对角膜屈光影响较小，是最常采用的切口部位。巩膜切口：切口在角膜缘后界 1.0～1.5mm，长 5.5～7mm，呈眉状微弯曲或者直线型，在板层巩膜内潜行，至透明角膜内 1mm 稍为向前倾斜进入前房，内切口位置在小梁网的后部，切口完全避开角膜组织，内切口可以扩大至 6.5～7.5mm。同时，15° 刀做侧切口。

6. 截囊　截囊是现代囊外白内障摘除手术的重要步骤，成功的截囊是整个手术成功的关键。晶状体赤道部的直径有 9～10mm，前后径 4～5mm，为了避免损伤到晶状体悬韧带，前囊孔的直径不应该超过 6～7mm。截囊术常用的方法

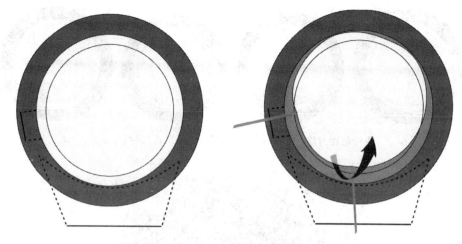

图 5-8　切口的制作和转核

有以下几种(图 5-9):①开罐式前囊切除术:截囊针头自 6 点开始,以扎破前囊一小口为原则,采用环形排列的多个小的撕裂口互相连接,并形成一个大的中央开口。②线性(信封式)前囊切开术:先在上方中周部的前囊处作一个水平裂隙切开,取出晶状体核及皮质后再撕去中央光学区的晶状体前囊膜。③邮票式截囊术:截囊针的针尖以环形走向做多个前囊刺破小口,它是开罐式截囊法的改进。④连续环形撕囊法:采用撕囊镊将前囊膜撕成一个无锯齿状边缘的光滑的圆形切口。此法保存囊袋完整性最佳,在晶状体核娩出时不容易引起前囊撕裂,并有利于清除晶状体皮质,并植入人工晶状体。撕囊要在较深和稳定的前房中进行,黏弹剂可以维持前房的深度,并稳定前囊膜;使晶状体后移,降低前囊膜表面的张力;撕囊应从前囊的中心部位开始并制做囊膜瓣,一旦囊膜瓣发生移动,囊膜即被平滑撕开,像是撕纸一样。撕囊的具体方法:先做一弧形前囊切开,约2mm,然后翻转出前囊瓣,接着从一端开始做环状撕囊,也可以从一端撕出半圆,另外一端撕出半圆,在切口处的对侧相遇,完成连续撕囊,首尾相接是环形撕囊的重点(图 5-10),并注意随时修正作用力的方向,圆形撕开的直径为 6mm。成功撕囊的注意事项:撕囊时手术显微镜的放大倍数调大一些,8～10 倍,尽量将红光反射调在最清楚的位置;前房穿刺口不易过大,一般 1.5mm 就可以,可以防止漏水和虹膜脱出;黏弹剂保证前房一定要有足够的深度;控制好眼压;环形撕囊术最终接合点应以大直径覆盖小直径为原则,不适宜留下向内突出的边缘,这个边缘容易在手术操作中撕开。

7. 水分离　用较细的钝针头接平衡液,插入囊膜下,缓慢注入平衡液,先行前囊下水分离,再作皮质和核间水分离。边注水边用针头侧面拨开核上皮质再转动晶状体核,使核完全与皮质分离,注水使核浮起并略凸出于前囊膜撕口边缘为止。

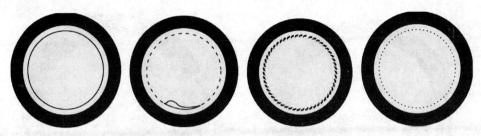

图 5-9　四种截囊方法(分别为连续环形撕囊,邮票式,信封开口式,开罐式)

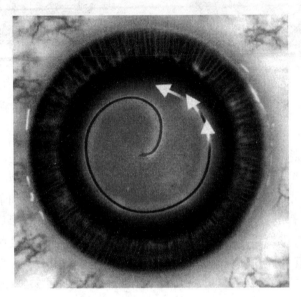

图 5-10　连续环形撕囊示意图

8. 娩核(图 5-11) ①压迫法:通过器械压迫眼球球壁或者手术切口的边缘,将力通过玻璃体传递给晶状体核,将其从切口娩出,最常用的方法一张一翘,即用有齿镊夹住切口后唇,向眼球内方向压迫,使手术切口像鱼嘴一样张开,在下方 6 点方位用持针器往玻璃体压迫,使晶状体核的 12 点方位的赤道部翘起,注意避免角膜内皮与晶状体核接触导致角膜内皮损伤,当晶状体核上方赤道部娩出切口时,即可停止对眼球的压迫,用镊子或者冲洗针头将晶状体核自一侧向另一侧拨动旋转出切口外娩核时注意压迫点的位置和力度,避免导致后囊破裂。②浮出法:通过注液或者黏弹剂将晶状体核浮起,再用灌注针头轻压切口后唇将其娩出。③捞出法:这种方法是使用晶状体圈套器完成,圈套器中央是空心的,水分离后将晶状体核旋转进入前房,在晶状体核后注入少量黏弹剂保护后囊,用圈套器将晶状体核"抱住",并托着从切口处捞出。此种操作存在一定的盲目性,容易撑破后囊,必须在操作比较熟练的前提下完成。

9. 人工晶状体植入

（1）小切口硬人工晶状体植入时，下襻的输送尤为重要，用植入镊夹住晶状体光学部的上方，在晶状体下襻达到瞳孔中央时，将下襻稍向下倾斜插入囊袋内，随即把光学部分送入囊袋内。然后用晶状体镊夹持晶状体上襻顶端，沿切线方向作顺时针旋转，使下襻伸入囊袋内。当大部分下襻和光学部分伸入囊袋内时，松开晶状体镊，上襻将自行弹向对应的囊袋部位。某些情况下，用晶状体调位钩插入襻与光学部连接处，将上襻旋转进囊袋内。

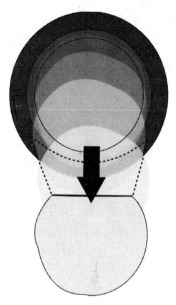

图 5-11　娩核

（2）软式折叠式人工晶状体植入：

1）折叠镊植入法：用植入镊取出折叠式人工晶状体，纵向夹住光学部中央，纵向平行插于折叠镊的槽内，缓慢对折。用植入镊紧靠折叠镊夹住已折好的晶状体，换下折叠镊。将下襻和晶状体光学部水平送入囊袋内，转动植入镊，使对折缘转向下方，轻轻松开植入镊。晶状体光学部慢慢展平在囊袋内，上襻用植入镊或晶状体定位钩旋转入囊袋内。

2）推注器植入法：使用一种特殊装置，将人工晶状体安放在内，使其卷曲呈柱状，经巩膜隧道或经透明角膜切口推送入囊袋内。用晶状体植入镊纵向夹住折叠式人工晶状体部的中央，纵向安装人工晶状体在特制的折叠夹上，注入适量的黏弹剂，折好折叠夹，注意勿使襻被夹住。将装好晶状体的折叠夹安装在特制推注器上，小心旋转推送杆，使晶状体前襻推向推注器针管的前缘。将推注器针管插入透明角膜切口或巩膜隧道切口，缓慢旋转推送杆，使前襻和晶状体光学部慢慢展开于囊袋内，后襻用植入镊或晶状体旋转钩送入囊袋内。

10. 切口缝合　用 10-0 尼龙缝线，间断或者连续缝合，进针深度应该达到 3/4 的角巩膜厚度，切口两侧的深度要一致，进针和出针均距离切口 1.0mm。缝线的数量以切口达到气密或者水密为宜。

11. 清除晶状体皮质（图 5-12）　灌注抽吸针头在两针缝线之间进入前房，抽吸针头的

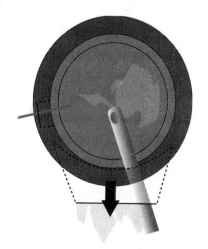

图 5-12　清除晶状体皮质

开口始终避免朝向后方,以防抽吸时吸住晶状体后囊。要保持注吸力平衡,维持前房的深度,减少内皮损伤和晶状体后囊破裂的机会。术中要保持瞳孔散大,尽量减少在虹膜后方盲目的操作。抽吸晶状体皮质要从前到后逐层吸出,先抽吸6点方位的皮质,再抽吸左右两侧的皮质,最后是12点的皮质,最后清除残留的细小的皮质。位于周边以及虹膜后方的皮质要将其拉出至瞳孔区再吸出。

12. 结膜瓣的处理　将结膜瓣拉下,遮盖角巩膜缘切口。

六、术中并发症与处理

1. 球后出血　球后麻醉时进针过速、过深,过于偏向鼻侧眶尖所致,针头越是细越是锐利,越容易球后出血。眼球上浮,眼睑紧张感增强,上下眼睑开睑困难,角膜水肿,眼球压力增加,是球后出血的迹象,需要延期手术。处理时需要加压包扎,一般一周左右出血吸收,出血吸收后再安排手术。

2. 切口意外　由于刀的力度、眼球压力低或操作不当,可造成切口不整齐,切开进入角膜的倾斜角度不适当,容易造成角膜内的板层切开和损伤虹膜和晶状体,角膜后弹力层撕脱。刀尖进入前房后注意刀尖所在的位置,避免触及角膜内皮面及虹膜。

3. 前房出血　可能是眼外的出血流入眼内,也可能是眼内操作粗暴损伤虹膜动脉环导致。预防的方法就是在手术做切口时要彻底止血,流入前房的血要及早冲洗干净,虹膜根部的出血,可以再滴入肾上腺素或向前房注入黏弹剂止血。

4. 虹膜损伤或者虹膜根部离断　手术切口在进入前房时,虹膜有时会随着房水脱出至切口外,特别在麻醉效果不理想、眼压控制不好的情况下,虹膜更容易脱出。如果虹膜嵌顿在切口处,要及时整复,若虹膜根部有离断,可以在缝合切口时将离断的虹膜一并缝合。

5. 角膜后弹力层撕脱　由于切口进入前房的位置过于靠前,或手术器械反复进入前房,以及进入的角度不正确引起,触及角膜的背面,撕脱角膜后弹力层。较大的角膜后弹力层撕脱,可以前房注入消毒空气或者黏弹剂复位。

6. 撕囊术的并发症　环形撕囊非常重要,好的连续环形撕囊可能大大减少后囊破裂的发生。常见的并发症有放射状撕裂,环状撕开口过大或者过小,给手术带来困难。处理需要改变撕囊的方向,或者改为开罐式截囊,撕开口太小时,容易发生“囊袋阻滞综合征”,因此可以用剪刀先剪开一个小口,再用连续撕囊法将其扩大。

7. 晶状体后囊破裂　后囊破裂最容易发生在冲洗和抽吸残留的晶状体皮质,主要是由于抽吸的过程中,误将晶状体后囊膜吸住,又未能及时辨认出来,继续增加吸力,导致晶状体后囊膜破裂。抽吸晶状体后囊附近的皮质时,应当把显微镜的焦点调整到后囊上。抽吸时器械的抽吸孔不应该直接向着晶状体后囊,当后囊孔吸住晶状体后囊时,可以看到抽吸孔周围有很多放射状条纹,此时应立即停止抽吸。若后囊破裂小,玻璃体前界膜未破,手术照常进行,若后囊破口较大,玻璃体脱出,应进行前段玻璃体切除术。根据后囊破口的大小,选择囊袋内或者睫状沟内植入后房型人工晶状体,或者悬吊型人工晶状体,或者前房型人工晶状体。植入晶状体后保持缩瞳和前房形成,防止玻璃体继续脱出。

8. 玻璃体脱出 原因:麻醉效果不理想,患者感到眼睛疼痛,瞬目挤压眼球,导致眼压突然增高。角膜缘切口较小,娩核时增加对眼内容的挤压,以致增加玻璃体脱出的机会,术中若发现角膜水平张力线,则说明切口太小,应将其及时扩大。在灌注抽吸晶状体皮质时,前房内压力不平衡,灌注抽吸针头吸住后囊膜,通常会引起后囊破裂。抽吸皮质时突然发现吸出阻力增大、前房加深、后囊膜平面出现异常反光、皮质自发移位等体征时,可以作为判断后囊膜破裂和玻璃体脱出的指征。娩核时,若压力过大,也可以造成玻璃体脱出,用晶状体核圈套器深入晶状体核后方欲掏出晶状体核时,若操作不当,也会引起后囊破裂玻璃体脱出。如果玻璃体脱出,应该找出有可能使眼压升高的原因,并给予解除,将前房内进入的玻璃体给予切除,应以虹膜复位、瞳孔复圆居中为标准,关闭切口时,应将切口周围的玻璃体剪除干净。可以在前房内注入空气泡来检测前房内是否有残留的玻璃体,若气泡在瞳孔上方且充盈均匀,提示前房内玻璃体已经清除干净。若玻璃体脱出处理不当,可以引起下述并发症:角膜缘切口愈合不良、慢性葡萄膜炎,玻璃体炎,玻璃体混浊,瞳孔阻滞性青光眼,角膜内皮失代偿,大疱性角膜炎,角膜混浊,瞳孔上移位,黄斑囊样水肿,甚至视网膜脱离。

9. 脉络膜驱逐性出血 不明原因的脉络膜下大量出血,是最严重的并发症之一。表现为切口裂开,晶状体虹膜脱出,晶状体玻璃体自切口脱出,视网膜脉络膜脱出,最后涌出鲜红血液,患者感到剧烈眼痛。一旦发生脉络膜出血,立即关闭切口,并行后巩膜切开放血。

七、术后并发症与处理

(一)感染

多发生在术后 2~3 天,潜伏期 4~6 天,后果非常严重。如果出现患者术眼疼痛、结膜充血水肿、角膜光泽度降低、手术切口灰黄色浸润、前房混浊或积脓时,应及时转上级医院进行救治,紧急处理包括:一旦发现感染迹象,立即取材,如结膜囊、房水、玻璃体,做细菌培养和药物敏感度试验,全身和眼部应使用大剂量广谱抗生素,等待细菌培养和药敏试验结果出来后再考虑更换抗生素。前房积脓考虑前房冲洗和前房注药,玻璃体严重受累者应及时做玻璃体切除术。

(二)角膜水肿

除非角膜内皮严重受损,一般角膜线性水肿混浊多在一周左右消失。如果长期角膜水肿,多由于以下原因导致:玻璃体、虹膜或者晶状体囊膜粘连于手术切口处,或者上皮植入、青光眼、葡萄膜炎等。如果角膜内皮损伤不能代偿,就会出现进行性的角膜水肿、大疱性的角膜病变、角膜混浊。术后应用抗生素眼药水、糖皮质激素眼药水、小牛血凝胶制剂,如果无效,发生大疱性角膜病变,则考虑进行穿透性角膜移植。

(三)虹膜脱出

由于眼球受到挤压和压力增高,多在术后数天内出现,切口不紧密也容易出现,应及时将脱出的虹膜复位。

(四)术后浅前房

可能会导致虹膜的周边前粘连,日后继发青光眼,术后2~3无前房深度不能恢复的话,应该考虑以下几种情况:切口渗漏,切口裂开,应及时修补;睫状体脉络膜脱离,眼压降低,前房变浅或者消失,保守治疗可以使用睫状肌麻痹剂和高渗剂,治疗无效一周后可以考虑手术脉络膜上腔引流。

(五)上皮植入

分为虹膜珍珠肿、虹膜囊肿、上皮植入前房,以虹膜囊肿最为常见,以上皮植入前房最为严重。此并发症治疗效果不好,预后较差。

(六)瞳孔上移位或者变形

虹膜嵌顿在切口或者玻璃体后脱离所致。

(七)继发青光眼

虹膜周边前粘连,瞳孔阻滞,术后炎症反应,上皮植入前房,术后眼内出血,晶状体皮质残留均可导致眼压升高,术中黏弹剂残留过多,也可以引起一过性的高眼压。

(八)黄斑囊样水肿

呈现花瓣样或者星芒状的改变。预防的方法就是手术中操作轻柔,如果遇到玻璃体脱出,必须彻底清除,以解除对黄斑部的牵拉。

(九)后发性白内障

白内障术后的晚期并发症,由于残留的晶状体上皮细胞增生,并移行至后囊,形成纤维膜,导致视力再次下降,可以用 YAG 激光治疗。

(十)视网膜脱离

术中发生玻璃体脱出的患者,发生视网膜脱离的几率较高,一旦出现需要手术处理。

八、转诊

伴有下列情况的患者称为复杂病例,应当在条件较好的眼科专科医院或三级综合医院眼科实施手术:

1. 晶状体半脱位或全脱位者。

2. 活动性葡萄膜炎合并白内障。

3. 眼部炎症患者。

4. 白内障伴有角膜内皮细胞严重变性、角膜内皮细胞数明显减少者。

5. 有器官移植史,如角膜移植、肾移植的患者以及有出血倾向者。

6. 眼球先天发育异常,以及所有严重影响手术的其他情况。

第五节　白内障预防与健康教育

一、白内障患者术后注意事项

1. 手术当天,术眼可能有轻度不适,如眼磨、眼痛、流泪等,不必紧张,尽量平卧休息,吃清淡易消化的食物。

2. 手术后第一天检查换药,由医生根据情况决定下次复查时间。

3. 如果需要患者或家属点眼药,请注意洗净双手,擦干,患者仰卧或坐着头稍后仰,眼球向上看,用一手示指拉开下眼睑,另一手拿药瓶,瓶口距下眼睑1~2cm,滴1~2滴药水后轻轻放开下眼睑,闭眼休息几分钟。切忌压迫眼球。

4. 术后1~2周内少用眼,避免碰伤眼部、揉眼、低头、弯腰、搬重物等。避免污水进入眼睛内,保持眼部清洁。尽量避免咳嗽。如有眼红、眼痛、流泪、分泌物多、视力下降等情况,应尽快到医院检查。

5. 术后3个月应到医院常规检查,并作屈光检查,有屈光变化者可验光配镜加以矫正。

6. 儿童白内障手术后需要弱视治疗(详见儿童盲)。

二、白内障的常见误区

(一)老年性白内障必须"长熟"后再做手术

以前由于医疗技术水平的限制,老年性白内障必须等到完全"成熟",患眼看不见时才能手术。由于病程长,患者需要长期忍受看不清楚的痛苦。如今,有了先进的手术设备及成熟的手术技巧,白内障手术的安全性大为提高,只要白内障发展到严重影响人们工作及日常生活质量时,就可以考虑手术,而不必等它"长熟了"。

(二)只要做白内障手术,视力就一定能提高

由于现代显微手术的发展及人工晶状体的植入,使得白内障手术的成功率很高,但术后视力还取决于患者眼部的情况,如果眼底不好,那么术后效果会受影响,就像照相机底片有问题,即使换成清晰的镜头,照出的照片也是模糊的。另外,一些手术并发症也是不可避免的。

（三）老年性白内障手术后还会复发

一部分老年性白内障患者手术数月或数年后，残留的皮质或晶状体上皮细胞增生，使后囊膜发生混浊，而影响视力，称为"后发性白内障"，这是白内障最常见的并发症。即使发生了后发性白内障也不要紧，医生会利用 YAG 激光的高能量在后囊膜中央打开一个孔，即显露出一透明区域，视力便会立即改善。这种治疗安全可靠，没有痛苦，效果很好，而且以后不会复发。

（四）药物可以治疗老年性白内障

迄今为止，没有证据证实药物能够使已混浊的晶状体逆转为透明，彻底治愈白内障。在白内障初发期使用眼药水可能会减缓它的发展，视力也可能稍有提高，但白内障绝不会因此而消退。要想根治白内障，目前手术是唯一有效的方法。

（五）老年性白内障是可以预防的

老年性白内障的原因是由于年龄增加，晶状体老化，晶状体代谢衰退导致了晶状体的混浊，因此，老年性白内障是无法预防的。到目前为止，还没有药物或其他方法预防白内障的发生，但我们了解到一些因素能够加快白内障的发展。如紫外线照射、吸烟、饮酒、类固醇等药物的使用及糖尿病等疾病。因此，在日常生活中尽量避免这些因素的影响，以延缓白内障的进展。

1. 年龄与白内障　白内障患病率随着年龄而增加，氧自由基损伤是老年性白内障首位危险因素。

2. 先天性白内障（详见儿童盲）　先天性白内障中大约有 30% ~ 50% 具有遗传性，常染色体显性遗传占 73%，除遗传因素以外，环境因素的影响是引起先天性白内障的另一个重要的原因。以母亲在妊娠期前 2 ~ 3 个月受风疹病毒感染最为多见。先天性白内障另一个常见的原因是胎儿最后 3 个月的发育障碍，如宫内缺氧、出生时体重过低等。

3. 辐射与白内障

（1）紫外线：紫外光容易穿透角膜被晶状体有效吸收。氧化损伤是紫外线对晶状体损伤的主要表现形式。

（2）红外线：红外线造成白内障可能与热辐射长期加热虹膜色素上皮，从而使相应的晶状体上皮受到损伤有关，因此也被称作热性白内障。

（3）X 射线：X 射线照射可以引起赤道部晶状体上皮细胞的损伤。损伤程度呈剂量依赖性。

（4）电磁辐射：电磁辐射是与人类生活相关甚密的辐射源，微波即是常见的一种。虽尚无因微波辐射致白内障的直接证据，但动物实验已证实过量微波辐射可以造成晶状体上皮细胞超微结构改变，低剂量辐射有积累作用。

4. 中毒与白内障　局部或全身用药以及毒性物质诱发产生白内障，迄今为止已发现 50 余种不同的化学制剂，包括糖皮质激素、缩瞳剂、三苯乙醇、洛伐他汀、哇巴因、氯丙嗪、二硝基苯酚、二甲亚砜、对二氯苯、硒、氟、萘、铊等重金属均可以诱发中毒性白内障。

5. 营养和代谢与白内障 抗氧化物酶及维生素 C、维生素 E 等抗氧化相关的营养物质与白内障的发生有密切关系，糖代谢异常等亦可致白内障。硒与白内障关系最密切，血清硒过高或过低与白内障发生均有关。

6. 其他 广泛的社会及流行病学调查还发现，受教育程度低与各类型老年性白内障发病相关，女性发生白内障的危险因素略大于男性，长期的吸烟和饮酒也可以增加发生白内障的危险性。

三、白内障与伴随疾病

白内障是老年性眼病，一些老年性白内障患者中，全身伴随的疾病常与视功能损害有明显相关，例如：白内障患者因视力较差不及时手术，在等候手术期间更易于出现抑郁症状。同时，视功能损害又是伴随疾病的重要危险因素，例如：老年人会经常发生摔倒及髋部骨折，而且摔倒是老年人意外事故死亡的主要原因，老年性白内障所导致的视力损害是摔倒及髋部骨折的重要的危险因素。所以，对白内障患者伴随有其他疾病的服务中，至少有三个领域：卫生保健、康复及环境的改变。这样可增进白内障的生存质量与全身健康。

（杨晓慧 王 越）

第六章　青光眼的筛查和防治技术

了解青光眼的流行病学现状；掌握青光眼筛查的方法、诊断、转诊及治疗；开展青光眼的随访及健康知识教育。

青光眼流行病学的研究意义及现状

1. 青光眼流行病学研究的意义　青光眼是最常见的眼科疾病之一，以眼压升高、视野缺损和视神经萎缩为特征，部分患者没有疼痛症状，发病隐匿，是世界范围内第二大致盲性眼病，为不可逆性盲的首要原因。根据美国 Quigley 的估算，2010 年全球的青光眼患者达 6700 万人，到 2020 年，全球将有青光眼患者 7960 万，中国青光眼的患者将达到 600 万。这不仅会给个人带来难以忍受的痛苦，还会给家庭及社会带来巨大的经济负担。研究青光眼的流行病学特点，不仅可以了解此病的地区分布、高危人群、相关危险因素等，同时为国家的防盲政策的制定提供了可靠的依据和参考。

2. 青光眼流行病学的现状　我国地域广阔，人口众多，青光眼流行病的调查多采用地区性研究。2002 年，赵家良报道顺义地区的青光眼患病率为 2.07%，其中原发性闭角型青光眼患病率为 1.66%，原发性开角型青光眼患病率为 0.29%，继发性青光眼患病率为 0.12%。2005 年，徐亮等报道了北京的农村和城市人群青光眼患病率，人群 PACG 的患病率为 1.2%，POAG 的患病率为 1.7%，农村 PACG 的致盲率为 14.3%，高于城市的 5.9%。

广州城市成年人群的青光眼患病率和临床特征的流行病学调查显示青光眼的患病率为 3.8%。原发性开角性青光眼患病率为 2.1%，原发性闭角型青光眼为 1.5%。调查显示，我国目前至少有 500 万名青光眼患者，其中 79 万人双目失明，并且随着年龄的增长，青光眼的患病率也逐渐上升。目前我国的人口居世界首位，随着人口老龄化的进展，我国青光眼致盲的人数会大幅度增加，这必将会给家庭、社会及政府带来巨大的经济负担和社会压力。因此，我们要高度重视青光眼的筛查和防治。

第一节　青光眼的筛查

筛查意义：青光眼是一种致盲性的眼病，在不可逆致盲眼病中占第一位，由于它的隐匿性使目前该病的早期检出率较低，等到患者到医院就医时疾病已经发展到晚期，错过了最佳的治疗时间，因此青光眼防治的关键在于早期发现，然而多数患者早期多无任何特异性症状。2006 年的邯郸眼病调查显示,在确诊的青光眼患者中 90% 的人群不知晓自己患有此病。一些以人群为基础的研究表明,有半数以上的原发性开角型青光眼是在筛查中发现的。因此,对社区人群进行有效的眼病筛查是青光眼早期诊断的关键。

筛查内容:包括青光眼患者的主观评价、筛查方法介绍、诊断依据和高危人群。

一、闭角型青光眼的筛查

闭角型青光眼是一种适宜筛查的疾病,大规模的人群筛查可采用房角镜检查技术。如果有条件,临床早期诊断可采用 UBM 检查,配合短时间暗室激发试验,可提高早期诊断的准确性。

世界卫生组织认为,任何以人群为基础的疾病筛查应符合下列标准:①被筛查疾病是重大的公共卫生问题;②具有可识别的疾病潜伏期或早期阶段,在症状出现之前能够被检出;③具备恰当、准确、可行的筛查方法;④有患者可接受的、行之有效的治疗手段,而且该治疗用于疾病早期或临床前期较用于疾病晚期更为有效;⑤发现病例的成本应与治疗的总体花费符合卫生经济学标准。

中国原发闭角型青光眼的患病人数占世界原发闭角型青光眼的 1/2 (47.5%)。预计至 2020 年,我国原发闭角型青光眼患者为 1000 万 ~ 1200 万。原发性闭角型青光眼(primary close angle glaucoma,PACG)患者,也有近半数未被发现,因为其中仅 25% ~ 35% 的患者属于急性 PACG,多数为慢性或间歇性,一般较易忽视,所以也应该在健康人群中筛查 PACG。我国由原发闭角型青光眼引起的致盲比率是 25% ~ 43%。所以,原发性闭角型青光眼已经成为严重危害我国人民视觉健康的重大公共卫生问题。

闭角型青光眼眼压增高主要由于具有浅前房、窄房角的解剖基础(图 6-1),发生房角关闭,导致房水难以排出,眼内压力不断升高。在我国,闭角型青光眼房角关闭可依据其发生机制分为瞳孔阻滞型、非瞳孔阻滞型、两种机制共存型及多种机制共存型。

针对闭角型青光眼房角关闭机制的不同分型,目前我国已经开发了分别适用于大型医院和基层医院的防治技术流程。对于基层医院来说,运用前房角镜便可判断是否具有虹膜向前膨隆的房角关闭状态,对闭青早期患者进行周边虹膜切除术进行干预。而对于大型医院,则可使用超声生物显微镜(UBM)判断患者房角结构属于瞳孔阻滞导致的房角关闭,还是周边虹膜肥厚所致的房角关闭,亦或是睫状体前位所致的房角关闭,从而有针对性、有选择性地使用激光周边虹膜切除术、激光周边虹膜成型术或者小梁切除术。

在具有行之有效的防治技术流程的条件下,闭青筛查显得尤为重要。目前,我国已经自主研发成功全景高频超声生物显微镜,可以实现对于眼前节全景解剖结构的清晰显示,并据此建立了更为简便的 3 分钟暗室激发试验,提高了闭青的检出率。

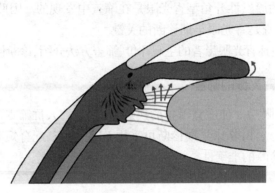

图 6-1   浅前房、窄房角示意图

（一）患者的主观评价

根据发病速度的快慢,闭角型青光眼又分为急性闭角型青光眼和慢性闭角型青光眼。

1. 急性闭角型   发病急骤,来势凶猛,患者常感觉剧烈的眼胀头痛、恶心呕吐、视力锐减、结膜充血、大便秘结、血压升高,眼球坚硬如石,疼痛沿三叉神经分布区域的眼眶周围、鼻窦、耳根、牙齿等处放射;患者会看到白炽灯周围出现彩色晕轮或像雨后彩虹即虹视现象。若此时未能及时治疗,24～72 小时内可致失明。这是由于房角突然部分或全部关闭,房水不能及时排出,引起眼压急剧升高而造成的。

2. 慢性闭角型   患者自觉症状不明显或有不同程度的眼部不适,发作时轻度眼胀,视物模糊或头痛,常有虹视。多数在傍晚或午后出现症状,经过睡眠或充分休息后,症状消失。反复发作后,发作间隔缩短,持续时间延长,此时若治疗不当,病情会逐渐进展,晚期视力下降,视野严重缺损。

（二）筛查方法

对于广大的基层医院,设备简单,人员少,如何高效率地利用现有仪器,提高疾病的诊出率。下面介绍几种简单的筛查方法:

1. 视力检查法   见白内障检查（图 6-2）。

2. 小孔镜视力检查法   见白内障检查,视力不是诊断青光眼的重要依据,因为有些青光眼晚期的患者,中心视力依然良好。

3. 裂隙灯检查法   早期仅为轻度睫状充血,随着病情的加重,全部结膜及巩膜充血,有时可看到轻度结膜水肿,甚至眼睑水肿。由于眼压突然升高引起角膜水肿,这是急性闭角型青光眼诊断指征之一。由于眼压升高导致瞳孔括约肌麻痹引起瞳孔散大,光反射消失。由于供应虹膜的局部循环障碍,局部缺血所致

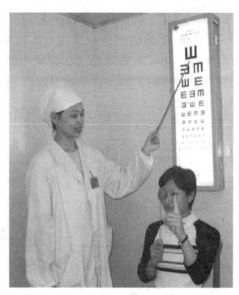

图 6-2 视力检查

虹膜部分萎缩。在严重的急性闭角型青光眼患者中还可见"青光眼斑",即在瞳孔区之晶状体前囊下可见半透明瓷白色或乳白色混浊斑点。由于静脉充血,一些蛋白质溢出到房水中,产生房水闪辉、虹膜后粘连及周边虹膜前粘连等。

4. 间接检眼镜检查法 在急性发作期,可见视盘充血、水肿,视盘周围血管出血,如果高眼压持续时间太长,眼底检查可发现无明显视杯扩大性的视盘苍白(图 6-3)。

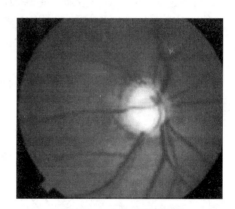

图 6-3 青光眼视盘图

5. 斜照法 这是筛查前房深度的快速检查方法。检查方法是:嘱患者面向检查者向正前方平视。检查者手持手电筒在患者的颞侧角膜缘 3 或 9 处使光线与矢状面垂直的方向鼻侧照射,将瞳孔鼻侧的虹膜宽度分为 4 等份,如果鼻侧的虹膜根部都可以见到光线(受光区宽度为 4/4),表示前房深度正常或为深前房;如果仅鼻侧瞳孔缘虹膜可见光线照射(受光区宽度约为 1/4 或 1/4 弱),则表示为浅前房。此法是一种简单粗略的前房深度的估计方法。

6. 周边前房深度检查法 将裂隙灯调成最细裂隙,灯光照在 6 点处角膜缘,裂隙灯与显微镜之间构成的角度为 30°~45°。观察最周边部角膜后壁与最周边部虹膜表面之间的距离,即"周边前房深度",以该处角膜厚度(CT)为计算单位,相当于一个"角膜厚度"时,为1CT。分级标准:①周边前房深度为1CT,临床意义为房角不可能关闭;②周边前房深度为1/2CT,临床意义亦为房角不可能关闭;③周边前房深度为1/4CT,临床意义为房角可能关闭;④周边前房深度<1/4CT,临床意义为房角最终将关闭。在记录周边前房深度时,是按照1CT、1/2CT、1/3CT及≤1/4CT记录。

7. 眼压测量 眼压指的是眼球内的压力,简称眼压。它是眼内容物对眼球壁施加的均衡压力(图6-4)。人正常眼压的范围是1.47~2.79kPa(10~21mmHg)。眼压的测量包括指测法及眼压计测量法两种。

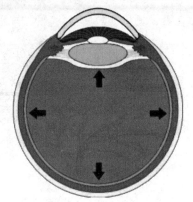

图6-4 眼压示意图

(1)指测法(图6-5):一般是眼科医生用来粗测患者眼压的一种方法,需要积累大量的临床经验才能掌握准确。检查的方法:嘱患者两眼尽量向下注视,检查者用双手示指尖端,同时交替轻轻触压上睑板上方深部的眼球壁,当一指压迫眼球时,另一指即可感触波动感,两手手指轮流交替压迫和感触,以此估量眼球之软硬程度。记录方法:"Tn"表示眼压正常,"T+1"表示眼压轻度增高,"T+2"表示眼压中等度增高,"T+3"表示眼压极高,眼球坚硬如石;反之,如眼球稍软于正常,记录为"T-1",中等度软为"T-2","T-3"为极软。

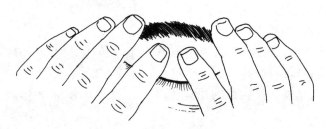

图6-5 眼压指测法

(2)眼压计测量法:一般常用的有两种眼压计:一种是压陷式,如Schiötz眼压计;另一种是压平式,如Goldmann眼压计。另外还有非接触式的眼压计。

1)Schiödtz眼压计(图6-6):是目前临床上应用最广泛的眼压计,但易受眼球壁硬度的影响,在测量的过程中,检查者技术不熟练,可造成角膜上皮擦伤。若消毒不严密,易引起交叉感染。测量方法:测量前眼压计先在标准试盘上测试,指针指在零度时为正确。操作方法如下(图6-7):受检者取仰卧低枕位,双眼结膜囊内滴丁卡因眼水2~3次;然后用75%乙醇棉球消毒眼压计的底板,待干后才能使用,测量时嘱被检查者伸出一手示指置于其双眼前中央一尺处并注视该固定点,检查者右手持眼压计,左手拇指及示指轻轻分开被检查者的上下睑,切勿压迫眼球。眼压计底板垂直放在角膜中央,不得向眼球施加任何压力,开始用5.5g砝码测量,迅速读取指针刻度,如指针读数小于"3"时,则应更换较重的砝码,重新测量。将测出的读数,查核换算表求得眼压数。在测完眼压之后,被检查者结膜囊内滴入数滴抗生素眼药水,以防感染。

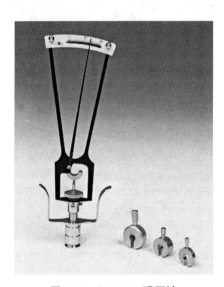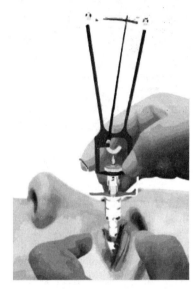

图 6-6 Schiödtz 眼压计　　　图 6-7 Schiödtz 眼压计的测量图示

2)Goldmann 眼压计:是目前国际通用的最准确的眼压计。检查熟练者,使用较为方便,不受眼球壁硬度的影响。操作方法:眼部点表面麻醉剂。患者坐于裂隙灯前,将头放置在支架上不动,用荧光素纸置结膜囊内使泪液染色。患者双眼睁大,向前平视,眼球不可转动。检查者将裂隙灯的操纵杆向前缓推,使测量头部逐渐贴着患者的角膜,此时不可触及睫毛。检查者读数并记录眼压。

3)非接触眼压计测量法(图 6-8):实际上也是一种压平式眼压计。它的原理是应用自动控制装置吹出一定压力的气流,在一定的距离吹压角膜,并用光学方法自动检测被气流吹平的角膜面积。当气流吹压角膜达到固定面积(直径3.6mm)时,根据瞬间的气流强度,用电子计算机自动换算出眼压数值。检查方法:不用点麻醉剂。患者坐位,下颌放置于支架上。令患者注视仪器的红点,检查者从目镜中观察时,红点调整至瞄准圆环中,按下发射钮,立刻显示眼压数值,一般连续测量 3 次,取其平均值。此法器械不接触角膜,故不需麻醉,操作简便,而且可以避免交叉感染或角膜上皮损伤,故对大规模眼压普查尤为适用。对于角膜不平者,测量结果是不准确的。临床上新推出的便携式非接触眼压计(图6-9)携带更方便,使用更简单。

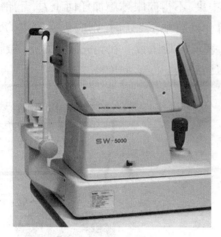

图 6-8　非接触眼压计

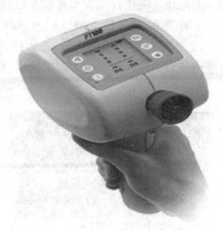

图 6-9　便携式非接触眼压计

8. 视野检查法　指眼球向正前方固视不动时所见的空间范围。正常人动态视野的平均值为:上方:56°,下方:74°,鼻侧:65°,颞侧:91°。

视野检查可采用对照法或视野计进行检查。对于基层眼科工作人员来说,对照法是一种粗略、简单易行的检查视野的方法。检查时令受检者背光与检查者对坐或对立,彼此距离约为1m,两眼分别检查。检查右眼时,受检者闭合左眼,检查者闭合右眼,同时嘱受检者注视检查者的左眼,然后检查者伸出手指(或持视标)于检查者和受检者中间从上下左右各不同方向由外向内移动,检查者自己看见手指(或视标)时即询问受检者是否也看见,并嘱其看见手指(或视标)立即告知,这样检查者就能以自己的正常视野比较出受检者的视野的大概情况。同法再测另一眼。优点是操作简单、不需仪器、不需特定场所,有一定准确性。缺点是精确度不足,无法作记录以比较(图6-10)。

视野仪检查(图6-11)准确性好,但费用高。检查时需要患者的配合,同时检查者要有一定的经验及技术水平。这些检查设备一般配备在二、三级医院使用。

9. 房角镜检查(图6-12)　房角镜检查法对青光眼的诊断及治疗是非常重要的。具体步骤:受检者结膜囊表面麻醉,甲基纤维素盛满房角镜的碟状凹陷,避免出现气泡,固定好受检者头部,检查者一手的示指和拇指分开受检者的眼睑,令其眼睛向上看,用另一手将前房角镜迅速放入受检者的结膜囊内,使房角镜与受检者角膜紧贴,指引受检者慢慢看向正前方,放开其眼睑,观察房角结构。Scheie 分类法:根据所能看到的房角结构范围分为宽窄两型,其中又将窄角分为四级:宽房角(W)所有房角结构均可看到,不可能闭合;窄Ⅰ(NⅠ)房角略窄,

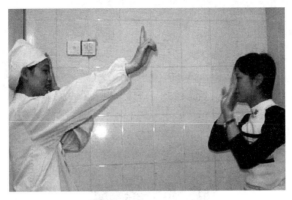

图 6-10 对照法视野检查

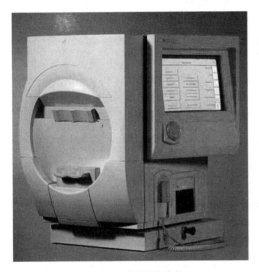

图 6-11 视野检查仪

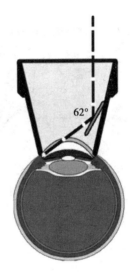

图 6-12 房角镜检查原理示意图

多需加压后可看到睫状体带,不可能关闭。窄Ⅱ(NⅡ)房角较窄,看不到睫状体带,潜在闭合危险。窄Ⅲ(NⅢ)房角极窄,小梁功能部及以后范围看不到,高度闭合危险。窄Ⅳ(NⅣ)除Schwalbe线外,其他房角结构完全看不到,已存在闭合,见图 6-13。

10. UBM检查 高频超声生物显微镜(图6-14)检查,采用高频声波,可以对眼前节解剖结构进行实时、无创观察;能在不对眼球施加任何压力的情况下观测前房角的结构,可以对后房和睫状体等结构进行活体观察;而且UBM可以在暗环境下进行检查,从而了解暗环境时前房角状况。检查时,UBM超声探头是在水浴中扫描,不会对眼前节产生明显的机械性干扰,其检查结果较好地反映出自然状态下前房角的形态。UBM具有高分辨率、能穿过非透明介质的特点,可

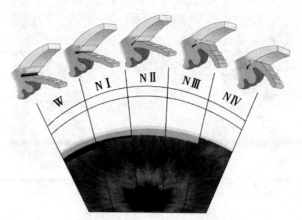

图 6-10 房角 Ochele 分类

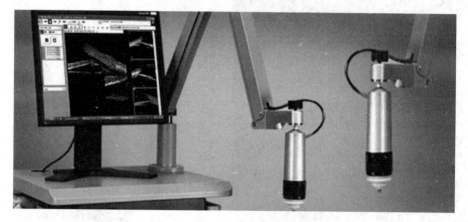

图 6-14 UBM

在任何光线下进行房角形态相关解剖结构的观察测量。这些检查设备一般配备在二、三级医院使用。

11. OCT 检查　相干光断层扫描,通过其内设的 Michelson 干涉仪,采用低相干光干涉度量学原理测量技术,测量因视网膜组织内不同层面反射形成反射界面与被反射界面的时程延迟信息,显示视网膜的断面结构。

12. 暗室激发试验筛查原发性闭角型青光眼　PACG 的早期诊断是尽可能准确地评估前房角发生房角关闭的危险性究竟有多大。

前房角镜检查是判断前房角关闭的有效方法,但必须在裂隙灯下有光照的条件下进行。光照会使瞳孔缩小,前房角加宽,或者使一些贴附性关闭的前房角重新开放。检查者在操作前房角镜时,可能会有意或无意地对眼球施加一定压力,从而影响对前房角形态的判断,尤其是对贴附性前房角关闭的判断。因此,前房角镜检查对判断前房角关闭的状态难免会有偏差。

便携式 UBM,携带方便、图像清晰,满足了在大范围人群中筛查房角关闭的需要。每台小型便携 UBM 的费用是 8 万元,平均可以用于 10 000 名患者的检查,平均下来,每个闭角型青光眼的检查费用大约只有 8 元。此外,UBM 检查更容易使基层医院医生所掌握,其检查报告更客观,便于存档与随访。

暗室试验是为原发性闭角型青光眼筛选、设计的一种激发试验,可以有效地从可疑原发房角关闭患者中筛选出高危患者,虽然暗室激发试验的阳性率并不高,但是该方法得出的阳性结果却能够为原发房角关闭患者作出明确诊断。暗室激发试验的试验方法有待进一步改良,以期提高诊断的敏感性与特异性。

暗室激发试验早期的设计者以患者暗室试验前后的眼压变化作为判断指标,认为眼压升高 >8mmHg 者为阳性,采用这种判断方法则存在以下问题:一方面,一般只有在房角功能关闭 >1/2 时,眼压才会升高,如果仅根据眼压的变化标准确定试验的阳性和阴性结果,当房角功能关闭范围 <1/2 时,眼压将不升高或稍微升高,则可能被判为阴性结果,增加了漏诊机会;另一方面,有一部分患者的暗室试验后眼压升高并非由房角关闭所引起,如果单纯以眼压升高为标准,将增加假阳性率,使诊断的特异性下降,增加误诊率,所以采用这一方法其诊断的敏感性和特异性均较低。

研究发现 UBM 暗室激发试验是证实前房角关闭的有效方法。UBM 检查与暗室俯卧试验和散瞳试验相比,具有明显优势。暗室俯卧试验和散瞳试验都需要较长的检查时间,评价终点都是眼压升高程度,而不是前房角关闭的状态。

有研究表明,传统的依赖于房角镜检查的暗室激发试验敏感性是 31.8%,特异性是 99.6%,而结合了 UBM 的短时间暗室激发试验可将敏感性提高到68.2%,而特异性是 90%。和房角镜相比较,UBM 的结果更直观准确,易于记录,由检查者带来的操作变异比较少,易于标准化,不同的研究者之间的检查结果也更便于比较。

由于闭角型青光眼危害性较大,故建议以 UBM 暗室试验后是否发生房角关闭为判断标准,以决定是否对闭角型青光眼的高危眼进行及时有效的处理。

中国有 3000 万原发可疑房角关闭患者,这其中大约有 660 万的患者会在 5年内进展为原发房角关闭,如果应用暗室 UBM 检查进行筛查,按每筛查出一个患者为国家节省 3000 元计算,这将为国家节省 200 亿元的费用。因此推荐有条件的医院采用 UBM 暗室激发试验来提高早期诊断的准确性。

(三)原发性闭角型青光眼的诊断

1. 具备急性或慢性闭角型青光眼的临床表现和体征。

2. 在高眼压状态下,房角部分关闭或全关闭。

3. 典型的视乳头及视野损害。

4. 除外继发因素。

二、开角型青光眼的筛查

开角型青光眼的病因及病理改变迄今尚未完全了解。这类青光眼的房角是开放的,大都是宽角(图6-15)。

(一)患者的主观评价

早期大多数患者无明显自觉症状,当病变发展到一定程度时,可出现轻度眼胀、视力疲劳和头痛,中心视力可维持相当长时间不变,而视野逐渐缩小。晚期视野缩小呈管状时,出现行动不便和夜盲。有些晚期患者可有视物模糊和虹视。

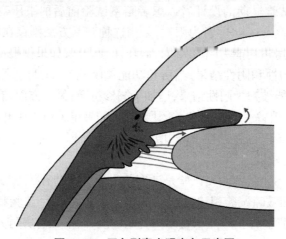

图6-15　开角型青光眼房角示意图

(二)筛查方法

由于此种类型的青光眼发病隐蔽,进展较为缓慢,一旦确诊都已经有明显的眼底改变。

1. 间接镜检查眼底　视盘凹陷增大是常见的体征之一。早期视盘无明显变化,随着病情的发展,视盘的生理凹陷逐渐扩大加深,最后可直达边缘,形成典型的青光眼杯状凹陷。视盘因神经纤维萎缩及缺血呈苍白色,正常人视盘杯/盘比常在0.3以下,若超过0.6或两眼杯/盘比之差超过0.2,应进一步作排除青光眼检查。检查时,要充分散瞳和使用足够亮度的无赤光道直接检眼镜。

2. 24小时眼压测量　眼压检查方法见前节。

在早期,眼压不稳定,一天之内仅有数小时眼压升高,眼压波动幅度过大,可以导致视神经的损伤继续恶化。眼压仍然是青光眼诊断与治疗中的关键性指标,连续地24小时眼压测量较单次眼压测量能更好地反映受检者眼压变化的状况。因此,测量24小时眼压曲线有助于诊断。测量方法:10am、2pm、6pm、10pm、2am、6am、8am,每个时间点连续测量3次,最后取平均值,眼压波动幅度≥8mmHg为阳性。正常人的 24 小时眼压的波动范围一般不超过 5mmHg,若受检者的 24 小时眼压的波动范围超过 8mmHg 即为阳性。

3. 视野　检查法见前节。开角型青光眼在视盘出现病理性改变时,就会出现视野缺损。

(1)中心视野缺损:早期视野缺损主要有旁中心暗点及鼻侧阶梯状暗点,前者位于固视点之旁,表现为与生理盲点不相连的暗点,并向中心弯曲而形成弓形暗点,最后直达鼻侧的中央水平线,形成鼻侧阶梯。

(2)周边视野改变:首先是鼻侧周边视野缩小,常在鼻上方开始,以后是鼻下方,最后是颞侧,鼻侧变化进展较快,有时鼻侧已形成象限性缺损或完全缺损,而颞侧视野尚无明显变化,如果颞侧视野亦开始进行性缩小,

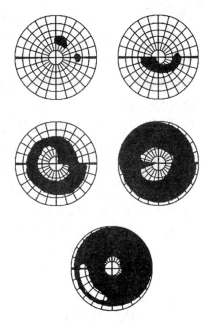

图 6-16　青光眼视野变化图

则最后仅剩中央部分 5°～10° 一小块视野,称为管状视野,也可在颞侧留下一小块岛屿状视野,这些残留视野进一步缩小消失,就导致完全失明(图 6-16)。

(3)眼底照相法(图 6-17):是一种较好的原发性开角型青光眼筛查方法,属于客观检查,利于随诊,通常可采用免散瞳数码眼底照相,眼底图像在计算机上即刻显示,医生当时即可为患者解释病情,还可通过网络传输请专家诊断。眼底照相可较清晰地反映视盘杯形态、盘沿形态以及视网膜神经纤维层的情况,是原发性开角型青光眼筛查及早期诊断的重要手段。因其价格昂贵,限制了它在基层医院的使用。

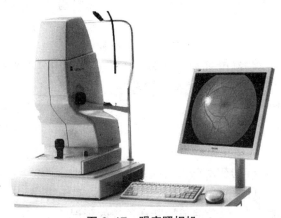

图 6-17　眼底照相机

（4）倍频视野计：是用正方形的正弦格栅图形作为视标，检测注视中心 30°范围内随机出现的 55 个区域，每个区域大小为 5°×5°，其对比敏感度可不断改变。固视检测采用 Heijl-kra kau 盲点检测技术，各闪烁视标之间的时间间隔随机发生，从 0.75～1.25 秒不等，从而避免了受试者按节奏规律应答，产生假阴性。检测时检查者确定受检眼的眼别后，将注视器中遮挡板移向未检眼，检测时患者可以佩戴自己的眼镜，检测过程中受检眼持续注视中心方形黑色固视目标，一旦观察到闪烁的视标，立即按压手中的反应器，仪器不断调整视黑白条的对比度，从而找到受检者可以察觉到的对比度。FDT 具有不受低视力的屈光间质混浊的影响，无需屈光校正镜，在检测中患者可配戴自己的眼镜，无需眼罩，可自动遮挡未检眼，不受外界光线及瞳孔大小的影响，可在普通灯光环境下操作。且测试快速，体积小巧，方便携带，相对便宜。因而，使其更适于青光眼高危人群的筛查。

（三）开角型青光眼诊断

1. 至少有一眼的眼压≥21mmHg。

2. 典型的青光眼性视乳头损伤。

3. 典型的青光眼性视野缺损。

4. 眼压升高时前房角开放。

5. 如果眼压 <21mmHg，但有视乳头和视野的改变，诊断为正常眼压性青光眼。

三、高危人群的筛查及间隔

1. 高危人群　由于我国人口众多，对整体进行大规模的筛查，投入的成本太大，筛查的效率过低，不太现实。因此，对于有以下情况的高危人群进行筛查，切实可行，以便早期发现青光眼。①有青光眼家族史者：青光眼患者家庭的发病率比一般家庭高得多，因此每一位家庭成员都应认真检查一次，必要时做长期的定期观察。②一眼诊断为青光眼者：另一眼应尽早检查。③身体普查中被怀疑有青光眼者：40 岁后每年必须定期查眼压、眼底。④患有与青光眼有关的全身性疾病者：如糖尿病、高血压、低血压、高脂血症等。⑤患有与青光眼有关的其他眼病者：如高度近视、高度远视及虹膜炎等。⑥自觉出现青光眼常见的症状者：如眼胀、头痛、虹视、不明原因的视力疲劳等。

2. 筛查的间隔　一般说来，在 35～40 岁时应进行一次青光眼排除检查，40 岁以后每 2～3 年检查一次，60 岁以后每 1～2 年检查一次。如有上述危险因素，应当在 30 岁后每 1～2 年就检查一次。

对以上高危人群的初次筛查检查结果无青光眼迹象，并不保证以后不发生青光眼，故仍应根据眼科医生的建议定期随诊。对于青光眼，在明确诊断前，宁可小心些，也不能大意，以免造成诊断和治疗的延误。

第二节　青光眼患者的转诊

对于基层医生发现的可疑青光眼患者,均应及时转诊至二级医院,接受进一步的检查,明确诊断,及时治疗;对于更加疑难的病例,继续上转至三级医院接受诊治。治疗后及康复期的患者可下转至基层医院接受随访及观察,同时上级医院应按基层的要求适时进行会诊及定期培训基层医生。这种双向转诊模式的建立不仅能改善基层医疗资源闲置的现象,缓解上级医院医疗资源紧缺的矛盾,又可为患者节省医疗费用,从而为下一步的治疗节省时间。我国目前的社区卫生服务体系的基本框架已经建成,但是双向转诊制度并未实现正常运转。社区卫生服务机构与二、三级医院之间的上转、下转率都非常低。可通过对青光眼单病种双向转诊的建立来逐步完善双向转诊体系的建设。

第三节　青光眼的治疗

青光眼治疗的目的是有效降低眼压,提高视神经乳头血流灌注量,阻止视网膜神经细胞受损,特别是神经节细胞。治疗的方法有以下几种:

(一) 药物治疗

对青光眼最好先用药物治疗,若在药物控制眼压效果不良的情况下,可考虑手术治疗。治疗的药物主要有:

1. β - 肾上腺能受体阻滞剂　机制是减少房水生成,例如:0.25% ~ 0.5% 马来酸噻吗心安滴眼液,0.25% ~ 0.55% 倍他洛尔等,每天 1 ~ 2 次,对眼压一般性增升有降压作用,降压幅度可达 20% ~ 25%。对眼压极度增高者,需联合应用其他降低眼压药。长期应用时后期降压效果减弱。局部副作用有睑结膜炎、一过性眼烧灼感、刺激感、眼过敏、引起或加重干眼症等,全身副作用为影响心血管和呼吸系统,如有心动过缓、心传导阻滞、支气管哮喘的要禁用。

2. α - 肾上腺能受体激动剂　机制是减少房水生成,促进房水流出,代表药物如地匹福林、酒石酸溴莫尼定滴眼液(阿法根)等。联合 β - 肾上腺素能受体阻滞剂可有中等度降眼压作用,单独用药可降眼压 20% ~ 27%。局部副作用有充血、流泪和口干等,全身副作用有心动过速、心律失常和高血压等。

3. 拟副交感神经药物(缩瞳剂)　主要是缩瞳,促进房水流出,如:1% ~ 2% 匹罗卡品,根据患者疾病情况决定用药频率,对于急性闭角型青光眼患者,早期可以 15 分钟 1 次,眼压下降后逐渐减少用药次数,最后维持剂量为每天 3 ~ 4 次。

4. 碳酸酐酶抑制剂(局部及全身)　主要是通过减少房水生成,降低眼压,降压幅度较弱,只有 10% ~ 15%。全身用药如醋甲唑胺,为防止产生全身的副作用,一般不宜长期服用,因为对肾脏有一定的毒副作用,不能作为治疗青光眼的基础药物。局部用药如2%布林佐胺滴眼液,3次/天。最常见的不良反应是口苦,局部的不良反应常见为烧灼感、刺痛感和流泪等。

5. 前列腺素衍生物　是通过葡萄膜巩膜通道促进房水流出而降低眼压。是新型抗青光眼的一线用药,每天只需滴眼1次就能有效控制昼夜眼压波动,从而减少对视功能的影响。降压幅度大,可达30%~40%,单用此类药物的降压效果比其他类药物要好。代表药物如拉坦前列素、曲伏前列素等。局部副作用少见,一些患者偶见轻度结膜充血、烧灼感、异物感和过敏症状。

6. 高渗剂　可迅速增加血液渗透压,浓缩玻璃体,使眼压降低。常用于青光眼的急救。如20%甘露醇溶液,1.0~1.5g/(kg·d),快速静脉滴注。或用50%甘油80~100ml口服,临床使用时应注意患者的血压、心功能、肾功能、电解质以及血糖的情况。

7. 视神经保护药物　正在研制阶段。中医药物如灯盏细辛、银杏叶、葛根素等。

(二) 手术治疗

用药物不能控制眼压,或者对药物不能耐受,或在药物治疗下视功能继续减退者,应考虑手术治疗。手术方式依原理不同可分为以下几种类型:

1. 解除瞳孔阻滞的手术(图6-18)　如周边虹膜切除术。手术原理是通过切除或切开周边虹膜,使前后房沟通,瞳孔阻滞得到解除,术后前后房压力达到平衡,常能防止ACG再次发作。主要适应证是:房角尚无广泛粘连的早期PACG,以及某些发病机制为瞳孔阻滞的继发性ACG。

2. 解除小梁网阻塞的手术　如房角切开术、小梁切开术。房角或小梁切开术分别从内部和外部切开发育不良或通透性不够的小梁网,房水能经正常途径引流至静脉系统,此类手术对原发性婴幼儿性青光眼常可达到治愈的效果。

3. 建立房水外引流通道手术(滤过性手术)　如小梁切除术、非穿透性小梁手术、激光巩膜造瘘术、房水引流装置植入术。滤过手术是切除一部分巩膜小梁组织,形成一个瘘道,房水经此瘘道引流到球结膜下间隙,然后再由结膜组织的毛细血管和淋巴管吸收,以降低眼压。此类手术主要是用于POAG和有广泛房角粘连的闭角型青光眼患者(图6-19)。

4. 减少房水生成的手术　如睫状体冷冻以及光凝术。此类手术属于治疗难治性青光眼的破坏性手术。

(三) 激光治疗

青光眼激光手术是用于青光眼治疗的一种先进技术,它是一种很小斑的强力光束,依靠光束的强度,引起眼组织小的烧灼或穿透。常见类型有激光周边虹膜切开术和虹膜切除术、激光小梁成形术、虹膜周边切除术、青光眼引流术等,激光治疗使大量患者避免了手术治疗。激光周边虹膜成型术治疗时应用 Abraham 接触镜,采取大光斑(500μm)、长曝光时间(0.4 秒),能量的大小以不产生气泡及色素逸出为佳。这不但可在治疗过程中引起激光斑周围虹膜的强烈收缩,且日后可形成明显的激光反应斑,从而获得可靠的临床治疗效果。

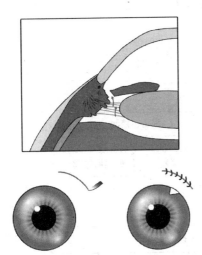

图 6-18　解除瞳孔阻滞的手术

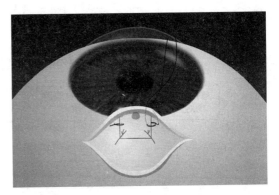

图 6-19　小梁切除术

(四)急性闭角型青光眼的处理

闭角型青光眼急性发作,眼科医师应争分夺秒地采取措施降低患者的眼压,使之回归到正常水平,尽可能减少眼内组织和视神经纤维的损伤。传统的药物降眼压仍不失为一种有效的治疗手段,另外激光虹膜周边成形术和前房穿刺术也可作为急性闭角型青光眼的一线治疗。激光虹膜周边成形术避免了周边虹膜永久粘连,也能解除新鲜的 PAS;同时使高眼压和炎症反应对小梁网滤过功能的影响最小化。前房穿刺即刻降低眼压,也就阻止了由于急性眼压增高引起的视神经和小梁网的继发损伤。但该研究者认为前房穿刺不能从根本上解除瞳孔阻滞,所以建议前房穿刺后要继续应用降眼压药物直到行周边虹膜切除术为止。而前房穿刺术本身也为消除角膜水肿、尽快实施周边虹膜切除术创造了条件。

闭角型青光眼急性发作缓解后,应尽快实施激光虹膜周边切开术。另外,急性发作的对侧眼因为具有与发作眼相似的解剖和生理特征,也需要一并给予激光虹膜周边切开术,以预防青光眼急性发作,也可行激光周边虹膜成形术。如果是首次急性发作的患者,发作持续时间不长,眼压下降后房角大部分开放,小梁网功能预计是良好的,如果患者同时合并有白内障,矫正视力小于 0.3,可以选择晶状体摘除联合房角分离手术作为急性发作缓解后的治疗。

大约有 1/2 的急性闭角型青光眼患者对侧眼会在 5 年内发作,因此,应当尽早地对这些患者行 LPI 术。不建议 APAC 患眼的对侧眼长期应用毛果芸香碱，大约有 40% 的急性闭角型青光眼对侧眼会在 5 年内发作。

急性闭角型青光眼发作眼具体处理路径如图 6-20 所示：

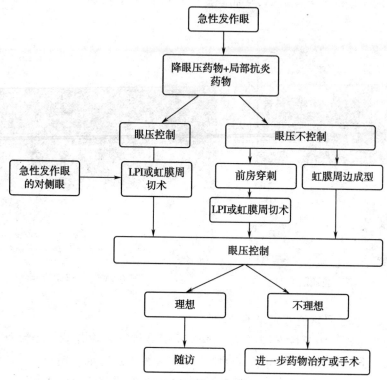

图 6-20　急性闭角型青光眼发作眼具体处理路径

第四节　青光眼的随访及健康教育

一、青光眼的随访

1. 随访的重要性　青光眼是一种慢性、终身性疾病，需要长期随访才能有效地控制病情发展。①有些开角型青光眼患者早期没有任何症状，一次的眼压和视野检查结果正常，并不能判断他就不是青光眼患者，只有在定期的随访中才能及早发现它对视功能的损害。及早治疗，才能避免视野的丢失。②还有些青光眼患者即使采取了治疗措施，但不一定都能满意地控制眼压，或者眼压虽已控制，但视神经病变仍在悄悄地进展，再者滤过手术效果患者间差异较大，远期效果不能准确预测，术后早期的炎症反应和滤过泡瘢痕化常影响手术的远期预后。只有定期随访才可以发现这种情况，便于医师及时调整治疗措施，巩固治疗效果。③另外，各种青光眼的治疗都可能会有副作用和并发症,只有定期地随访才能发现这些负面影响,及时处理,通过调整治疗方案从而有效地保护视功能。可见,定期随访是控制眼压、维持滤过泡功能、改善患者用药依从性及保护患者视功能的重要措施。

2. 随访的内容 ①眼压:测量眼压可以衡量疗效如何,根据眼压水平选择用药方案及观察时间。一般 1～2 个月测量 1 次,尽量控制在"目标眼压"以下。目标眼压又称靶眼压,是指通过治疗获得一个稳定的眼压范围的上界水平,在此上限水平以下的眼压范围内,视神经损害的进展能够最大限度地延缓甚至停止。当眼压控制较满意时,复查间隔可适当地延长。②视神经结构:观察视盘 C/D 比情况可判断青光眼是否进行的重要标志。尤其对开角型青光眼,眼压控制良好,杯盘比值继续增大,表示病变在进展,需做进一步的处理。有条件者还可做神经纤维层厚度检查,以期早期发现病变进展。③视力:不是每次随访的必查项目,但当患者合并有进行性的眼病如白内障、眼底病等时,就应该经常查视力,以免延误治疗的最佳时机。④视野,一般 6～12 个月作一次,以监测视神经损害发展情况。有条件可做眼底立体照相,了解病情控制情况。即使眼压已经控制,每年也应检查一次视野,以保证治疗的持续性。⑤滤过泡检查:所有已行滤过手术的患者,必须观察滤过泡情况。虽然患者已行滤过手术,但并不是每一位患者都能形成有效的滤过泡,有的滤过泡太薄,致滤过强;有的滤过泡被瘢痕组织取代造成眼压控制不良,随访中发现的这些情况均应及早处理,从而维持手术治疗的稳定性。⑥其他:每年应常规作一次前房角镜检查,尤其对闭角型青光眼的患者。必要时检查前房深度、晶状体及全身情况。

二、青光眼患者的健康教育

青光眼防治的关键在预防,加强青光眼科普知识的普及,提高群众自身保健意识,在日常生活中,远离诱发青光眼的因素,从而有效地预防青光眼。

1. 青光眼最主要的诱发因素就是长期不良精神刺激,如生气、着急、抑郁等。这些精神刺激很容易使眼压升高,引起青光眼,所以平时要保持平稳的心态及愉快的情绪。

2. 生活起居要有规律。不管是体力劳动还是脑力劳动,身体过度劳累后都易使眼压波动,所以要劳逸结合,适量体育锻炼,保持良好的睡眠质量。

3. 普通人群要戒烟戒酒,不应暴饮暴食,大吃大喝易引起眼压波动。

4. 合理健康用眼,不要过度用眼。不要在暗室停留时间过长,即使在暗室工作的人员,每 1～2 小时也要走出暗室或适当开灯,照明光线必须充足柔和。

5. 青光眼家族及危险因素者,必须定期复查,一旦有发病征象者,应积极配合治疗,防止视功能突然丧失。

6. 可疑青光眼患者不可在短时间内饮大量水分,包括饮料、牛奶等;还有一些饮料,如咖啡、浓茶等,对神经系统容易产生兴奋作用,也不宜大量饮用。

7. 浅前房的人群不宜散瞳检查眼底,如果必须散瞳检查,则应该在眼压检测的情况下或者散瞳后尽早使用缩瞳药物恢复瞳孔大小。

8. 多吃蜂蜜及其他利水的食物 蜂蜜属于高渗剂,口服蜂蜜后,血液中的渗透压就会升高,于是把眼内多余的水分吸收到血液中来,从而降低眼压。除此以外,西瓜、冬瓜、红小豆也有利水降压的作用。老年人适当多吃些富含维生素A、B、C、E等抗氧化物食品,如蔬菜。

9. 主动检查 老年人每年要量一次眼压,尤其是高血压患者。发现白内障、虹膜炎也要及早治疗,以免引起继发性青光眼。

10. 谨慎用药 用药前一定要详细阅读说明书,对于一些易引起眼压增高的药物如硝酸甘油、戊四硝酯、阿托品及其衍生物时,一定要慎用。糖皮质激素长期应用时一定要注意对眼压的影响。

(杨顺玲 牟大鹏)

第七章 糖尿病视网膜病变的筛查与防治技术

- 如何减少人群中因糖尿病视网膜病变而导致的视力损害及失明的人数？
- 如何确定要筛查的糖尿病患者？
- 如何联系他们来接受筛查？
- 如何记录检查所见？如何分享信息？与谁分享？什么时候分享？
- 患者转诊到何处？如何转诊？
- 患者转诊后接受了治疗的效果如何？

第一节 概　　述

一、糖尿病视网膜病变的流行病学

糖尿病现已成为我国常见的多发病,当前已有糖尿病患者4000万,预计至2010年我国发病人数将达到6000万。糖尿病时刻都在危害着人类的生存与健康,故被世界医学界列为继心脑血管、恶性肿瘤之后的第三大杀手。糖尿病是一个复杂的代谢性疾病,据世界卫生组织的有关资料显示,全球已有2亿多人患有糖尿病;在2030年,糖尿病患者人数预计将增加至4.4亿,比2010年增加54%。这意味着,如现在有两个人患糖尿病,而到2030年则将有三个。世界糖尿病总数还在增加,由于人们越来越多地迁移到城市,运动少,吃得多,吃健康食品少,更多的人变得肥胖,2型糖尿病患病率增高。人们的寿命延长,糖尿病在老年人中更为普遍。

糖尿病可引起各种各样的眼部疾病,如角膜溃疡、青光眼、白内障、玻璃体积血、眼底出血等,但最常见而且对视力影响最大的是糖尿病视网膜病变,也就是说,糖尿病视网膜病变(DR)是糖尿病患者失明的主要原因。

目前有许多以人群为基础的糖尿病视网膜病变流行病研究,Rema等在印度对20岁以上的26 001人群进行了糖尿病视网膜病变流行病调查(2005年),结果表明,总的人群糖尿病视网膜病变患病率17.6%,男性21.3%,女性14.6%;有糖尿病病史的患者糖尿病视网膜病变患病率20.8%;新发现糖尿病患者354人,这个人群糖尿病视网膜病变患病率5.1%;Giuffrè等在意大利对40岁以上的1588人进行了糖尿病视网膜病变流行病调查(2004年),结果表明糖尿病视网膜病变患病率34.1%。

澳大利亚2003年的一项调查显示,有糖尿病病史的患者糖尿病视网膜病变患病率 21.9%;新发现糖尿病患者中糖尿病视网膜病变患病率为 6.2%;澳大利亚 Wong TY 从 1993 ~ 1996 年在糖尿病患者中连续跟踪调查,糖尿病视网膜病变的三年发病率为 10.1%;糖尿病视网膜病变的患病率 27.2%。澳大利亚的另一项研究报道,在糖尿病患者中糖尿病视网膜病变的患病率为 21% ~ 36%,其中 6% ~ 13% 有视力损害的危险。

美国的研究显示胰岛素依赖性糖尿病患者的眼底病变患病率为 68% ~ 84%,非胰岛素依赖性糖尿病患者的眼底病变患病率为 26% ~ 39%,新诊断的非胰岛素依赖性糖尿病患者的眼底病变患病率为 10% ~ 15%。增殖性糖尿病视网膜病变的患病率是 1.6% ~ 1.8%,黄斑水肿的患病率是 3% ~ 5.5%。

1994 ~ 1995 年,北京地区采取了随机区块抽样法,进行了糖尿病流行病学调查,样本来自 33 个村镇、5 个工厂、11 个连队、17 个居民点共计 76 个单位,筛查对象是北京市户口、年龄≥25 岁的人群,其中城区工人、干部及家属 5663 人,军人和干部 4960 人,近郊大兴县 4981 人,远郊昌平县 5078 人,共计 20 682 人。调查结果表明糖尿病视网膜病变的患病率为 10.12%。上海市北新泾街道居民糖尿病患病率 1.35%,糖尿病视网膜病变的患病率为 27.29%。单纯型和增生型糖尿病视网膜病变的患病率分别为 22.99% 和 4.30%。

总之,在世界范围内糖尿病视网膜病变(diabetic retinopathy,DR)已成为主要的致盲性眼病之一。由于糖尿病的发病率正随着人们生活方式的改变而上升,糖尿病性患者失明率是正常人的 25 倍,糖尿病视网膜病变是糖尿病患者失明的主要原因,已成为 21 世纪所面临的严重挑战。

由于糖尿病患病率的增加,DR 的风险也增加。2002 年,患有糖尿病的人平均失明的风险预计数为 0.75%,这意味着,每 133 个糖尿病患者就会有一个盲人。如果我们简单地应用统计学分析,预计到 2030 年(4.4 亿)糖尿病中,将会有 330 万因为糖尿病视网膜病变而失明。

糖尿病视网膜病变通常在糖尿病后的 10 ~ 20 年之间发生,当糖尿病未被诊断和治疗时,糖尿病视网膜病变发展得更快。

糖尿病视网膜病变存在风险的视力是可以治疗的,最常用的有激光,可以防止视力障碍和失明。可悲的是,已经丧失的视力是不能恢复的。

二、糖尿病视网膜病变的相关因素

1. 病程　糖尿病失明最重要的原因就是糖尿病视网膜病变。其发生时间,一般在患糖尿病 5 年之后开始出现,其发生的早晚和严重程度与血糖、血脂、血压等有直接关系。病程是得到肯定的最重要因素,有关的统计资料,病程达 10 年的糖尿病患者,有 50% 发生视网膜病变;病程 15 年以上的,有 80% 发生视网膜病变。危害性最大。Yanoff 调查非胰岛素依赖性糖尿病,病程 11 ~ 13 年,糖尿病视网膜病变患病率23%；14~16年,糖尿病视网膜病变为43%；大于16年,糖尿病视网膜病变为60%。Wisconsin,糖尿病视网膜病变流行病学调查,糖尿病视网膜病变患病率在<5年者为28.8%,>15年者为77.8%。北京协和医院调查,<10年病程,糖尿病视网膜病变为7%,10~14年为26%,>15年为63%,30年达95%。也有文献报道,病程5年以下糖尿病视网膜病变为38%~39%,病程5~10年为50%~56.7%,病程10年以上为69%~90%。M.Cohen(国际糖尿病研究所)报道8年病程者糖尿病视网膜病变共50%,20年后100%患者实际上都能查出某些视网膜病变。

2. 性别与年龄　性别与糖尿病视网膜病变无明显关联,但也有不同报告认为女性糖尿病视网膜病变患病率多于男性。或者也有报告男性多于女性。在年龄方面,青春期前儿童罕见糖尿病视网膜病变。但青春期后患者和有相同病程的青春期或青春前期患者相比,糖尿病视网膜病变患病率要高4.8倍。关于非胰岛素依赖性糖尿病,有人认为糖尿病视网膜病变患病率与年龄无关,但糖尿病患病率与年龄有明显关联。

3. 与血糖控制关系　近年来仍然一致认为血糖控制在正常范围可预防和延缓微血管病变的发展和眼部并发症。Root报告,糖尿病10~19年131例患者,血糖控制不良者DR患病率为65%,控制较好者为29%；在患DM20~29年61名患者中,血糖控制不良者DR为90%,控制较好者18%。北京协和医院统计>10年DM患者,血糖控制差DR 100%,其中62%为Ⅲ期以上病变,控制良好者61%,Ⅲ期占7%。

4. 糖化血红蛋白　糖化血红蛋白水平与血糖水平有关,长期高血糖患者的血糖化血红蛋白水平高。不论1型或2型糖尿病,Wisconsin材料证明高糖化血红蛋白与糖尿病视网膜病变危险性增加相关联。

此外,糖尿病性视网膜病变的发生和发展受到经济、环境等多种因素的影响,因此不同地区的糖尿病性视网膜病变患病情况有所不同。但是,近年来,无论在发达国家或发展中国家(包括我国),随着经济的不断发展,糖尿病的发病率逐年升高,糖尿病性眼病也有日益增多的趋势,糖尿病的眼部并发症,特别是糖尿病视网膜病变引起视力损伤数量也在不断增加。糖尿病视网膜病变是目前大多数国家的主要医疗负担之一。

第二节　糖尿病视网膜病变筛查流程与评估技术

一、尽早发现糖尿病视网膜病变

糖尿病视网膜病变是20~74岁年龄组的主要致盲眼病之一。对于病程达

20年的糖尿病患者,几乎全部的Ⅰ型患者和大于60%的Ⅱ型患者发生DR,且其发生率随病程的延长而增加。糖尿病视网膜病变可能发生数年而并不出现视觉症状,尽管及时的激光光凝可有效降低DR的致盲风险,但其最佳治疗时期多在视力受损之前,且光凝很难逆转已丧失的视力,因此对糖尿病患者进行糖尿病性视网膜病变筛查的必要性已毋庸置疑。

眼科门诊中发现糖尿病患者,特别合并有白内障的糖尿病患者,应当检查眼底。

医院就诊的糖尿病患者,都应当眼底检查。

走进社区人群,对确诊糖尿病或有高血糖史者进行普查。

二、糖尿病视网膜病变眼底筛查技术与流程

糖尿病视网膜病变的筛查在短期内对大规模的社区人群进行眼健康普查是行之有效的。对确诊糖尿病或高血糖史者,先进行身高体重、血压、血糖、糖化血红蛋白等一般情况检查;然后检查日常生活视力、小孔视力(矫正视力);有条件者可以测眼压、验光、裂隙灯检查角膜、晶状体等。最后做眼底检查可以散瞳眼底照相或小瞳眼底照相或直接检眼镜检查眼底等。必要时做荧光素血管造影和相干光断层成像。

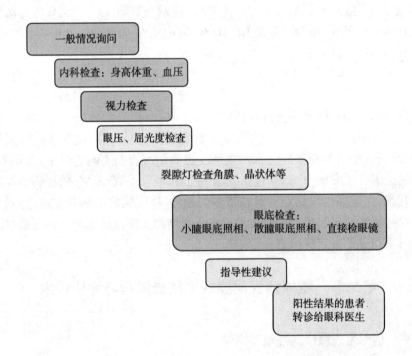

一般情况询问

内科检查:身高体重、血压

视力检查

眼压、屈光度检查

裂隙灯检查角膜、晶状体等

眼底检查:
小瞳眼底照相、散瞳眼底照相、直接检眼镜

指导性建议

阳性结果的患者
转诊给眼科医生

（一）详细询问全身和眼部病史

采集一个详细的病史，包括糖尿病的患病时间、患者的血糖控制情况、用药情况（药物或胰岛素）、饮食、运动情况、吸烟、乙醇摄入、糖尿病家族史和其他的全身疾病例如高血压、糖尿病肾病、神经病变等。还应记录所有关于远视力或近视力模糊、闪光感、眼前漂浮物和视力变化的情况。

（二）日常视力检查

远视力的测定采用对数视力表（5m 距离）检测日常生活视力（the presenting visual acuity），即受检者无眼镜者查裸眼视力；已配戴眼镜者查戴镜视力；虽有眼镜但不经常戴，受检时未戴眼镜查不戴镜的裸眼视力。矫正视力：全部受检者视力达不到 1.0 者，再进行屈光检查，屈光状态由验光师进行 Nidex 电脑验光仪检测，将电脑验光打印结果粘附在体检单上，检查矫正视力，记录最佳矫正视力和镜片度数，戴镜后再查矫正视力。视力记录同前。

（三）眼前节检查

在裂隙灯检查时（散瞳前），主要寻找虹膜新生血管并记录眼内压。

（四）视网膜病变的筛查

强调：疾病早期唯一能够监测的是视网膜检查。

糖尿病视网膜病变早期无症状且早期治疗将降低失明风险及治疗成本。研究表明，筛查可有效降低 DR 的致盲率。因此，定期的视网膜病变筛查成为及时发现病变、把握治疗时机的唯一有效方法。WHO 和许多医学学会建议对糖尿病患者应定期进行视网膜病变筛查。

关于眼底筛查方法，英国糖尿病联合会（BritishDiabeticAssociation，BDA）建议筛查的敏感性不应低于 80%，而特异性不应低于 95%。目前各地对 DR 的眼底筛查方法并不相同。

糖尿病视网膜病变有临床体征，可通过检眼镜或裂隙灯和 90- 或 78-D 前置镜检查糖尿病视网膜病变，其他对糖尿病视网膜病变诊断有帮助的是眼底照相、荧光素眼底血管造影和相干光断层成像（OCT）。

1. 检眼镜　一般是眼科医师进行眼底检查不可或缺的临床工具。研究指出，直接检眼镜进行筛查的敏感性低于 80%。当没有裂隙灯及透镜时，检眼镜这种方法的灵敏性虽差但很有用。裂隙灯的优点是能用双眼看到视网膜，这种立体视觉提供一种深度觉，可以帮助诊断，特别是对于黄斑水肿的诊断。如果擅长应用裂隙灯显微镜检查视网膜，即能发现出血、新生血管、渗出和视网膜水肿引起的增厚，可以仅通过临床检查对糖尿病视网膜病变（DR）作出诊断。裂隙灯及手持透镜检查视网膜这种方法有最佳的诊断特异性（不会把未患 DR 的人错划到 DR）及敏感性（不会把患 DR 的人漏掉）。然而，这很费时间，成本也高。

2. 眼底照相　可能是最有用的辅助检查。通过眼底照相获得眼底图像从而对眼底病变进行评价,照相对于发现糖尿病视网膜病变和对患者提供咨询很有用。眼底照相机的价格仍然很高,但价格越来越可被患者承受,而且图片的质量也在不断提高。照相机操作也很简单。照相最有价值的用途是用于已接受过激光治疗的有糖尿病黄斑病变或新生血管的患者中。通常,激光可以达到完全治愈,使渗出和新生血管消失。然而,有时候这些病变不能完全消失。如果只是偶尔对患者进行检查,就很难记住治疗前视网膜的具体情况。当在激光治疗数月后依然能看到视网膜病变,却很难确定视网膜病变是好转、恶化还是和原来一样。如果有眼底照相作参考,就能肯定视网膜病变的变化情况。而绝大多数现有的眼底照相筛查敏感性高于80%,同时眼底照相可提供永久的记录,对检查者依赖性较低,应用数码眼底照相是当前一种最理想的合适的筛查方法。

1991年,视网膜病变研究组ETDRS推荐标准的7个视野眼底照片,但费时。有研究发现,每只眼在不散瞳状态下拍一两张照片,有很好的诊断特异性及敏感性,即分别以黄斑和视乳头为中心,照两张45°眼底像。但由于糖尿病患者特别是病程长的或有视网膜病变的患者往往瞳孔很小,在小瞳下常不能获得可靠的眼底图像;散瞳虽然会给患者带来一些不适,但是能够获得更清晰可靠的眼底图像,从而提高了筛查的敏感性,降低误诊率。Paul等报告散瞳眼底照相敏感性81%,而小瞳眼底照相敏感性61%。尽管有研究表明小瞳眼底照相筛查可行,但总体而言,散瞳眼底照相优于小瞳眼底照相。建议DR的筛查采用散瞳眼底照相。

远程眼科医疗已是一个独特的辅助工具。近年来,现代计算机和信息技术的飞速进步推动了远程医疗的迅速发展,数码眼底照相机的迅速普及和发展为远程筛查系统奠定了基础。专业的眼科医学中心利用现代通信技术(例如网络技术)获得异地DR患者的数码眼底像并对之进行分析评价,做出决策。远程医疗作为一种工具使得糖尿病性视网膜病变的远程筛查不再受地域或时间的局限,将此服务的范围扩大到边远地区,从而为患者提供了更为便捷的享受眼科医疗服务的途径。糖尿病性视网膜病变眼底照相筛查的一种远程医疗模式即糖尿病性视网膜病变的远程筛查已成为一种颇有前景的方法。

用眼底数码照相机进行视网膜照相快速且灵敏。照片由技术人员拍摄,使得眼科医师在很短时间内可检查大量的患者照片。虽然照相机昂贵,但可降低成本。同传统的眼底照相一样,数码眼底照相存在一定的局限性。有屈光间质混浊、黄斑水肿等情况,应转诊患者去接受全面的眼科检查。

3. 荧光素眼底血管造影　是一种检查视网膜循环细节的技术。它可显示引起渗出性黄斑病变的渗漏和引起缺血性黄斑病变和增生性视网膜病变的毛细血管闭塞区域。荧光素眼底血管造影则被认为是早期发现 DR 的最有效方法。然而,注射荧光素存在较低的风险(约 1∶20 000)出现严重的过敏反应,这种过敏反应可能是致命性的。只有在拥有复苏条件的场所才能进行这项检查。此外,荧光素眼底血管造影操作复杂,技术要求高,同时由于不舒适的检查过程和较高的费用也将降低患者的依从性,因此不适用于筛查。

4. 相干光断层成像(OCT) 是利用激光扫描视网膜并形成精细的三维影像的一项较新的技术。这项技术不仅能检查视网膜的水肿或肿胀,也能进行测量并描绘地形图显示水肿最严重的区域(图 7-1)。它是快速、安全的,且不需要进行任何注射。不幸的是,这种机器价值约 5 万英镑! 在高收入国家,联合使用 OCT 和眼底照相是最常用的记录和观察糖尿病视网膜病变的方式。随着照相机和 OCT 机器变得越来越负担得起,它们也会在中低收入国家得到越来越广泛地应用。

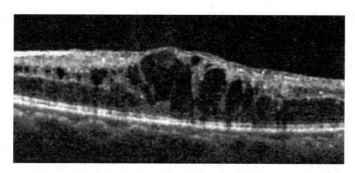

图 7-1 黄斑囊样水肿的光学相干断层扫描(OCT)图像

三、图像分析与诊断

对采集的图像要回答一些问题,例如:该患者的检查结果正常与否? 该患者何时接受下一次筛查? 该患者是否需要眼科专科医师进一步检查? 该患者是否需要治疗? 这就需要眼科专业人员从眼底图像中抽取出关于视网膜病变的信息并加以分级,从而评价病变的严重程度,根据合理分析的结果做出决策。

根据美国糖尿病视网膜病变早期治疗研究协作组(early treatment diabetic retinopathy study, research group, ETDRS)和 Wisconsin 糖尿病视网膜病变流行病学研究组等的资料,经国际上 16 个国家 31 位专家共同制定了糖尿病视网膜病变和糖尿病性黄斑水肿的严重程度分级。

（一）糖尿病视网膜病变的分级（表7-1，表7-2）

表7-1　非增生性糖尿病视网膜病变（nonproliferative diabetic retinopathy）的分级

病变严重程度	散瞳后检眼镜所见
无明显糖尿病视网膜病变	无异常
轻度非增生性糖尿病视网膜病变	仅有微血管瘤
中度非增生性糖尿病视网膜病变	比仅有微动脉瘤重，但比重度者轻
重度非增生性糖尿病视网膜病变，具有下列任何一项（称为4 2 1法则）	4个象限中任何一个象限有20个以上的视网膜内出血点
	2个以上象限有明确的静脉串珠样改变
	1个以上象限有明确的视网膜内微血管IRMA异常，但无增生性视网膜病变体征

表7-2　增生性糖尿病视网膜病变（proliferative diabetic retinopathy，PDR）的分级

病变严重程度	散瞳后检眼镜所见
具有一项或多项则为增生性糖尿病视网膜病变	新生血管形成 视网膜前出血 玻璃体积血

（二）糖尿病黄斑水肿（diabetic macular edema，DME）的分级（表7-3）

表7-3　糖尿病黄斑水肿的分级

病情严重程度	检眼镜下所见
DME不明确存在	后极部无明显视网膜增厚及硬性渗出
DME明确存在	后极部可见视网膜增厚及硬性渗出

如有水肿分为以下三级：

1. 轻度黄斑水肿　后极部视网膜有一定程度增厚及硬性渗出，但距黄斑中心较远。

2. 中度黄斑水肿　后极部视网膜有一定程度及硬性渗出，接近黄斑中心但未累及中心。

3. 重度黄斑水肿　视网膜增厚及硬性渗出，累及黄斑中心。

糖尿病视网膜病变图 7-2 ~ 7-7。

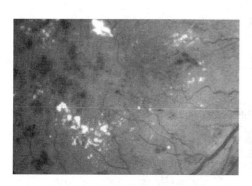

图 7-2 非增生性糖尿病视网膜病变：出血（大而不均匀的红"点"）和微动脉瘤（小而圆的"点"）

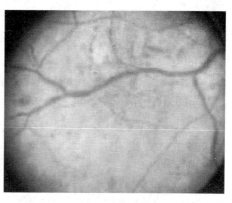

图 7-3 非增生性糖尿病视网膜病变：静脉串珠

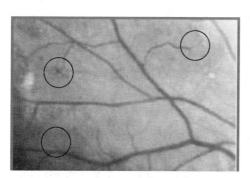

图 7-4 视网膜内微血管异常（IRMA）
圆圈显示IRMA的奇怪和扭曲的形状

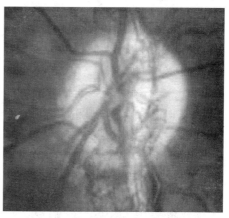

图 7-5 增生性糖尿病视网膜病变：新生血管（关键特征）

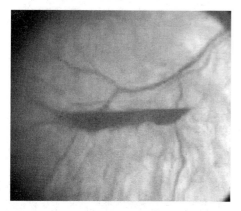

图 7-6 增生性糖尿病视网膜病变：视网膜前出血

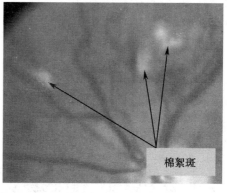

图 7-7 增生性糖尿病视网膜病变：棉絮斑

第三节　糖尿病视网膜病变的标准化管理

任何时候都要鼓励糖尿病患者控制好血糖和血压,介绍他们到有条件的服务机构获得帮助(表7-4)。

表7-4　糖尿病视网膜病变的标准化管理方案

糖尿病视网膜病变(DR)的病程	临床体征	做什么(筛查/初级眼保健)	做什么(诊所)	医者对患者说什么
无DR	无异常	鼓励患者在12个月内复查	12个月内复查	糖尿病可在任何时候影响到你的眼内。你在12个月内返回来以使我们再次对你进行检查是重要的,这将有助于预防你丧失视力或变盲
轻度非增殖性DR	仅有微动脉瘤	鼓励患者在12个月内复查		你患的糖尿病正在影响着你的眼睛。尽管此时你的视力很好,但我们仍要在12个月内检查你的眼睛,以便发现你的病变是否不断加重。如果病变变得严重,我们将开始治疗以阻止糖尿病对你的视力造成影响
中度非增殖性DR	较多微动脉瘤但比重度非增殖性DR的少	鼓励患者在6~12个月内复查	6~12个月内复查	你患的糖尿病正在损害你的眼睛。尽管此时你的视力很好,但我们仍要在6个月内检查你的眼睛。因为这些病变将不断加重。如果病变严重,我们将开始治疗以阻止糖尿病对你的视力造成影响。如果不及时治疗,你将面临视力下降或变盲的危险
重度非增殖性DR	一个象限的出血多于20个;或有2个象限的静脉呈串珠状或视网膜内	介绍到视网膜诊所。转到视网膜门诊,所有重度非增殖性DR的患者应有一位眼科医	如果不能随诊,可在6个月内复查或考虑行全视网膜光凝	你患的糖尿病已对你的眼睛造成严重损害。尽管此时糖尿病已严重损害你的眼睛,虽然你的视力仍然很好,但你仍需要马上治疗以确保你的视力不下降或失明。我们要在6个月内

续表

糖尿病视网膜病变（DR）的病程	临床体征	做什么（筛查/初级眼保健）	做什么（诊所）	医者对患者说什么
	微血管异常（IRMA）	师负责处理。患者应每6个月复查一次		检查你的眼睛。然而，如果你认为你不能返回检查，我们可当即对你的眼病进行治疗。只有这样才能保证你不会在今后丧失视力
增生性视网膜病变	视盘或其他部位的大量新生血管，玻璃体或视网膜前出血	紧急转往视网膜诊所	如果玻璃体积血或视网膜脱离可行全视网膜光凝或玻璃体切除	你患的糖尿病已对你的眼睛造成十分严重的损害。尽管此时你的视力尚好，但你仍可能在未来一年内面临着丧失视力的巨大风险。你需要紧急治疗以挽救你的视力。治疗并不能提高你的视力，但可以保护你的视力
黄斑水肿				
无黄斑水肿	无后极部的渗出或视网膜增厚	12个月复查	12个月复查	参照以上"无糖尿病视网膜病变"
轻度黄斑水肿	后极部渗出或视网膜增厚，距黄斑>1DD	6个月复查	6个月复查	你患的糖尿病正在损害你的眼睛。尽管目前你的视力是好的，但我们仍必须在6个月内检查你的眼睛，因为这些病变有可能逐渐加重。一旦损害变严重，我们将对你的眼睛进行治疗以阻止糖尿病影响你的视力。如果不及时治疗，你将面临视力下降或变盲的危险
中度黄斑水肿	后极部渗出或视网膜增厚，距黄斑<1DD，但未累及黄斑	介绍到视网膜诊所。鼓励糖尿病患者检测他们的血糖和血压。如果他们不知道如何去做，就介绍	出现临床明显的黄斑水肿（CSMO）时行激光治疗。如无CSMO，则	你患的糖尿病已对你的眼睛造成严重的损害。尽管此时你的视力尚好，但仍可能在未来1~2年内下降。你需要激光治疗以阻止你的视力损害。这种治疗并不能提高你的视力，但

续表

糖尿病视网膜病变（DR）的病程	临床体征	做什么（筛查/初级眼保健）	做什么（诊所）	医者对患者说什么
		他们到有条件的服务机构获得帮助	应在6个月内复查	可以保存你的视力
重度黄斑水肿	后极部渗出或视网膜增厚，距黄斑>1DD	介绍到视网膜诊所	激光治疗或玻璃体内注射抗VEGF药物	你可能注意到你的视力越来越差。这是因为你患的糖尿病已对你的眼睛造成非常严重的损害。你需要立即进行治疗以防止视力的进一步损害。这种治疗可能并不提高你的视力，但如果你不治疗，你的视力将越来越差而且有可能致盲

如果因白内障或玻璃体积血而无法看清视网膜，可介绍给眼科医师实施白内障手术或视网膜医师进行玻璃体切除术。

必须强调的转诊信息：

虽然不是所有的眼科医师都能治疗糖尿病视网膜病变，但他们都必须知道如何识别和何时转诊治疗糖尿病视网膜病变患者。

对于眼科医师和眼保健工作者的基本要求是确保糖尿病视网膜患者转诊。

每一个眼科诊所都应知道向何处转诊那些需要激光治疗的患者。

第四节　糖尿病视网膜病变的治疗

一、增生性糖尿病视网膜病变的治疗

针对增生性糖尿病视网膜病变的两种主要治疗选择是全视网膜光凝和糖尿病玻璃体切除手术。

（一）全视网膜光凝

全视网膜光凝（PRP）或播散性光凝，是治疗增生性糖尿病视网膜病变的主要方法。

激光的目的是诱导新生血管的退行（也就是说使新生血管停止生长和萎缩）。必须在早期给予激光治疗并覆盖足够的视网膜以诱导新生血管退行，这些

血管会引起玻璃体积血和牵拉性视网膜脱离的并发症。

糖尿病视网膜病变研究中报道视盘新生血管的患者在 PRP 后严重视力丧失的情况减少了 50%。

(二)糖尿病玻璃体切除手术

以下情况是增生性糖尿病视网膜病变的玻璃体切除手术适应证：

1. 不吸收的玻璃体积血。

2. 视网膜前(或后界膜下)出血。

3. 牵拉性视网膜脱离威胁到或波及黄斑。

4. 合并孔源性或牵拉性视网膜脱离。

5. 即使进行了足够的 PRP,仍进展的严重的纤维血管化增殖。

目前,针对糖尿病黄斑水肿的玻璃体切除术只适用于存在玻璃体牵拉黄斑的少数患者。

技巧是治疗增生性糖尿病视网膜病变的重要部分,可导致 90% 的患者视力稳定或提高。玻璃体和积血被切除和吸除,同时剥除引起牵拉性视网膜脱离的膜。这可以通过分膜或剥膜来实现,例如通过将其从视网膜表面切除以去除整个玻璃体后界膜和相连的纤维血管膜。

在没有筛查机制的国家中,许多患者来就诊时就有陈旧性的黄斑区牵拉性视网膜脱离。对这类患眼进行糖尿病玻璃体切除手术的效果欠佳。在一个资源匮乏的环境中,应该重点关注预后较好的患眼。

在玻璃体切除手术前应用玻璃体腔内注射贝伐单抗是有价值的。一项关于 6 个随机对照试验的循证医学综述发现,提前使用 1.25mg 的贝伐单抗玻璃体腔内注射治疗可使手术时间缩短、减少术中出血和眼内电凝的使用。术后出血的重吸收也显著加快,最终的最佳矫正视力显著提高。

玻璃体腔内注射贝伐单抗对新生血管的作用是迅速的。在注射后 24 小时内可初步显效。最理想的术前注射时间是术前 5~7 天。

在一部分患者中,术前玻璃体腔内注射贝伐单抗会导致玻璃体积血吸收,从而避免手术治疗。

二、糖尿病黄斑病变的治疗

糖尿病黄斑病变是糖尿病患者视力丧失的一个主要原因。治疗方法包括抗血管内皮生长因子(抗 –VEGF)、激素和激光。

(一)抗血管内皮生长因子(抗 –VEGF)治疗

糖尿病视网膜病变患者的玻璃体和视网膜中 VEGF 水平升高。针对糖尿病黄斑病变的疗效进行评估的最新的抗 –VEGF 药物是雷珠单抗(诺适得)和贝伐单抗(阿瓦斯汀)。这些临床试验显示玻璃体腔内注射雷珠单抗和贝伐单抗对于中心凹增厚的患者是有益的。然而,玻璃体腔内注射雷珠单抗单次费用约为1200 美元,在该研究中,患者在第一年内要接受 8~9 次注射(每年每个患者花费约 1 万美元)。而玻璃体腔内注射贝伐单抗便宜得多。

在实践中,激光依然是治疗有临床意义的黄斑水肿的基础,并且玻璃体腔注射的使用应该根据每个患者的具体情况决定。

(二) 激素治疗

在糖尿病视网膜病变临床研究网络实验中,将玻璃体腔内注射激素曲安奈德和标准的激光治疗进行比较。尽管使用玻璃体腔内注射曲安奈德(IVTA)组出现了短暂的视力提高,但这种提高并不能持久。与 IVTA 相比,激光更加有效,且副作用更少。IVTA 的副作用包括白内障形成和眼压升高。近来,同一个研究组发现有一种情况例外。在人工晶状体眼中,IVTA 联合及时的激光治疗比单纯激光更加有效。

(三) 激光要点

1. 用局部光凝治疗环形渗出使渗出的中心发白。不需要治疗单个的微动脉瘤。

2. 在增厚区用格栅样光凝治疗弥漫性黄斑水肿。光斑间距为 1 个光斑,大小为 75~125μm,间隔时间为 20~50 微秒。不要使用重复模式。

3. 从约 150mW 的低能量设置开始,逐渐增加能量直到达到期望的光凝反应。目标是产生灰白色到奶油色改变。白色意味着激光过热,需要降低能量。

4. 注意不要侵犯中心凹无血管区。不要治疗中心凹旁微动脉瘤是明智的选择,因为这有可能增加旁中心凹毛细血管损伤的几率(可考虑用玻璃体腔内注射贝伐单抗来替代)。由激光斑引起的脉络膜视网膜萎缩,尤其是在中心凹300~500μm 范围内过于密集的激光斑,数年后可以扩展到中心凹,引起视力下降,在近视眼中尤其如此。

5. 在已有中心凹增厚或对激光无反应的患者中,可考虑使用玻璃体腔内注射贝伐单抗。在人工晶状体眼中,可考虑使用 IVTA 但要密切观察眼内压。

第五节　糖尿病视网膜病变的预防

糖尿病视网膜病变(DR)是糖尿病的一个并发症。我们可以通过预防糖尿病(初级预防)和控制糖尿病减缓或减少 DR 的严重性(二级预防)。

一、初级预防

患有糖尿病的人绝大多数是 2 型糖尿病,这往往是可以预防的。有很好的证据证明生活方式的变化,如减肥、增加体力活动、吃更多的水果和蔬菜可导致

2 型糖尿病发病率显著减少。

糖尿病是视觉丧失的一个原因,我们应该与现有的公众健康工作方案相一致,并确保糖尿病包括在我们的眼保健方案中。眼保健人员应利用每一个机会加强公众健康有关宣教,包括避免肥胖和定期进行体育锻炼,并尽可能提醒患者减肥和节食。

二、二级预防

我们应该告知患者控制血糖和血压的重要性,应该用每一个机会来强调这样的信息:很好地控制血糖和血压。

1. 理想地控制血糖　良好的血糖控制能够减少任何糖尿病患者发生视网膜病变的风险。研究表明:在治疗组,糖尿病视网膜病变(DR)发展的风险减少26%。在 1997 年出版的英国前瞻性糖尿病研究(UKPDS)表明:严格血糖控制,可明显降低 2 型糖尿病患者视网膜病变的进展和降低需要激光治疗的风险。本研究显示:10 年后,严格血糖控制组比对照组减少了 16% 的盲率。

2. 控制血压　在高血压患者,控制血压可以降低 DR 的风险。

目前,用于治疗确诊的 DR 的方法,减少了疾病的进展和维持了视力稳定。只有很少疗法会导致视力改善。治疗 DR 是昂贵的。每个患者还需要每月随诊,这大大增加了就诊次数。

最好和最实惠的方法是我们为糖尿病患者提供的二级预防,以良好的控制血糖和血压的手段控制 DR 的发病率。只有内科医师、眼保健工作者和患者的良好的合作,才能实现。这些措施不仅会降低 DR 的发病率和 DR 的进展,而且可以降低糖尿病的其他并发症。这对于每一个糖尿病患者都是有益的。

第六节　糖尿病性视网膜病变患者的康复治疗

在初级眼保健水平,我们可以强调健康的饮食和锻炼的重要性,应该强调:糖尿病和糖尿病性视网膜病变可通过选择健康的生活方式来避免的。

在当前的现代综合医学模式中,糖尿病视网膜病变的治疗不仅仅是控制血糖水平,防治并发症、缓解疾病的症状,更重要的是要帮助患者综合干预以改善生存质量。

糖尿病视网膜病变(DR)患者经过一个阶段系统的临床治疗,病情会趋于稳定,而出院后糖尿病患者是否能继续按医嘱服用药物,结合运动疗法,严格控制饮食,才是患者病情稳定、减少慢性并发症的发生、提高生活质量的关键,因此,对糖尿病的康复治疗更显重要。现代医疗针对糖尿病遗传因素方面目前尚缺乏有效的手段,对糖尿病的康复必须采取综合的干预措施,包括饮食控制、运动治疗、药物治疗、糖尿病监测和心理康复。

一、饮食治疗

饮食治疗是糖尿病的最基础的治疗,每一个糖尿病患者都应控制饮食,无论是在发病期或是康复期,不论病情轻重、病程长短、是否用药、是否有并发症,总之,在糖尿病的各个阶段,都必须采取合理的饮食治疗。饮食治疗对老年患者、肥胖、病情较轻者都是重要的治疗方法。饮食治疗的目的在于提供合理的膳食热量和分配食物成分,既保证患者的基本生理需要,又最大程度地有利于糖尿病病情的控制。糖尿病患者饮食治疗的主要原则包括适量热量的摄取、营养均衡的饮食、正确而规律的饮食习惯。指导患者饮食要定时、定量、定营养素,多食糙米、麦面、鱼类、蛋类及新鲜蔬菜。纠正吃得越少越好的错误观念。进食要尽量避免淀粉等含糖量高的食物,避免肥胖,适当减肥。日常生活中可食用西红柿、黄瓜、芥菜以及豆制品等。食用粗纤维含量较多的食物能增加胃肠道蠕动,延缓消化吸收,有利于控制高血糖的发生,饮食中的脂肪、蛋白质要有适当的分配比例,按照工作性质不同,机体消耗能量不同,给予不同的营养剂量。

二、运动治疗

近年来,关于身体活动减少的危险性和运动指导教育的有效性不断得到证实。美国的一项健康调查以 BMI<30 的 5 万女性和 6.8 万非糖尿病女性为对象,观察 6 年间肥胖和 2 型糖尿病(T2DM)的发生率。结果显示看电视的时间和运动量是糖尿病和肥胖发生的独立危险因素。每天看电视 2 小时,肥胖增加 23%(95% 可信限 17%~30%),T2DM 增加 14%(95% 可信限 5%~23%),疾病危险程度明显升高。同样,每天 2 小时坐位工作,糖尿病增加 5%(95% 可信限 0~10%),肥胖增加 7%(95% 可信限 0~16%)。相反,每周看电视的时间 <10 小时,每天步行 >30 分钟,肥胖减少 30%,T2DM 减少 43%。

运动疗法是直接治疗中最基本的治疗方法之一,对肥胖的 2 型糖尿病患者,其意义更为重大。运动治疗和饮食治疗一样,是所有糖尿病患者所必需的。但应注意以下几方面:

1. 运动方式的选择　运动处方的制订需考虑到个人生活习惯、经济文化背景、居住环境以及病情特点如并发症情况等,因人而异。运动形式主要选择中等强度的有氧运动项目,应以持续性的、有一定节奏感的全身性运动为宜,如步行、健身步行、轻快的散步、慢跑、游泳、骑车、各种健身体操、上下楼梯、跳舞等。户外运动比室内运动更好。

2. 运动量的选择　糖尿病患者的运动量以"有氧运动"为宜。有氧运动就是在运动中吸入的氧气量基本上能满足体内氧的消耗。不同运动方式的运动量不同,最简单的计算方式就是数运动后的脉搏数来衡量运动量。其运动处方的计算公式:运动后应保持的心率(脉搏数)=170(常数)– 年龄,如 60 岁的老人,运动后心率大约在 110 次 / 分左右的运动量比较合适(170–60=110)。

3. 运动时间的选择 糖代谢紊乱是以餐后血糖显著升高为主要特点,一般每天运动最好在饭后 60 ~ 120 分钟时段运动效果较好,可以安排在早晨餐后和(或)晚饭后,禁忌空腹运动。每次运动 15 ~ 30 分钟,也有人认为每天运动 30 ~ 60 分钟。每天锻炼 1 ~ 2 次为宜,应动静结合,根据运动时出汗的程度,灵活掌握运动量和运动方式,避免激烈和过累的运动,以免加重病情。运动频率原则上每周运动 3 ~ 5 次,但对于糖尿病患者我们建议每天 1 ~ 2 次运动。

三、药物治疗

药物治疗是有效控制血糖和防止并发症发生的主要措施,坚持持续有效的药物治疗,用药及药量要个体化,严格遵照医嘱。糖尿病性视网膜病变早期可能全无症状,等到眼睛看不清再去就诊则太迟,因而糖尿病患者眼底病变最重要的办法是预防,每年一次眼底检查是十分必要的。DR 一旦发生,除全身治疗、激光治疗外,现也有药物治疗,如羟苯磺酸钙(导升明,doxium–500),通过减轻视网膜血管的渗漏、减少血管活性物质的合成和抑制其活性等产生作用,其他药物还有甲钴胺(弥可保,methycobal)等。

四、糖尿病监测

患者坚持长期的糖尿病监测,对了解自己的病情,掌握控制糖尿病的治疗,延缓糖尿病并发症的发生和发展是非常有效的。

1. 血糖监测 监测血糖是糖尿病患者监测病情的重要手段。监测空腹血糖和餐后 2 小时血糖可在家中进行,血糖监测主要使用便携式血糖监测仪,该仪器使用方法简便,测试血糖快捷,比测尿糖更准确。

2. 糖化血红蛋白 糖化血红蛋白可反映血糖的水平。血糖值瞬息万变,而糖化血红蛋白反映的是 6 ~ 8 周内血糖的总体水平。一般糖尿病患者的糖化血红蛋白为6% ~ 8%,超过9%时,应该调整治疗方案。糖化血红蛋白每3 ~ 6个月复查1次。

3. 血脂 总胆固醇、甘油三酯和脂蛋白统称为血脂。血脂代谢和血糖有密切关系,应 0.5 ~ 1 年复查 1 次血脂。

4. 尿蛋白 尿液中的蛋白成分反映肾功能状况。糖尿病肾病的最早表现就是间断出现尿蛋白,故应 0.5 ~ 1 年检查 1 次尿蛋白。

5. 肝功能 口服降糖药物都在肝脏解毒,无疑会增加肝脏的负担。肝功能损害严重时,可以影响肝糖代谢,经常会出现低血糖,以至昏迷。应每年复查肝功能 1 次。

6. **肾功能**　糖和胰岛素的代谢在肾脏进行,糖尿病本身也可以并发糖尿病肾病,严重损害肾功能。肾衰竭是糖尿病患者致死的重要原因。肾功能应 0.5～1 年复查 1 次。

7. **其他**　血压、体重、心电图等也应定期检查。

8. 糖尿病控制指标(表 7-5)。

表7-5　糖尿病控制指标

	良好	一般	不良
空腹血糖(空腹)(mmol/L)	4.4～6.1	≤7.0	>7.0
非空腹血糖(餐后2h)(mmol/L)	4.4～8.0	≤10.0	>10.0
糖化血红蛋白(%)	<6.2	6.2～8.0	>8.0
血压(mmHg)	<130/80	<160/95	>160/95
体重指数(kg/)(男)	<25	<27	>27
(kg/)(女)	<24	<26	>26
总胆固醇(mmol/L)	<4.5	>4.5	>6.0
高密度脂蛋白胆固醇(mmol/L)	>1.1	≤1.1	<0.9
甘油三酯(mmol/L)	<1.5	<2.2	>2.2

总之,糖尿病是一种终身性疾病,需要医师和患者在长期的治疗过程中,严密监测和控制。

五、心理康复

目前,我国 2 型糖尿病患者已近 4 千万人。而且糖尿病发病率也在逐年激增,从 1980 年的 0.8%,到 1995 年的 2.9%,再到 2000 年超过 3.5%,糖尿病已经成为一种日益严重的公共健康问题。在许多人罹患疾病的时候,患者除了身体上的痛苦以外,他们还存在着心理上的折磨。糖尿病性视网膜病变患者视力的下降,视物模糊,造成学习、生活、工作的障碍,引起情绪烦躁不安;患者发病初期自觉饥饿感严重,而家属和医护人员却控制饮食,会产生一些不良的心理反应,悲观、绝望或出现逆反心理;这些都不利于疾病的康复,这就需要家属和医护人员多与患者沟通,听其叙述苦衷,给予心理抚慰,使患者认识到:即使目前不能彻底治愈,但只要配合治疗进行适当的锻炼,仍可达到他们自己的健康水平。久之养成良好的生活习惯,还可避免肥胖。

研究证明不良情绪可引起体内生长激素、胰高糖素、去甲肾上腺素和肾上腺素等应激性激素的分泌增加,而这些激素又引起血糖的升高从而加重病情造成恶性循环。当糖尿病患者因精神紧张、焦虑忧虑、发怒等情绪时，甚至可发生酮症，当糖尿病患者感到精神愉快时，胰岛素需要量就会减少。糖尿病是慢性内分泌代谢性疾病，从它的发病机制来看，情、志创伤是其中重要一环，所以调和情志是糖尿病康复的重要内容。心境、精神、思想负担等这些虽说是精神心理活动，但可以影响人体生理功能，尤其对内分泌、新陈代谢的影响有时是很大的。而良好的心境则有益于人体胰岛素的正常分泌，又有利于调节脑细胞的兴奋和血液循环，进而促进胰岛素的分泌。大多数糖尿病患者想到疾病将伴随终生心里很难过，表现为精神抑郁、心情不畅。此种心态，自然会削弱机体的免疫功能，使抵抗力下降，不利于糖尿病的控制，严重影响治疗效果。其实，糖尿病并不像许多人认为的那么可怕，新发患者以早期治疗为好，已患病数年者也不要失去生活的信心，医学在不断地发展，患者不应该被所谓"终身疾病"所吓倒。糖尿病患者在接受治疗的同时，应除去太过或不及的情志变化，坚持一个"松"字，就是放松；做好一个"和"字，万事以和为贵。经常保持心情平静乐观，戒怒，避忧，不悲，无虑，这样才有助于糖尿病向好的方面转化。事实上，糖尿病患者已度天年者有之，病情由重转轻者有之，康复者有之，只要能调理好情志消除病因，调动起全身抵御疾病的积极性，是可以从痛楚中解脱的。积极培养患者有益的兴趣和爱好及欣赏音乐、养花、养鸟、打太极拳等，使患者精神上有寄托，也有利于糖尿病的康复。

从中医整体观念出发，对糖尿病患者的心理康复，观察病情，进行身心全面治疗。祖国医学认为，人有七情，即喜、怒、忧、思、悲、恐、惊，其太过则为病。不正常的心理状态在某些患者中，形成心理、生理、病理之间的恶性循环，从而加大了情志为病的因素，因此应减轻患者心理压力，减少"情志为病"的因素。作为医师和家属要帮助患者解除郁闷，稳定情绪，开阔心胸，因为乐观豁达、心情舒畅才是患者战胜疾病的心理基础。心理康复对糖尿病患者十分重要，重点是改善患者的情绪状态，克服消极情绪反应，合理地安排生活和遵从医嘱，必要时可去看心理医师。

总之，患了糖尿病除了需要合理用药和精心护理外，患者和家属都要对糖尿病有全面的认识，配合医师治疗，除了坚持服药、控制饮食、加强运动等方面外，还要从心理上进行疏导，使患者从心理上得以康复，才能事半功倍。要纠正患者对糖尿病的错误认识，使他们认识到糖尿病并非不治之症，以解除其精神压力，克服心理失衡状态，通过解释、说理、疏导、安慰等，进行支持性心理治疗，以帮助患者消除各种消极情绪反应；通过患者对糖尿病基本知识的了解和认知，消除不适当的预测、误解和错误观念，提高治愈疾病的信心，积极配合治疗和护理，达到最佳效果。

六、视觉康复

糖尿病性视网膜病变引起的严重视力减退，用手术、药物治疗或配眼镜后仍无法改善时，助视器的使用将为患者提供最后一次提高视力的机会。视力障碍的糖尿病视网膜病变患者可使用助视器改善视觉状态，提高生活质量。有关助视器的使用与验配内容详见第十章第三节。

第七节　糖尿病视网膜病变患者的健康教育

健康教育是社会发展和医学进步的产物，是指对特殊人群在疾病状态下进行与疾病有关的医学与护理知识的教育。糖尿病教育是防治糖尿病的核心，也是糖尿病管理中实现良好代谢控制的重要组成部分。糖尿病是常见、多发、严重危害人民身体健康的慢性全身性疾病。糖尿病一旦确诊，糖尿病患者经过急性期治疗后出院，将面临长时间的治疗、康复、预防保健、疾病复发及预防并发症等问题，患者就需终生治疗，特别是需要在家中长期治疗。因此，患者有必要了解糖尿病的有关知识，患者及家属迫切需要康复知识，帮助自己解决遇到的一些问题，更好地控制糖尿病。糖尿病的康复教育是贯穿糖尿病治疗始终的一条极其重要的措施。由于糖尿病的患病人数多，其治疗过程漫长甚至终身。因此，只有通过糖尿病教育，把疾病的防治知识教给患者，充分发挥患者的主观能动性，积极配合医护人员，进行自我管理，自觉地执行康复治疗方案，改变不健康的生活习惯（如吸烟、酗酒、摄盐过多、肥胖、体力活动太少等），控制危险因素和疾病的进一步发展。目前糖尿病患者的健康教育已经越来越受重视，已经作为一种治疗手段渗透到患者的治疗计划中，对增加患者的知识、改变其态度和行为、改善代谢控制、提高患者的生活质量具有重要意义。康复教育满足了患者的需求，确保了治疗的完整性、连续性及效果。

糖尿病教育包括知、信、行三个方面，知是掌握糖尿病知识，提高对疾病的认识；信是增强信心，通过科学合理的治疗，糖尿病是可以控制的；行则是通过认知行为治疗将健康的生活方式落实到患者的日常生活活动中去。糖尿病康复教育的内容包括疾病知识、饮食指导、运动指导、药物指导、胰岛素使用方法、低血糖的防治、血糖及尿糖的自我监测、糖尿病日记、并发症的预防、应急情况的处理等。组织重点人群参加糖尿病知识讲座，通过社区刊物、板报、讲座等多种形式，宣传糖尿病的危害性、各种治疗的重要性。鼓励糖尿病患者树立战胜疾病的信心，保持心情愉快，指导患者及家属掌握尿糖检测方法，正确口服降糖药，正确使用胰岛素。糖尿病教育就是通过讲课、座谈等方式，让患者及家属掌握糖尿病防治的基本知识，对糖尿病有一个正确的认识，学会对病情进行自我监测，积极、主动地配合治疗。

个体化的康复教育，因人辨证施教，发挥患者的主观能力性，使之正确认识和对待疾病，并能积极配合，提高自我保健、自我护理的能力，改变不利于健康的各种行为，避免各种诱发因素。

在对患者进行康复教育过程中，重视家属的作用。家属对患者的理解、支持、关怀、疏导和鼓励,可使患者享受到亲情的温暖和安慰,在家属的督促和帮助下建立良好的生活方式和行为习惯。

多项研究表明,接受健康宣教的糖尿病患者生活质量明显高于未接受健康教育患者。健康教育直接影响患者的健康信念模式。健康教育可改善患者生理功能状态、精神心理状态、日常生活能力和社会活动能力,提高生活质量。健康教育可使患者充分认识和理解糖尿病的基本知识,获得多方面的信息,熟悉和掌握有关自我保健知识和技能。通过合理的膳食和运动疗法、休息、生活起居等,可以有效地控制血糖。正确的健康信念有利于提高患者的依从性,有利于病情稳定,由于血糖下降,病情控制,症状缓解,生理功能明显改善,减轻了因病痛引起的抑郁和焦虑等心理障碍,学会自我调节不良情绪,正确对待自己所患的疾病,正确认识自身价值,愿意参加更多的社会活动,得到来自他人的关心和援助,来自社会的支持和力量,对生活充满信心。改变不利于健康的各种行为习惯,建立科学的生活方式,延缓并发症的发生。可使患者建立良好的生活方式和健康行为,提高自我护理的自觉性和能力,从而提高健康水平和生命质量。

必须向糖尿病患者强调的信息:

1. 糖尿病可导致失明　糖尿病影响眼部的血管。这被称为糖尿病视网膜病变,并且会导致视力损伤和失明。

2. 通过很好地控制血糖、血压和血脂,能降低糖尿病眼睛引起的损伤。

3. 警告所有糖尿病患者如果感觉眼前漂浮物或视物模糊时要到医院就诊,因为这些症状可能提示玻璃体积血。

4. 糖尿病患者的眼病发病比较隐蔽,大多数人的糖尿病视网膜病变是没有症状的,患有糖尿病的人都应该每 0.5～1 年作视网膜检查(检查 1 次眼底),以便尽早诊断和早治疗。

5. 疾病早期唯一能够监测的是视网膜检查。

6. 在处理患有糖尿病的白内障患者时,应该记住白内障手术可以使糖尿病视网膜病变恶化。

7. 糖尿病视网膜病变如果早期发现是可以治疗的。如果患者参加了所有的筛查或门诊预约,并接受了推荐的治疗,失明的可能性将会非常小。

8. 现代的激光和药物治疗对阻止视力丧失是非常有效的。然而,治疗并不能恢复已经丧失的视力。

9. 如果患者没有参加糖尿病眼部筛查或眼科门诊预约,其糖尿病视网膜病变会变得非常严重,并影响视力。如果仍然不接受治疗,将会失明。

（胡爱莲）

第八章　儿童盲的防治技术

第一节　概　述

据世界卫生组织统计,全球儿童盲的总人数约140万。整体上来看,儿童盲的比例较低,约占世界盲人总数的3%。但由于儿童盲患者的发病年龄小、致残时间长,对家庭和社会仍是巨大的负担。儿童盲所导致的"盲人年"数(blind-person years,每人每盲一年)仅次于白内障。更为重要的是,大多数导致儿童盲的病因是可以预防和治疗的,世界卫生组织在"视觉2020"行动中把儿童盲列为五种需要重点消除的眼病之一。儿童盲的患病率存在较大的地区差异,在全球儿童盲患者中,绝大部分来自于发展中国家,仅有6.5%来自于较为富裕的国家。我国由于人口基数大、经济发展水平仍较低,儿童盲总人数仅次于非洲地区和印度,约21万人。因此,在我国进行儿童盲的积极防治具有重要的社会意义。

世界卫生组织推荐的儿童盲分类方法有两种,一种是基于最容易累及的眼部部位的解剖学分类,一种是根据潜在致病因素及发病时间的病因学分类。

一、解剖学分类

1. 整个眼球　先天性无眼球(无眼畸形)、先天性小眼球。
2. 角膜　角膜瘢痕、圆锥角膜。
3. 晶状体　如白内障、无晶状体眼。
4. 葡萄膜　无虹膜。
5. 视网膜　视网膜营养不良。
6. 视神经　视神经萎缩。
7. 青光眼。
8. 其他眼部异常的状况　如屈光不正、皮质盲、弱视。

按照上述解剖学分类方法,我国儿童盲的致盲比例分别为眼球(25.5%)、角膜(4.3%)、晶状体(18.8%)、葡萄膜(1.5%)、视网膜(24.9%)、视神经(13.6%)、青光眼(9.0%)和其他(2.4%)。

二、病因学分类

1. 遗传性　发生在妊娠时,遗传性疾病、染色体异常。
2. 子宫内的　发生在妊娠期间,如风疹。

3. 围产期的　如早产儿视网膜病变、产伤、新生儿结膜炎、新生儿眼炎。

4. 儿童期的　如维生素 A 缺乏、麻疹和外伤等。

5. 其他未知的　先天性异常等。

按照上述病因学分类方法,我国儿童盲的致盲比例分别为遗传性(30.7%)、子宫内的(0.1%)、围产期的(2.2%)、儿童期的(14%)和其他未知的(53%)。

随着社会经济的发展以及积极的卫生政策干预,上述儿童盲眼病的疾病谱在世界范围内发生了较大的变化,比如通过麻疹免疫和控制维生素 A 缺乏症大大降低了低收入国家的角膜盲的患病率,白内障的严重性变得更加突出;在中等收入国家,新生儿的重症监护治疗逐渐加强,使得早产儿视网膜病变成为重要的儿童盲眼病;本章节将重点讲述先天性白内障、先天性青光眼、早产儿视网膜病变、弱视和视网膜母细胞瘤等几种在我国比较常见的儿童致盲眼病的防治技术,其他眼病作简要介绍。

第二节　儿童视觉发育与视力评估

对于儿童盲的防治而言,首当其冲的是要尽可能早地发现儿童的视力异常,方有可能发现致盲眼病,也才有可能给予早期的治疗和干预。因此,了解儿童在不同阶段的视觉发育特点以及各种视力评估方法是进行儿童盲早期防治的基础。

一、儿童在不同阶段的视觉发育特点

详见第三章第三节。

二、儿童的视力评估方法

详见第三章第三节。

第三节　先天性白内障

先天性白内障是指大多数在出生前已存在以及小部分出生后才逐渐形成的具有先天遗传或发育障碍的白内障。新生儿先天性白内障的发病率约 4%,新生儿盲中约 30% 为先天性白内障致盲。

一、先天性白内障的筛查

先天性白内障中一部分是与遗传因素有关,如胚胎期、胎儿期或出生后晶状体纤维分化缺乏或晶状体发育异常;一部分是与致畸因素有关,如母亲妊娠期营养或代谢失调(维生素 A 缺乏、甲状旁腺功能障碍、钙质代谢异常)、妊娠早期

病毒感染(风疹、麻疹、水痘、腮腺炎、巨大病毒等)、酗酒、接受过量 X 线等。因此,妊娠前后的母亲是先天性白内障易感人群的最原始宿主,针对上述病因对妊娠前后的母亲进行适当的健康教育和筛查是预防先天性白内障的简便有效的措施。

二、临床特点

先天性白内障多为双眼对称性发病,也有单眼发病者,常伴有眼部和全身先天畸形。先天性白内障患儿的视力较差,视力评估方法见本章第二节。大部分先天性白内障患儿有白瞳症,临床表现为瞳孔区有白色反光。但是后极性白内障多无白瞳症。如果患儿有斜视(生后早期发病多为内斜视,年龄稍大发病多为外斜视),且斜视眼注视性质不好,应进一步详细检查晶状体情况,可能为先天性白内障。发现患儿有白内障,一定同时检查其父母亲,有 1/3 先天性白内障为遗传性。

双眼先天性白内障通常在出生后 3 个月出现眼球震颤,多表现为双眼向鼻下方无规律颤动。约有 1/2 的单眼白内障患儿伴有斜视。小患儿单眼白内障多表现为内斜视,年龄大的儿童多表现为外斜视。

三、先天性白内障的诊断和鉴别诊断

通过手电筒照射观察瞳孔区是否有白瞳症,对先天性白内障可以进行简单地初步判断。通过裂隙灯检查可以进行准确诊断,散瞳后更有利于诊断,筛查人员可用手持式裂隙灯检查患儿晶状体混浊情况。先天性白内障种类很多:有前极性、后极性、冠状、车辐状、板层、中央粉尘状、缝隙状、点状等(图 8-1)。

在临床上,还有其他几种眼病可导致儿童的白瞳症,如视网膜母细胞瘤、早产儿视网膜病变、Coats 病等,详见其他章节。

四、先天性白内障防治的适宜技术

先天性白内障的治疗以手术为主。然而,需要注意的是,并不是所有先天性白内障都需要手术。如果晶状体混浊范围小,不影响中央视轴,可以随访观察。如果混浊范围严重遮挡视轴影响视力,无论单眼、双眼,均应早期手术,可转诊到眼科专科医院的小儿眼科或白内障科、儿童医院眼科等,以降低弱视甚至儿童盲的发生率。

五、手术方法

有以下几种,本章节不作详细介绍。

1. 晶状体吸出。

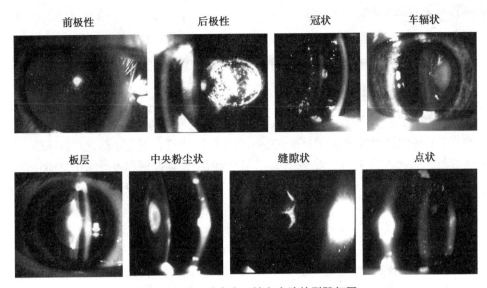

图 8-1　不同种类先天性白内障的裂隙灯图

2. 晶状体吸出 + 人工晶状体植入。

3. 晶状体吸出 + 后囊膜撕除 + 人工晶状体植入。

4. 晶状体吸出 + 后囊膜撕除 + 前部玻璃体切除 + 人工晶状体植入。

六、术后随访

先天性白内障患儿术后的随访非常重要，是手术治疗后的重要关节。即使手术非常成功，如果术后随访不够细致，仍然有可能发生儿童弱视、低视力甚至盲。

（一）随访时的观察指标

1. 前房反应和瞳孔　儿童术后的前房反应通常较重，很容易发生虹膜后粘连。因此，术后散瞳很重要，通常需要阿托品。而且儿童白内障术后使用激素眼水时间较老年性白内障使用时间长，通常 1 个月。

2. 后囊混浊情况　一旦发现晶状体后囊膜有轻微混浊，应尽早行激光治疗。通常需要先镇静，然后激光。

3. 眼压　笔式眼压计测量，简单、方便。

（二）随访的频率

术后 1 个月最好每周复查一次，之后可以逐渐减少频率。

七、术后视力康复

对于儿童先天性白内障，手术固然重要，但手术后视力康复同样重要。如果术后没有进行合理的弱视治疗,即使非常成功的白内障手术,对患儿视力恢复也无意义。因此,儿童白内障术后视力康复成为小儿眼科医师亟需关注的焦点。儿童白内障术后视力康复是一个综合性的治疗,包括手术眼的屈光矫正及弱视治疗两部分内容。

(一)屈光矫正方法

1. 框架眼镜　优点是价格便宜,容易制作,是目前国内普遍采用的方法。儿童无晶状体眼框架眼镜具有 25% ~ 35% 的放大率,不适合矫正单侧无晶状体眼,对于双眼无晶状体眼,也会产生像差大、三棱镜作用、视物变形和视野缩小,且周边部的视力较差,容易引起不同程度弱视。而且儿童白内障术后无晶状体眼屈光度较大,框架眼镜镜片度数厚,质量重,只适合于会坐立的儿童。在对视力需求越来越高的今天和未来,框架眼镜显然不是儿童白内障术后无晶状体眼的理想选择。

2. 角膜接触镜　单眼白内障手术后如果用框架眼镜矫正,双眼的影像差25% ~ 35%,而角膜接触镜的影像差可降至 8%,而且没有戴框架眼镜矫正无晶状体眼所产生的二棱镜作用,因此周边部的视力比戴眼镜好些。单眼和双眼白内障患儿均适用,是目前最理想的矫正方法。

白内障术后一周即可配戴接触镜。配戴方法:早晨患儿起床前,父母亲轻轻撑开眼睑将角膜接触镜戴好。取出方法:上下眼睑轻推接触镜边缘即可取出。不足 1 岁患儿瞬目少,容易配戴。但由于角膜曲率大,镜片容易丢失,因此父母亲每天要检查镜片是否在位。2 ~ 6 岁患儿不合作,容易变形或破裂,需要更换多副镜片。合作的患儿 4 岁可以自己取戴。此外,由于儿童的角膜曲率半径小,所需的正号镜片度数高,紧扣在角膜上,因此容易引起角膜水肿和上皮病变,偶尔有结膜炎或角膜炎的发生,因此定期复查很重要! 由于国内环境和患儿家长对角膜接触镜不太接受,而且价格高,目前我国很少开展先天性白内障患儿术后角膜接触镜的配戴。

3. 贴膜眼镜(Fresnel lens)　材料为硅胶,外观像一层塑料薄膜(图 8-2),将硅胶贴膜剪成框架眼镜的形状,湿水后紧贴于框架眼镜片的外面即可。硅胶贴膜很薄,像差明显减小。压贴镜片度数为 +9 ~ +30D,它所依托的框架眼镜最好选择平光,这样可以尽量减少眼镜的重量,且价格适中,无发生结膜炎或角膜炎的危险,适合于所有年龄的患儿。目前我国部分地区开始使用压贴镜片矫正儿童白内障术后无晶状体眼,是一个不错的选择。

4. 散瞳检影的频率　手术后一周即可进行阿托品散瞳检影,之后应定期使用环戊通散瞳检影进行屈光检查。检查频率为:

(1) 3 ~ 6 月龄:每 1 个月散瞳检影一次。

(2) 6 ~ 12 月龄:每 2 个月散瞳检影一次。

(3) 1 ~ 2 岁:每 3 个月散瞳检影一次。

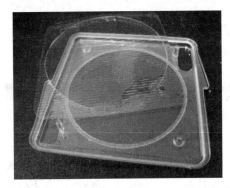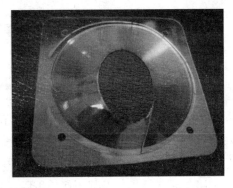

图 8-2　贴膜眼镜

（4）2~3 岁：每 6 个月散瞳检影一次。

（5）>3 岁：每一年散瞳检影一次，直至二期植入人工晶状体。

5. 屈光度的选择　白内障术后一周即可配戴接触镜，屈光度随年龄增加而递减。一般小于 1 月龄为 +35D，1 月龄为 +30D，2 月龄末 +25D，3 月龄末 +22D。如果配戴框架眼镜，尽量使患儿处于 -1.5D 近视状态，因为 2 岁以下儿童以看近距离物体为主，而且白内障术后眼缺乏调节。白内障术后无晶状体眼配镜原则：

（1）≤1 岁：散瞳检影度数 +1.5D。

（2）1~2 岁：散瞳检影度数 +1D。

（3）2~3 岁：散瞳检影度数。

（4）>3 岁：常规方法。

（二）积极治疗弱视

双眼先天性白内障患儿，通常术后双眼视力相等，无需遮盖治疗。如果发现双眼有屈光参差，视力相差大，立即遮盖视力较好、屈光度较低的眼，遮盖时间为每天 1 小时 /1 岁。如：患儿 1.5 岁，每天遮盖 1.5 小时（指患儿清醒时）。待双眼视力相等后，停止遮盖，过度遮盖会影响双眼立体视的形成。

单眼手术的患儿，除积极进行屈光矫正外，遮盖治疗仍然是单眼白内障术后无晶状体眼防治弱视最好的方法。术后 1 周配戴眼镜后，立即开始遮盖未手术的正常眼，开始每天只有 1 小时去遮盖，其余时间全天遮盖，直到确认手术眼为中心注视后，每天去遮盖时间增加 1 小时，直到半天遮盖。半天遮盖持续到患儿可以检查视力，再继续常规弱视治疗。如果遮盖 6 个月仍无中心注视，表明弱视已不可逆，则可放弃遮盖治疗。

遮盖期间可以同时进行弱视训练，加快患儿视力的恢复。开始治疗时通常视力较差，可以使用红光闪烁仪，年龄大的患儿可同时配合精细目力训练：如穿珠子、画画等，待视力恢复到一定程度后，根据同视机检查结果改用同时视光盘、融合光盘或立体视光盘，促进双眼视功能的恢复。

八、先天性白内障防治中的注意事项

（一）手术时机

1. 单眼白内障　手术越早越好，如不及时治疗，因为单眼视觉剥夺，会导致难以恢复的弱视。最好在出生后几天就手术，最多不要超过 2 个月。英国最早在出生后一周行晶状体吸出术、出生后一个月一期植入人工晶状体。国内一般在出生后 2 个月行晶状体吸出术、最早出生后　岁同时植入人工晶状体。必须明白：虽然手术时间越早，弱视可能性越小，但并发症也越多，一定与家长沟通好。单眼白内障如果在新生儿期甚至在出生后一周手术，术后及时配戴接触镜＋正确的弱视治疗，并定期随诊，有较多患眼视力可以达 0.2 以上，有报道最好矫正视力能达到 0.5。通常认为出生后 6 个月手术，即使手术很成功，瞳孔区清亮，但视力恢复仍非常有限，很难达到 0.2，因为出生后 6 个月是视觉发育的关键期。因此特别强调单眼白内障必须早期手术，术后尽早完成光学矫正，配合严格的防治弱视措施。

2. 双眼白内障　双眼先天性白内障，两眼的手术时间间隔最好不超过 48 小时，否则易导致第二只眼剥夺性弱视。因为不存在双眼竞争性抑制，通常术后会获得较好的视力。出生后 2 个月内手术，不会出现眼球震颤。一旦出现眼颤，术后即使积极弱视治疗，最好矫正视力只能达到 0.2 左右。

（二）遮盖治疗

强调遮盖必须严格、彻底，这是遮盖治疗成败的关键！尤其是单眼白内障患儿，开始遮盖会很困难，因为患儿术眼视力很差，遮盖健眼会有反抗，也给日常活动带来很多困难，所以家长配合至关重要，一定要严格监督患儿遮盖是否彻底，避免患儿从框架侧面的空隙中偷看，必要时可以用无刺激粘胶布将眼罩贴在眼周围皮肤上，或将眼罩直接盖在眼睛上，使患儿无法偷看。遮盖期间尽量让患儿使用术眼，可以用一些颜色鲜艳的、感兴趣的玩具逗孩子玩耍，目的是尽量要视网膜有更多图像刺激。可以行走的患儿，开始遮盖时家长必须牵拉儿童行走，防止摔倒。等到患儿视力有所恢复，安全系数逐渐增大。

（三）健康教育

首先让家长明白白内障手术仅仅是治疗的开始，术后视力康复是成功的关键，这是一个漫长的过程。患儿年龄小，术后配镜、复查、弱视治疗完全取决于家长的理解与配合，因此，一定首先让家长明白白内障手术后视力康复的重要性，其中每一个细节都需要家长密切配合，否则会前功尽弃。如果术后没有进行合理的视力康复治疗，即使非常成功的白内障手术，对患儿视力恢复也无意义。

儿童白内障手术，无论是否同时植入人工晶状体，术后都需要进行屈光矫正和配眼镜。随年龄增大，儿童眼也在长大，因此屈光度数变化也较快，而且手术年龄越小，更换眼镜频率越快，要求家长一定遵医嘱按时随诊。另外，由于儿童

眼的特点,术后眼内反应较重,容易发生瞳孔后粘连,家长必须按时给患儿点眼药,学会观察瞳孔变化,有情况及时与医师沟通。告知家长如何观察儿童眼部情况:家长每天给患儿点眼水,很容易观察到儿童眼部变化。可以教给家长一些简单观察的方法,如术后早期应密切观察瞳孔大小和现状的改变,如果点用散瞳药物瞳孔仍不能散大,或者瞳孔不圆,应立即看医师。

建议术前就应将术后需要弱视治疗的情况预先告知家长,术后再详细告知治疗方法、可能发生的情况及预后,以取得他们的信任与密切配合,这样能事半功倍。遵守医嘱、按时复诊、督促患儿弱视治疗、发现问题及时与医师沟通等都是治疗成功的有力和必要措施。患儿开始上幼儿园,又需要得到幼儿园老师的理解与配合。因此,一个白内障患儿的成功治疗需要手术医师、小儿眼科医师、家长、老师及患儿等多方面的共同协作。

第四节　先天性青光眼

先天性青光眼是由于胚胎期和发育期内眼球房角组织发育异常而引起,目前称之为发育性青光眼。多数在出生时异常已存在,包括婴幼儿型青光眼、少儿型青光眼以及伴其他先天异常的青光眼。部分患儿有家族史。

一、先天性青光眼的筛查

(一)筛查人群

有青光眼家族史的新生儿和青少年,或者出生后眼球较大、逐渐出现畏光流泪等症状的新生儿和青少年,应重点筛查。

(二)临床特点

1. 眼部症状　畏光、泪溢、眼睑痉挛。

2. 眼部体征

(1)大角膜:角膜直径较同龄儿童扩大,>12mm 应高度怀疑青光眼。正常新生儿角膜直径:9.5～10.5mm;1 岁:11mm;2～3 岁:12mm。

(2)角膜混浊:由于眼压高,引起角膜水肿或后弹力层破裂(Haab 线,图8-3)。眼压:可用笔式眼压计(图 8-4),简单、方便。眼压一般在 30～50mmHg,也有高达 80mmHg 者。

(三)筛查方法

最好在不接触患儿面部的情况下进行,检查者可用较暗的手电筒慢慢开关,或以钥匙串或其他物件的响声诱使其睁眼。国外对于较小的婴儿采用推迟 1 小时喂奶的方法:使婴儿处于饥饿状态,然后给一瓶奶,在其喝奶过程中完成检查(包括在表面麻醉下测眼压及手持裂隙灯检查)。较大婴儿可以水合氯醛灌肠镇

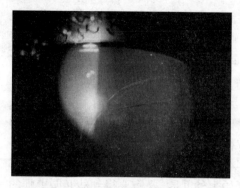

图 8-3 角膜后弹力层破裂（Haab 线）

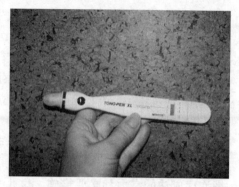

图 8-4 可用笔式眼压计

静后进行。

1. 角膜检查 包括角膜直径（>12mm）、角膜混浊、视乳头杯 / 盘比（C/D 比）>0.3，或双眼不对称（图 8-5）。

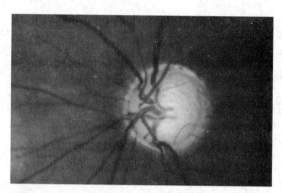

图 8-5 先天性青光眼的杯盘比

2. 眼压 眼压一般在 30 ~ 50mmHg。

3. 超声波 能准确测量前房深度、玻璃体腔长度、眼轴长度，均显示增大。

4. 屈光度 由于眼球增大多表现为近视。

5. 全麻下检查 即使婴儿在平静、清醒状态下进行了几项检查，有时也还需在全麻下做进一步检查，这种检查通常安排在手术前进行，如角膜直径测量、超声波检查等。

二、先天性青光眼治疗的适宜技术

早期手术治疗是争取较好预后的关键。一旦发现应尽快转诊到眼科专科医院小儿眼科或青光眼科、儿童医院眼科。几种常用的手术方法：

1. 房角切开术 治疗先天性青光眼的经典手术，手术成功的关键是角膜清晰,可清晰分辨房角的详细结构。

2. 小梁切开术。

3. 小梁切开术 + 小梁切除术。

4. 引流阀植入术等。

三、先天性青光眼防治中的注意事项

(一)术后随访

手术后 3~6 周应在全麻下再做患眼的全面检查以确定青光眼是否控制。除测眼压外,还要测量角膜直径以及混浊、水肿程度,检查近视和散光度数,A 超测量眼轴长度。眼球大小稳定或轻度减小,表示控制满意。

畏光、流泪和眼睑疼挛的缓解程度也反映手术效果,在检查结果中,角膜直径和视乳头杯 / 盘比的变化是判断先天性青光眼病情是否进展的两项主要指标。

眼压、视乳头杯 / 盘比:1 岁内的小儿当眼压控制后,视乳头杯 / 盘比可以在数天或数周内很快减小。视乳头杯 / 盘比的明显改善,是手术成功的指征,也是随访的良好参数。

(二)弱视治疗

患眼通常为弱视眼,术后需要尽早进行视力康复训练,方法同"先天性白内障术后视力康复"。

(三)健康教育

一旦家长发现孩子眼球比同龄儿童大,应该带孩子到医院进行眼科检查,排除先天性青光眼。如果不及时治疗,可能导致不可逆盲。早发现、早手术和积极的弱视治疗,可使患儿获得较好的视力,需要患儿家长的密切配合。

第五节 弱 视

弱视是一种单眼或双眼最佳矫正视力低于正常,但未能发现与视力减退相对应的眼球器质性改变。弱视是由于生后早期发生的斜视、屈光参差、高度屈光不正或形觉剥夺等异常视觉经验引起的。弱视经适当治疗是可逆的。

一、弱视的筛查

(一)筛查人群

凡视力未达到相应年龄的标准或患有先天性白内障、先天性青光眼、早产儿视网膜病变等异常的儿童,均应作为重点的筛查人群。

(二)临床特点

常见的弱视种类有:

1. 屈光不正性弱视 大部分为远视性弱视,预后较好。如果患儿年龄小于3~4岁,即使检影度数达 +10D,经过积极、合理的弱视治疗,一般能获得很好的效果。近视患者因为看近时清楚,通常不会发生弱视。

2. 屈光参差性弱视

（1）远视性屈光参差:通常远视度数较高的一眼为弱视眼。

（2）近视性屈光参差:患儿常用近视较深的一眼做近距离工作(极高度近视除外),用近视较浅的一眼做远距离工作,这样两只眼均能获得清晰物像,不产生弱视。

（3）散光性屈光参差:单眼散光也能引起弱视,随着散光差异的增加,弱视程度也相应加深。

3. 斜视性弱视 内斜视患者的弱视发生率为外斜视的 4 倍。

4. 形觉剥夺性弱视 在婴幼儿期,由于眼间质混浊(如先天性或外伤性白内障、角膜混浊)、完全性上睑下垂等可引起弱视。可以单侧或双侧,单侧者更加严重,常伴有继发性内斜视或外斜视。警惕遮盖性弱视的发生,尤其 1 岁以下的婴儿更应慎重,5 岁后出遮盖引起弱视的可能性较小,即使发生,打开健眼几天即可恢复视力。

（三）筛查方法

1. 视力评估 详见"儿童视力评估方法"。

2. 斜视检查

（1）内斜视:共同性内斜视多伴有弱视,且大部分为远视性弱视。部分先天性内斜视患儿能双眼交替注视,一般不会发生弱视,因为双眼均有注视的机会。如果单眼内斜视,且注视性质不好,应高度怀疑弱视。

（2）外斜视:共同性外斜视较少发生弱视。如果单眼外斜视,且注视性质不好,应高度怀疑伴发有其他眼病,如白内障、眼底病、高度近视等。

（3）垂直斜视:常有代偿头位,一般很少发生弱视。

3. 散瞳检影 最好使用睫状肌麻痹肌散瞳检影。≤6 岁、内斜视、>+3.00DS 的患儿,通常使用阿托品散瞳检影,每天点眼 3 次,双眼、共点 3 天。其余可以快速散瞳检影(环戊通眼水),12 岁以下必须散瞳检影。

4. 眼底检查 通常眼底正常,必要时可以进行视觉电生理(VEP)检查。

二、弱视治疗的适宜技术

弱视治疗无需特殊技术和器械,通常无需转诊。

（一）屈光矫正

1. 远视

（1）不伴斜视的远视性弱视:

1）+3.00 ~ +7.00DS:检影度数减 1DS 给处方。

2）+7.00～+8.00DS：检影度数减 1.5DS 给处方。

3）>+8.00DS：检影度数减 1.5～2.0DS 给处方。

4）<+2.00DS：检影后复查，取最好视力最高度数或复查时裸眼视力达 0.9 以上，可以暂不配镜，3 个月复查。

（2）伴内斜视的远视性弱视：>+1.00DS 的远视均要完全矫正，即按检影度数全部矫正（足矫）。

（3）伴外斜视的远视性弱视：按最好视力的最低度数给处方；<+2.00DS：原则上不需配镜。

2. 散光　原则有多少给多少，不能接受者适当减低。

3. 屈光参差　为平衡双眼的屈光度，有医师将单侧高度近视眼也配成和另一眼一样低的近视度数，这样不太妥当。其实儿童双眼融合能力较强，在患儿能接受的情况下，建议双眼分别给足近视度数，这样才能给高度近视眼物像清晰的机会。

（二）遮盖治疗

1. 双眼弱视　双眼视力相差 2 行以上，遮盖视力较好屈光度较低的眼。遮盖时间取决于：患儿年龄、弱视程度、治疗效果、依从性等。

（1）患儿 <5 岁：每天遮盖 1 小时 /1 岁。如：患儿 1.5 岁，每天遮盖 1.5 小时（指患儿清醒时）。待双眼视力基本相等后，停止遮盖，过度遮盖会引起遮盖性弱视及影响双眼立体视的形成。

（2）患儿 >5 岁：如果视力相差很大，可以全天遮盖，每 1 个月复查一次，防止遮盖性弱视发生。如果视力相差两行以上，可以每周遮盖不同的天数，视力相差越大，遮盖天数越多。对于较大儿童，在学校不愿意遮盖，也可以半天遮盖，即下学后在家遮盖。

2. 单眼弱视　全天遮盖视力正常眼，每个月复查一次。

3. 遮盖注意事项　强调遮盖必须严格、彻底，这是遮盖治疗成败的关键！尤其是单眼重度弱视患儿，开始遮盖会很困难，因为弱视眼视力很差，遮盖患儿健眼会有反抗，也给日常活动带来很多困难，所以家长配合至关重要，一定要严格监督患儿遮盖是否彻底，避免患儿从框架与皮肤之间的空隙中偷看，必要时可以用无刺激粘胶布将眼罩贴在眼周围皮肤上，或将眼罩直接盖在眼睛上，使患儿无法偷看。遮盖期间尽量让患儿使用弱视眼，可以用一些颜色鲜艳的、感兴趣的玩具逗孩子玩耍，目的是尽量使视网膜有更多图像刺激。可以行走的患儿，开始遮盖时家长必须牵拉儿童行走，注意安全防止摔倒。伴眼球震颤的弱视：遮盖一眼后，另一眼震颤幅度增加，因此不建议遮盖治疗，可以进行弱视训练。

（三）弱视训练

遮盖期间可以同时进行弱视训练，加快患儿视力的恢复。

1. 重度弱视　可以使用红光闪烁仪，年龄大的患儿可同时配合精细目力训练,如穿珠子、画画等。

2. 轻度弱视 同时视光盘、融合光盘或立体视光盘,促进双眼视功能的恢复。4 岁以上合作的孩子也可以选用脑力影像生物信息刺激训练。

三、弱视防治中的注意事项及健康教育

(一)随访

1. 随访频率 通常每 3~6 个月随访一次。

2. 更换 患儿 <5 岁:通常每 6 个月进行一次散瞳检影。患儿 >5 岁:通常每年进行一次散瞳检影。

(二)弱视防治中的注意事项

远视性弱视大部分视力可以不同程度恢复,如果积极治疗 6 个月无效,应详查眼底情况,必要时行 OCT 检查,可能有眼部其他病变;或者患儿无效遮盖。

中、低度近视通常不会导致弱视,如果矫正视力不正常,应详查眼底情况,必要时进行 OCT 检查。

防止弱视复发:弱视治疗的一大问题是如何巩固疗效和防止复发。引起复发的主要原因是患者未遵守医嘱按时复诊;所获得的正常视力尚未巩固就自行停止遮盖。在视觉没有成熟之前,每个治愈的弱视患者都有可能复发,因此,所以治愈患者都应随访到视觉成熟期。弱视治愈的随访观察以 3 年为宜。

(三)健康教育

1. 早期发现 弱视是一种可治疗盲,年龄越小,预后越好,建议家长在患儿出生后一个月到小儿眼科进行眼部检查,排除眼部病变,如先天性白内障、先天性上睑下垂等。建议幼儿园教师在儿童入园后每年进行视力检查,小学教师在儿童入学后进行视力检查,这样可以筛查到一部分从未检查过视力不知道自己患有弱视的患儿。

2. 家长配合 弱视治疗是一个综合性、长期的治疗过程,家长的关心、信心与配合关系到弱视治疗的成败。建议初诊时就应将弱视的危害性、可逆性、治疗方法、可能发生的情况及预后告知家长,以取得他们的信任与密切配合,这样能达到事半功倍的效果。家长必须有耐心,遵守医嘱、按时复诊、督促患儿弱视治疗,帮助患儿树立信心,并取得幼儿园或学校老师的配合,才能使患儿最终获得理想的视力。

第六节 早产儿视网膜病变

早产儿视网膜病变(Retinopathy of prematurity,ROP):指发生于早产儿及低体重儿眼底视网膜血管发育异常的疾病。由于视网膜血管未发育成熟而引起视网膜缺血、增殖、脱离,最终视力丧失。随着我国医学的发展及早产儿存活率的

提高,该病的发生率有上升趋势。

一、早产儿视网膜病变的筛查

（一）筛查人群 出生时妊娠 <32 周、体重 <1500g 的早产儿易患早产儿视网膜病变,均为筛查对象。孕周越短,出生时体重越轻,早产儿视网膜病变发生率越高。出生后吸高浓度氧,也是早产儿视网膜病变的危险因素。一般在早产儿出生后 4～6 周进行筛查。

（二）筛查方法

1. 间接检眼镜 检查时要首先点散瞳药放大双侧瞳孔,表面麻醉下用间接检眼镜详细检查小儿的眼底（图 8-6）。

2. 检眼镜 检查眼底范围仅限于后极部,而早产儿视网膜病变多发生在周边视网膜,因此不容易发现。

3. RetCam 眼底照相 操作简单、图片直观,容易发现病变,但机器较昂贵。

4. B 超 检查有无视网膜脱离的发生。

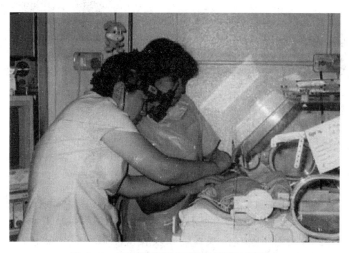

图 8-6 使用间接眼底镜检查新生儿眼底

（三）临床特点

早产儿视网膜病变的特点为视网膜血管发育异常,产生视网膜缺血和新生血管以及增生性视网膜病变等,多为双眼发病,男女患病率无差异。

根据国际分类法将早产儿视网膜病变分为五期（图 8-7）:

一期:眼底视网膜血管区—无血管区出现白色较细的分界线。

二期:分界线进一步变宽并增高,呈现高出视网膜表面的嵴状隆起。

三期:嵴明显隆起,呈红色,并在嵴后见视网膜新生血管及出血。

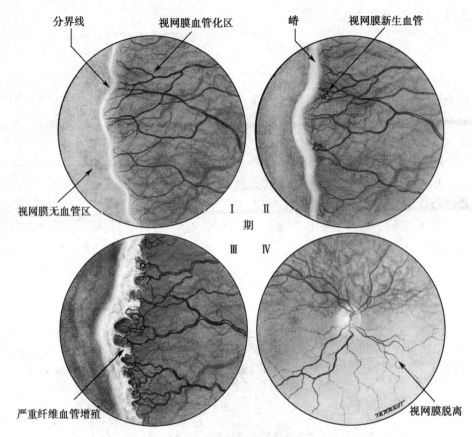

图 8-7　早产儿视网膜病变眼底分期

四期：局部视网膜脱离。

五期：全视网膜脱离。

（四）早产儿视网膜病变的诊断和鉴别诊断

根据患儿的早产史、吸氧和缺氧史以及相应眼底改变不难诊断。需要鉴别的是表现为白瞳症的其他疾病，如 Coats 病、视网膜母细胞瘤、先天性白内障、永存原始玻璃体增生症、转移性眼内炎等，在此不作详述。

二、早产儿视网膜病变治疗的适宜技术

早产儿视网膜病变的治疗以手术和激光为主，发现此类患儿应该尽快转诊到眼科专科医院的小儿眼科或眼底科、儿童医院眼科。

一和二期的早产儿视网膜病变无需治疗，只需定期随访，有可能自愈，也有可能进一步发展。

三期早产儿视网膜病变连续 5 个点钟或累计达 8 个点钟（即：早产儿视网

膜阈值病变),应在24小时内行激光治疗,来控制病情进一步发展。

四和五期早产儿视网膜病变应行巩膜环扎和玻璃体切除术,但效果一般不理想。

三、早产儿视网膜病变防治中的注意事项

1. 定期随访　早产儿视网膜病变是早产儿发育过程中出现的眼部疾病,应定期随访:一期每2周复查;二期每1周复查;三期每周复查,如果病变进展,及时治疗;如果病变无进展,每2周复查,有时需观察到小儿半岁时病变才能消失。所以早产儿视网膜病变随访需家长密切配合,定期复查。

2. 治疗预后　如果早产儿视网膜病变及时发现,及时激光,只要病变未波及黄斑区,患儿长大后矫正视力(通常为近视),不会受太大影响,但可能有轻度视野缩小。如果病变波及黄斑区,即使尽早治疗,视力也可能很差。需行玻璃体切除术的患儿,术后视力不理想。

3. 健康教育　早发现:早期家长不能发现孩子是否患早产儿视网膜病变,一般到病变晚期瞳孔区发白(白瞳症),家长才可发现,但此时孩子已几乎丧失视力,失去治疗的机会。因此,提醒家长,如果患儿出生时妊娠<32周,体重<1500g,有或无吸氧史,均应该在患儿出生后4~6周到小儿眼科检查眼部情况。

4. 早治疗　三期早产儿视网膜病变不及时治疗,会继续发展成四期乃至五期早产儿视网膜病变,致视网膜全脱离,最终失明。因此,家长必须遵医嘱定期随访。

第七节　视网膜母细胞瘤

视网膜母细胞瘤(retinoblastoma,RB)是婴幼儿最常见的眼内恶性肿瘤,发病率1/15 000~1/34 000,占最常见儿童肿瘤的第8位,单眼多见,男、女发病无差别,5年生存率90%~95%。30%为遗传型,60%~70%为非遗传型。

一、视网膜母细胞瘤的筛查

(一)筛查对象
患儿以婴幼儿占绝大多数,多发生于5岁以下儿童,偶见于成人。发病年龄在双眼发病者1岁(通常<1.5岁),单眼发病者年龄为2岁(通常>1.5岁)。

(二)临床特点
60%为白瞳症,20%伴有斜视(内斜视多见),10%表现为眼眶蜂窝织炎或眼内炎,5%伴有前房症状:出血、积脓或青光眼等(图8-8)。

临床分期:

眼内生长期(据Reese-Ellsworth法又分为5期)。

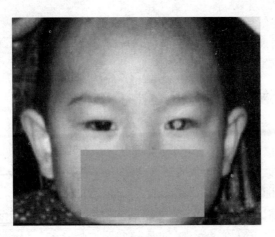

图 8-8　视网膜母细胞瘤外眼图

眼内压升高期。

眼外扩展期。

全身转移期。

（三）筛查方法

早期筛查发现很困难，体检或普查时可能发现；如果单眼发病，常规检查对侧眼时可能早期诊断。

1. 眼底检查　可采用直接检眼镜或间接检眼镜，肿瘤呈圆形或椭圆形，边界不清，白色或黄白色隆起结节，表面有新生血管，一个或多个，大小不一（图8-9）。

2. B超　检查玻璃体腔是否有肿瘤种子。

3. 眼眶CT　3岁以下患儿发现眼内有钙化点，应高度怀疑视网膜母细胞瘤。可显示肿瘤大小、形状、位置。肿瘤蔓延可引起视神经粗大、眶内包块、颅内转移（图8-10）。

4. 眼部磁共振　估计视神经受累程度、眼眶肿瘤或复发肿瘤、眼外扩散、颅内受累，多用于随访。

二、视网膜母细胞瘤治疗的适宜技术

视网膜母细胞瘤的治疗以挽救生命、保留眼球、尽可能保存有用视力为原则。发现确诊后，应及时转诊到儿童医院眼科、眼科专科医院的眼肿瘤科、小儿眼科或视网膜科。

1. 局部治疗　激光、冷冻、温热疗法。局部治疗后病变缩小（图8-11）。

2. 化疗　常用化疗减容法：先使用化疗药物使肿瘤体积缩小，再局部使用激光或冷冻治疗。

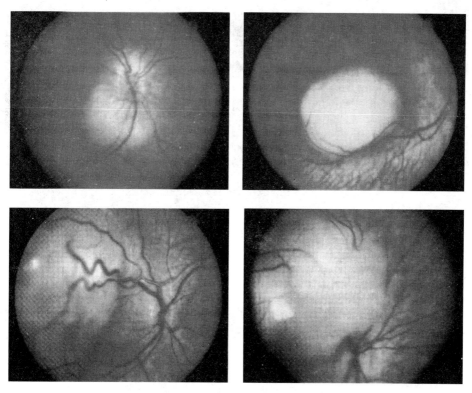

图 8-9 视网膜母细胞瘤眼底图

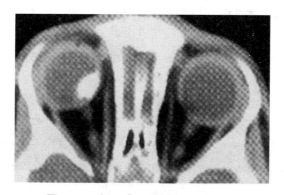

图 8-10 视网膜母细胞瘤眼眶 CT 图

3. 放疗。

4. 手术 眼球摘除、眼眶内容物剜除。

三、视网膜母细胞瘤防治中的注意事项

1. 全面检查 如果单眼发病,一定要常规检查对侧眼;有阳性视网膜母细

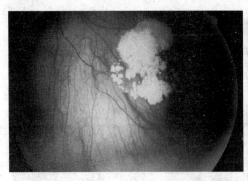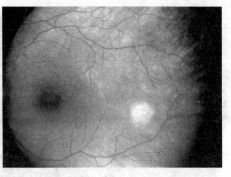

图 8-11 视网膜母细胞瘤局部治疗后眼底

胞瘤家族史的患儿,出生后 3 个月内要首次检查。因为有阳性 RB 家族史者,50% 可能会发病,而且一旦发现通常为 5 期。但如果在出生后 3 个月内发现,62% 为 1~2 期,38% 为 5 期。1 岁内应多次检查,因为有阳性 RB 家族史的患儿平均发病年龄为 1 岁。

2. 长期随访 视网膜母细胞瘤患儿有发生第二肿瘤的可能,需要长期随访。若干年后又发现其他部位恶性肿瘤,称为第二肿瘤,多见于双眼发病者,与遗传有关,最常见成骨肉瘤,预后差,为死亡的主要原因,有人认为与放疗有关。遗传性易发生第二肿瘤。

3. 健康教育 家长要多关心患儿的心理发育,与同病患儿家长多沟通,相互学习。此外,可通过基因咨询来预测后代及其同胞患病的危险性,从而保证优生优育。如:双眼家族遗传性视网膜母细胞瘤患者,其子女患视网膜母细胞瘤的可能性为 40%~45%,其同胞患病的可能性也是 40%~45%,其未发病同胞的子女患病的可能性为 6.7%(表 8-1)。

表8-1 视网膜母细胞瘤的遗传概率

咨询对象	双侧病例		单侧病例	
	家族性(%)	散发性(%)	家族性(%)	散发性(%)
患者的子女	40~45	40~45	40~45	8[*]
患者的同胞	40~45	5.7[*]	40~45	0.6[*]
患者未发病同胞的子女	6.7	很低	6~7	1~1.7[*]

(李俊红 李仕明)

第九章 眼 外 伤

第一节 概 论

一、常见眼外伤的原因

常见眼外伤原因有异物伤、穿通伤、钝挫伤、热烧伤、化学烧伤、辐射伤等。

二、眼外伤的危害

外伤是造成单眼盲的重要原因,但爆炸伤和烧伤常引起双眼盲。

眼外伤一旦发生,即使程度较轻,也可能留有后遗症,表面看起来很小的眼部损伤,如角膜擦伤、角膜表面异物,如果处理不当,也会继发感染导致严重的病变,极大影响视力甚至致盲。

三、治疗

治疗过程中,病情可能千变万化,因此眼外伤要作为眼科急症给予准确及时的处理。首诊医务人员无法处理的眼外伤患者应立即转诊,如眼球挫伤与视神经挫伤、眼球穿通伤等更可致眼球多种重度损伤甚至失明,应立即转诊。

四、健康教育

正确的诊断和及时的治疗是防止眼外伤致盲的关键。医务人员要根据自己的环境、设备,综合确定现场急救和进一步的治疗方案。

第二节 眼 异 物 伤

异物致眼损伤常见情况为铁屑、砂粒、谷壳等。

一、结膜异物

(一)病因

各种异物进入结膜囊内。可以单个,也可多个,后者多见于爆炸伤,进入速度较慢者黏附在结膜表层,速度较快者可以进入结膜下。

(二)症状

随异物所在位置而异。位于睑板下沟者,瞬目动作可摩擦损伤角膜,异物刺激症状明显。若异物位于穹隆部、半月皱襞或结膜下,可无症状。

(三)体征

1. 结膜金属异物 如铁质异物,可产生结膜铁质沉着症。裂隙灯显微镜下,中央呈金色反光,四周有棕色颗粒。在结膜上的铜异物常发生脓肿或坏死。

2. 结膜内植物性异物 可引起炎症反应,产生异物性肉芽肿。

3. 化学性质稳定的异物 如玻璃、塑料、煤屑及碎石等均不产生化学反应。

(四)急救和治疗

1. 浅层异物 贴附在结膜表面的单个或多个异物,可用生理盐水冲掉,或用湿棉签蘸去。

2. 对无刺激的结膜下异物可观察或待异物有排出倾向时再取。

3. 多发性结膜下异物无炎症及刺激症状者可不取。

4. 结膜铁锈沉着可刮除。若为多发异物引起的铁锈症,可用 0.5%EDTA 滴眼液滴眼。

二、角膜异物

(一)病因

常见异物有尘粒、动植物细刺、金属细屑、敲击飞溅的细小异物、爆炸时的碎屑如火药、煤屑、石屑等,它们可滞留于角膜表面或进入角膜内。

(二)症状

突然出现眼部刺激症状,如异物感、畏光、流泪、结膜充血、眼睑痉挛等。

(三)体征

1. 有的角膜异物用肉眼即明显可见,细小的异物必须通过裂隙灯显微镜仔细检查。

2. 铁质异物存留数天后可出现锈环或浸润,若不除去,铁锈可波及角膜上皮、前弹力层及附近的基质,不仅产生角膜刺激症状,而且可导致局部角膜混浊。

3. 铜质异物在角膜的反应取决于铜的含量,含铜多者,局部可有化脓性改变,异物多可自动排出;含铜较少者,可产生直接性铜质沉着症,裂隙灯显微镜下可见上皮层、前弹力层及基质浅层有金红色小粒堆聚。若铜质异物位于角膜深层,部分进入前房,可出现间接性铜质沉着症,晶状体呈向日葵样白内障。

4. 植物性角膜异物,尤其部分进入前房者,可有前房积脓。

5. 许多化学性质稳定的异物,如玻璃、塑料、煤屑及碎石等在角膜不产生化学反应,但可有明显的刺激症状。

（四）急救和治疗

角膜异物多应尽早取出。术中应严格无菌操作,以避免术后发生感染,操作要轻巧、准确,避免不必要的损伤。

1. 角膜浅层异物　可用生理盐水冲洗除去,如无效可在表面麻醉后,以生理盐水棉签将异物轻轻拭去。

2. 嵌入角膜的浅层异物　在表面麻醉后,用针头轻轻将其剔除,注意针尖应朝向上方,以免患者不合作而误伤角膜。

3. 深层角膜异物若为磁性异物　可在手术显微镜下,先将浅层角膜切开,直达异物,然后以磁铁吸出。如为非磁性异物或磁性异物不易吸出者,可以异物为中心,做一尖端指向角膜缘的 V 形切口,直达异物所在平面,露出异物后,用注射器针头或异物针挑出异物,或用微型无齿镊将异物夹出,可不缝合,术后加压包扎。若角膜瓣较大,可用 10-0 尼龙线缝合。必须小心操作,术前应缩瞳,以防异物在术中坠入前房,损伤晶状体及异物坠入后房。

4. 多发性角膜异物　可将暴露出角膜表面的异物先取出,然后等异物逐渐排向表层时分次取出。如异物多而刺激重,视力又低于 0.1 者,可考虑板层角膜移植术。

5. 角膜锈环　可于异物剔除后,立即用异物针将其刮去。

6. 异物取出后因角膜瘢痕而严重影响视力者,早期可试用促进吸收的退翳药物。如伤口 1 年,经治疗视力仍低于 0.1,可考虑行板层或穿通性角膜移植术。

7. 异物取出后要滴用抗生素滴眼液及眼膏,必要时结膜下注射抗生素。如发生感染,应按角膜炎处理。

三、眼内异物

眼球穿孔伤是眼科临床上的重急症,而伴有眼内异物存留多具有更大的危害性,包括穿孔伤对眼球的损伤、异物本身的毒性、感染、引起视网膜脱离以及增生性玻璃体视网膜病变等并发症。

（一）症状

眼痛、视力下降。

（二）体征

1. 眼球穿孔伤痕　根据穿孔伤的部分不同,可查到各种不同的异物入口处。

（1）结膜伤口:可伴有出血或在结膜下可见眼内容物脱出,结膜伤口可迅速愈合而遗留不明显的瘢痕。

（2）巩膜伤口:可见结膜下出血、球结膜水肿或结膜下色素组织。有时细小的异物经巩膜入口很快闭合,并不引起患者的注意,甚至患者否认曾有外伤史。

（3）角膜伤口：可表现角膜全层穿孔或仅有板层破裂。

2. 眼压降低　新鲜的穿孔伤，房水或玻璃体流出，眼压明显下降。眼球贯通伤时，眼压常极低，异物由后部眼球壁穿出至眼球外，已不属眼内异物的范围。角膜或巩膜小伤口常可自行闭合或愈合，此时眼压亦可恢复正常。

3. 前房改变　角膜伤口可使前房变浅。有时巩膜伤口有玻璃体或葡萄膜脱出，则前房变深。角膜或巩膜小伤口闭合或自行愈合后，前房可恢复原来的深度。

4. 瞳孔变形　近瞳孔区的伤口，瞳孔缘常嵌顿于伤口，而使瞳孔变形。巩膜前部穿孔伤有较多睫状体脱出时，也可发生瞳孔变形及相应的瞳孔缘向周边移位。小的异物穿孔伤常不影响瞳孔的正常形状和位置。

5. 晶状体混浊　穿通性白内障一般发展较快，晶状体前囊可见穿破口，或有皮质涌至前房，或在破口处有虹膜后粘连。可形成全白内障或只发生局限性混浊，但如异物未穿过晶状体，则可不发生晶状体混浊。

6. 眼内容脱出　新鲜外伤，异物较大时，可见结膜囊内有黏稠的玻璃体或有葡萄膜嵌置于伤口。

7. 异物

（1）前房异物。

（2）晶状体异物。

（3）眼球后段异物（图 9-1）。

（三）诊断过程

1. 多数患者可询及外伤史。

2. 眼部检查可发现眼球穿孔伤口或瘢痕。

3. 眼内异物定位

（1）X 线定位法：限于金属异物（图 9-2）。

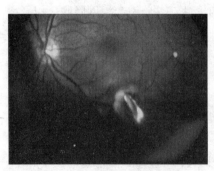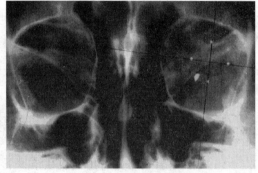

图 9-1　视网膜金属异物　　　　图 9-2　眶内异物 X 线片巴氏定位

（2）超声波定位法：适宜于 X 线不易显影的异物，对区别异物在球内或球外常有决定性意义（图9-3）。

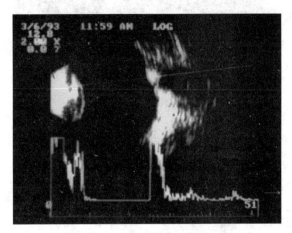

图9-3 球内后极异物B超定位

（3）CT：适宜于X线不显影的废金属异物，以及用超声波难以发现的眼前部异物（图9-4）。

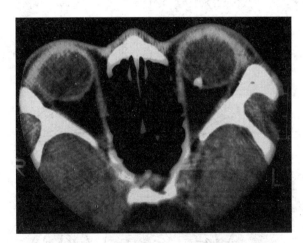

图9-4 球内后极异物CT水平位定位

（4）检眼镜定位法：对屈光间质尚透明者，可直接用检眼镜检查定位。

（5）UBM：有利于眼前节小异物或多发异物（磁性及非磁性异物）的诊断（图9-5）。

（四）急救和治疗

1. 处置伤口 同角巩膜穿孔伤。

2. 预防感染 需应用全身和局部抗生素，非甾体抗炎药；同时针对出血、眼

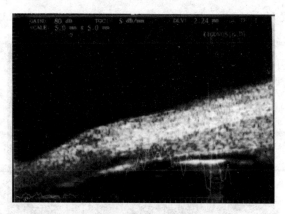

图 9-5 睫状体微小异物 UBM 定位

压改变应用对症治疗。

3. 破伤风抗毒素肌内注射。

4. 异物的处置 若角膜伤口较大,在处置伤口时,酌情考虑从原伤口取出异物。如前房内异物、嵌入晶状体的金属异物,必要时用磁石从原伤口吸出。但不要造成眼内容物脱出或强取(图 9-6、图 9-7)。

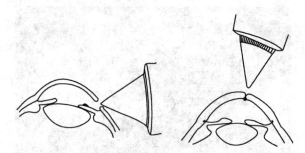

图 9-6 虹膜及角膜后层磁性异物取出

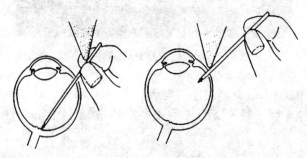

图 9-7 后节磁性异物接力取出

5. 择期手术 对于不需缝合的小伤口或从原伤口未能发现异物及对磁石

无反应者,应在伤口愈合之后或经检查明确定位后择期手术摘除。为了减少异物对组织的损伤,降低感染风险,手术摘除异物应尽早安排。若合并眼内炎,处理见外伤性眼内炎。

(五)转诊

密切观察住院患者有无炎症和感染迹象,观察有无迟发的炎症反应。若眼内异物未能取出,应尽早往上级医院转诊。如异物取出后,玻璃体或晶状体出现混浊、视网膜出现脱离等情况,也应尽早转诊治疗。

四、眼铁质沉着症

(一)病因

铁质异物长期留在眼内所致。铁的化学性质极不稳定,进入眼组织后,受二氧化碳的作用变为重碳酸亚铁,再经氧化变为氧化铁(铁锈)。铁锈进入组织内,与组织蛋白结合成一种不溶性含铁蛋白而形成组织内铁锈沉着。

(二)症状与体征

其症状的轻重与铁质异物大小、所含铁质成分及其在眼内的部位有关。位于睫状体及眼球后部未被组织包裹的异物,破坏性最大,症状也最严重。

1. 直接铁锈症 为早期的铁质沉着现象。进入眼组织内的铁屑,迅速产生一层铁锈并直接扩散到周围组织内,如位于角膜的铁屑,在其周围形成锈环。位于虹膜的铁屑,很快被组织包围,周围呈铁锈色。位于晶状体内的铁屑,常可在其周围看到黄色环形带。在多数情况下,晶状体发生进行性混浊。

2. 间接铁锈症 铁屑进入眼内,经过相当一段时期,在异物环外的某些眼组织内发生铁锈沉着现象。这是由于眼内液的传播产生,也叫远达性铁质沉着症。这种现象主要发生在晶状体前囊膜下的上皮内、睫状体上皮内、视网膜及虹膜组织内以及角膜的深层组织和内皮层等。

(1)虹膜颜色的改变是铁质沉着症的第一特征。虹膜失去光泽,呈铁锈色,为铁质沉着于虹膜的前界层内所致。

(2)瞳孔反应迟钝,调节减退。表现为瞳孔常不易散大,为铁质沉着在瞳孔开大肌及括约肌内。

(3)晶状体前囊膜或前囊膜下可呈现均匀的棕色小点,是铁锈症的可靠特征(图9-8)。

(4)前房角镜检查可见小梁网色素沉着,呈铁锈色,可引起继发性青光眼。

(5)角膜基质层内可出现均匀一致的棕色颗粒。

(6)玻璃体液化、呈铁锈色。

(7)视网膜色调变暗,有黄色颗粒沉着,血管变细,神经节细胞变性,色素上皮细胞增生,引起视网膜色素沉着,患者有视力减退、夜盲及视野缩小。

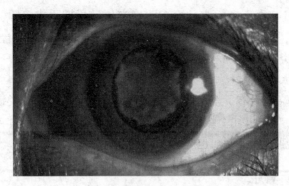

图 9-8　铁锈症晶状体改变

（三）治疗和转诊

1. 及早取出异物　由于异物长期存留及铁锈形成，异物常变小，造成取出困难，因此需要定位精确，必要时用磁石磁化后方能取出（前节异物）。能看到的异物，一般采用直接夹取取出。如没有条件进行玻璃体视网膜手术的患者，应尽快转诊；如不能确定是否存在球内异物的患者，也应尽快转诊治疗。

2. 术后可较长期应用 0.5%EDTA（依地酸）滴眼液，使铁离子排出眼外。

五、眼铜质沉着症

（一）病因

铜质异物长期存留眼内所致。铜质沉着症与铁质沉着症不同，铁盐主要与细胞蛋白质结合为含铁蛋白质沉着物，而铜盐则主要沉着于膜状组织，如角膜后弹力层、玻璃体纤维、晶状体囊膜和视网膜等组织。两者结局亦不同，引起铁质沉着症的铁屑，如不处理，将不可避免地导致失明；而铜质沉着症，仅引起视力减低，一般不致完全失明。

（二）体征

1. 铜内障　为铜质沉着症最常见特征。铜盐沉着在晶状体前囊膜下的上皮内，呈粉末状细密的小点，瞳孔区较密集而呈圆盘状。若将瞳孔散大，可见沉着物自圆盘区向外围呈花瓣放射形似葵花，所以又叫葵花状白内障。侧照检查可见金黄色或蓝绿色反光（图9-9）。铜盐沉着发生极慢，故铜内障的形成，有经过数年至数十年者。铜盐沉着不与组织形成一种固定的结合物，经过若干年后，若这种结合物能被吸收，则铜内障也可自行消失。

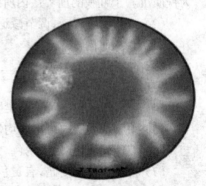

图 9-9　铜锈症晶状体改变

2. 角膜的铜盐沉着 主要在角膜后弹力层上,呈蓝绿色反射,直接光线照明不易看出,需用后部反光法检查。

3. 虹膜上有时可见黄绿色铜盐沉着。

4. 玻璃体纤维上铜盐沉着 可见呈金属反光的棕色点状颗粒。玻璃体常有液化、变性及混浊。

5. 视网膜铜质沉着 主要发生在黄斑区及视网膜血管附近,见黄色、橙红色或金黄色色素斑点,类似视网膜色素变性改变和视神经萎缩。

(三)治疗和转诊

1. 及早取出异物 术时要用方格定位后再夹取,或在直视下夹取后极部的铜质异物,必要时行玻璃体切除联合异物取出。如没有条件进行玻璃体视网膜手术的患者,应尽快转诊;如不能确定是否存在球内铜质异物的患者,也应尽快转诊治疗。

2. 术后可较长期用 0.5%EDTA 液滴眼,以使铜离子排出体外。

六、眼眶异物

(一)病因

高速飞溅的异物贯穿眼睑或眼球进入眶内。大多数为金属异物,如铁屑、铜片、铅弹,其他树枝、玻璃、塑料等。

(二)症状

视力下降,疼痛,复视。

(三)体征

1. 常见眼睑皮肤或眼球有穿孔伤痕。

2. X 线异物定位或 CT 扫描证实异物在眶内。

3. 可有眼球运动受限,眼球突出,眼睑或结膜撕裂、充血、水肿,眼睑瘀斑,出现传入性瞳孔障碍者可能有视神经病变。

(四)治疗

异物在眶内多被机化包裹,一般无不良后果,如不影响视功能,无疼痛等其他并发症,无需取出;对位于球后的眶内异物,视力正常者,手术一定要慎重。在 CT 或 MRI(金属异物禁忌)正确定位后,确定手术入路,可在内镜下摘取深部眶内异物。注射破伤风抗毒素,全身应用抗生素等。下列情况为手术适应证:

1. 异物压迫视神经,引起视功能障碍者。

2. 异物过大致使眼球移位、眼球运动受限者或视功能已严重损害,或患者坚决要求手术者。

3. 有感染征象 如眼球突出,眼球运动受限,严重水肿,发热,CT 扫描发现水肿。

4. 瘘管形成 多见植物性异物。

（五）现场急救

不可揉擦眼球。医务人员操作时切忌挤压眼球。防止眼压增高,造成眼内容脱出。

第三节　破　裂　伤

常见病因:儿童铅笔、手工课(剪刀等)、冰糕棍、植物刺、玻璃、眼镜片及遭遇钝力击打等。

概念:任何原因造成眼球完整性破坏都称为眼球破裂伤。

一、角膜全层裂伤

定义:时常伴有眼内容物脱出,可有虹膜、晶状体等眼内容物脱出以及眼底的严重变化

（一）症状

常有眼痛、畏光、流泪和视力下降。

（二）体征

1. 角膜水肿,可伴有后弹力层皱褶。

2. 角膜破裂伤口(图9-10)。

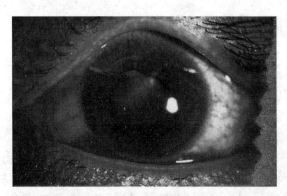

图9-10　角膜裂伤

（三）治疗

1. 角膜水肿、混浊　可局部滴用糖皮质激素眼药或高渗溶液,如50%葡萄糖溶液,以加速水肿的吸收。6个月以上的角膜基质层顽固水肿,可考虑角膜移植术。

2. 角膜裂伤　应在显微镜下用10-0线仔细缝合(图9-11),有眼内容物脱出者要同时处理(图9-11),注意术毕前房的回复,术后应用抗生素和散瞳药。后根据视力及角膜瘢痕的大小决定是否行角膜移植术。

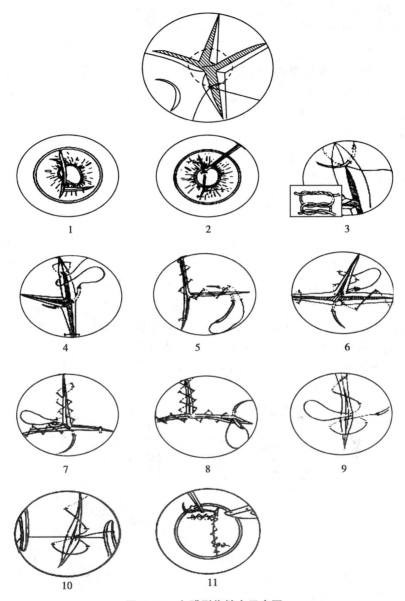

图 9-11　角膜裂伤缝合示意图

二、巩膜外伤

（一）病因

眼球受钝力作用后，可发生巩膜破裂，多发生于薄弱的角巩膜缘或眼球赤道部肌肉止端。

（二）症状

视力不同程度下降。

（三）体征

1. 可看到黑色的葡萄膜组织、玻璃体嵌在伤口,有时晶状体可从巩膜伤口脱出而结膜依然保持其完整性,常有结膜下出血。赤道部后的巩膜破裂不易发现,可观察眼压,有助于诊断和确定是否探查。

2. 常伴有前房积血及玻璃体积血。

3. 眼压低,可伴有瞳孔变形或移位。

（四）急救和治疗

1. 小的巩膜破裂伤无眼内容物脱出且结膜完整者,不必缝合,包扎双眼1~2周,伤口可自行愈合。

2. 结膜完整,结膜下出血呈暗红色,眼压低,疑有巩膜裂伤者应行伤口探查,发现巩膜裂伤应仔细缝合。

3. 伤口较大或伴结膜破裂者应扩大结膜伤口,仔细检查巩膜伤口,若为24小时内新鲜脱出的葡萄膜组织,伤口不污秽者,应还纳入眼内,脱出的玻璃体可剪除。对锯齿缘过厚的巩膜裂口,仔细缝合后应做冷凝及外加压术,以防止视网膜脱离(图9-12)。若术中发现眼内容流失过多,特别是视网膜损伤过重的无光感眼,眼球外形恢复确实无望者,为预防交感性眼炎的发生,可考虑摘除伤眼眼球。

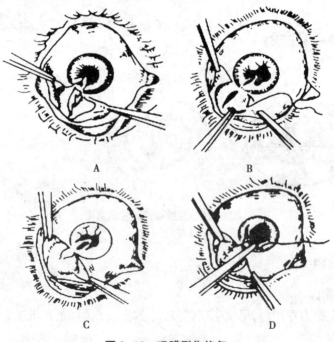

图9-12 巩膜裂伤修复

4. 保证眼球密闭性后尽快转诊。

5. 不可按压眼球　医务人员操作时切忌挤压眼球。

第四节　热　烧　伤

（一）常见病因

铁水、热蒸汽等。

（二）概念

大量热能造成眼睑、眼球等结构组织蛋白凝固造成伤害。

（三）症状

疼痛、视力下降等。

（四）眼部表现

眼热烧伤常为面部和全身热烧伤的一部分。受伤轻重取决于致伤物的大小、温度及接触时间。

1. 眼睑皮肤烧伤　分为三度。一度伤及眼睑表皮，皮肤发红、水肿；二度伤及表皮和部分真皮，局部充血水肿，出现浆液性水疱；三度烧伤累及全层皮肤，严重时肌肉和睑板组织也受累。

2. 角膜烧伤　可有疼痛、畏光、流泪、视力减退等症状，角膜灰白、混浊、坏死、穿孔，虹膜脱出，治疗后形成角膜瘢痕或角膜葡萄肿，可发生睑球粘连。

3. 结膜和巩膜烧伤　结膜烧伤轻者表现为充血，可自愈；中度烧伤可有结膜水肿、充血，治疗后可恢复；重度烧伤者结膜发生凝固性坏死，巩膜也发生坏死。

（五）处理

1. 急救处理　使伤者迅速离开热源，除去致伤物，用自来水或生理盐水冲洗以降低致伤物的温度。注意全身生命体征。

2. 治疗　全身防止休克和预防感染。眼部止痛，清除表面坏死组织，预防和控制感染，促进愈合，防止睑球粘连。及时转诊。

第五节　化　学　烧　伤

（一）常见病因简述

1. 常见酸、碱烧伤，以石灰为最多。

2. 工业　化工行业较多，如酸、碱等。

3. 农业　化肥、农药、敌敌畏等。

4. 实验室意外　化学试剂的爆炸、喷洒、迸溅等。

5. 日常生活意外事件　石灰、脚气水、食品干燥剂等。

（二）化学物质的极性

溶液有两种极性，即脂溶性和水溶性。角膜和结膜上皮是嗜脂性的，角膜实质层是嗜水性的。

1. 酸烧伤的特点　酸性溶液属于水溶性，不溶于脂肪，酸性物质使组织蛋白质凝固变性，具有屏障作用，使酸性溶液不易透过结膜和角膜上皮，故向眼内透入较慢，一般为非进行性。酸烧伤一般较碱性烧伤要轻。高浓度酸烧伤也可产生严重后果。常见的致伤物有硫酸、硝酸、盐酸、醋酸、苯酚、三氯醋酸。

2. 碱烧伤的特点　碱溶于水，也溶于脂肪。碱性物质和组织中的脂肪起皂化作用，与蛋白质结合，形成可溶性蛋白，使角膜混浊，组织溶解坏死并继续渗透，向周围和深层扩展，甚至溃疡穿孔。常见的致伤物有石灰、氨、氢氧化钠、水泥。氨水烧伤预后最差，石灰烧伤最轻。

（三）症状

畏光、流泪、疼痛、眼睑痉挛、刺激症状重，视力减退。

（四）体征

轻者表现为球结膜充血和结膜上皮点状剥脱，重者球结膜高度水肿、苍白、缺血，角膜上皮大片脱落，呈瓷白色（图 9-13），前房可见渗出，可继发青光眼。伤后 1～3 周可能发生角膜融解、坏死而穿孔，晚期可形成睑球粘连或眼球萎缩。

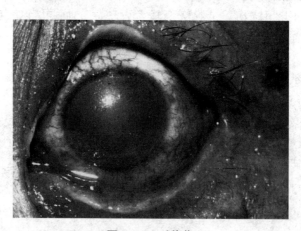

图 9-13　碱烧伤

（五）治疗

1. 化学烧伤的治疗原则　迅速彻底地清除化学物质，止痛，防止感染，促进组织早期愈合，预防睑球粘连等并发症。

2. 急救处理　要争分夺秒尽快冲洗,用自来水、生理盐水、硼酸水,就地取材用河水、池水等。碱性烧伤的患者如球结膜显著水肿,可做球结膜放射切开,结膜下冲洗。严重的碱性烧伤冲洗后应尽快做前房穿刺冲洗,使房水更新。

3. 一般治疗　急救处理后,应予止痛、抗炎、预防感染、促进愈合、预防睑球粘连等综合治疗。局部点眼、结膜下注射及全身应用抗生素。受伤早期用5~7天皮质类固醇。阿托品散瞳,防止虹睫炎。结膜下注射自家血和血管扩张剂。碱性烧伤注射维生素 C。结膜囊涂大量眼膏防止睑球粘连。

4. 转诊和手术治疗　多于后期病情稳定后酌情对角膜白斑、睑球粘连等进行手术治疗。可考虑转诊行角膜移植手术治疗。

第六节　爆　炸　伤

(一)概念

雷管、炸药、花炮等可燃性物品剧烈爆炸后造成伤害。

患者症状:既有热烧伤,也有冲击波造成钝挫伤症状及表现。

(二)急救处理和治疗

注意生命体征等全身情况和其他脏器损伤。眼部治疗同热烧伤和破裂伤。

注意全身及重要脏器,如有必要,多科会诊抢救生命,同时兼顾眼部。

第七节　辐　射　伤

(一)概念

日光、紫外线及各种放射性物质造成眼部损伤。

(二)症状

红、疼、视力下降等。

(三)体征

角膜上皮脱失、视网膜水肿。

(四)处理

急救处理和治疗:第一时间远离辐射源。对症治疗,应用角膜营养药、抗生素眼药等。视网膜如有损伤,可给予营养神经药物和改善微循环药物。

(韩　崧)

第十章 屈光不正的防治技术

第一节 概 述

人眼是一个精密的光学系统,这个系统自人出生到老年时会不断地出现各种屈光不正,如近视、散光、远视和老视等。各种屈光不正都是和正视相对比而言的,其定义分别如下,示意图见图 10-1。

1. 正视 在调节放松状态下,平行光线经过眼屈光系统后聚焦在视网膜上。
2. 近视 在调节放松状态下,平行光线经过眼屈光系统后聚焦在视网膜前方。
3. 散光 光线经过眼屈光系统后不能在视网膜上形成焦点,而是形成前后两条相互垂直的焦线。
4. 远视 在调节放松状态下,平行光线经过眼屈光系统后聚焦在视网膜后面。
5. 老视 随年龄增长,晶状体弹性下降,近处物体无法被聚焦在视网膜上,而是落在视网膜后方。

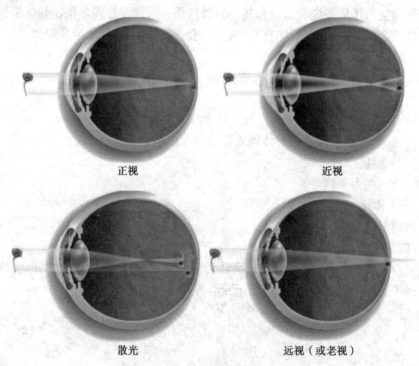

正视　　　　　　　　　　　　近视

散光　　　　　　　　　　　　远视（或老视）

图 10-1　不同类型的屈光不正

170

　　各种屈光不正均可通过一定的光学方法予以矫正以获得视力提高,因此属于可矫正的视觉损害(Correctable Visual Impairment,CVI)。但在实际生活中,大量的屈光不正并未获得适当的矫正。2008 年,世界卫生组织(World Health Organization,WHO)报道全球约有 1.53 亿例视觉损害是由可矫正的屈光不正引起的。因此,世界卫生组织把未矫正的屈光不正列为了"视觉 2020,享有看见的权利"行动中要消灭的可避免盲眼病之一。

第二节　屈光不正的筛查

　　屈光不正虽然种类较多,但仍可以通过一些简单的方法进行快速地大致判断。筛查屈光不正的最简单、实用和快速的方法是将远视力、近视力和小孔镜结合起来进行判断。

一、远视力

　　远视力是指被检查者站在 5m 处注视远视力表时,能够分辨清楚的最小视标所代表的视力。注意在光线充足的环境下检查,让被检查者不要眯眼,一般两眼分开检查,先右眼后左眼,1.0 或以上为远视力正常。

二、近视力

　　近视力是指被检查者距离近视力表33cm 处时所能分辨的最小视标所代表的视力。如近视力为 1.0,则记录为 1.0/33cm。

　　结合远近视力和调节可以对一个人的屈光状态作出以下几种判断:

　　远视力≥1.0,近视力≥1.0,被检查者为正视或轻度远视。正视不难理解,需要说明的是轻度远视。轻度远视者可以轻松地看清楚远处,也可通过一定的调节看清楚近处物体,但前提是所动用的调节在其调节能力范围之内。

　　远视力≤1.0,近视力≥1.0,被检查者为近视、假性近视或调节性近视。假性近视和调节性近视均为调节未放松情况下的屈光状态,多见于调节力较强的青少年。

　　远视力≥1.0,近视力≤1.0,被检查者为远视或老视。远视在不同年龄的人群中所表现的度数不同,如果是青少年,由于调节力较强,多为中度远视;如果为中年,调节力有所下降,表现为轻度远视。老视眼的调节力下降,看近时调节无法满足所需,因此近视力下降。

　　远视力≤1.0,近视力≤1.0,被检查者为远视、老视合并近视或散光。此种视力组合说明眼的调节力不足以同时弥补看远和看近时的屈光不正,在青少年由于调力强,应为高度远视;在中年人为中高度远视;老视合并近视也无法同时满足看远和看近;散光由于是形成两条不同的焦线,因此在远近视力上都无法通过调节获得正常。

三、小孔镜

小孔镜可以快速鉴别被检查者的视力不佳究竟是由于屈光不正还是眼器质性病变而引起的。在没有复杂眼科设备的基层,小孔镜可作为判断眼部是否存在严重疾病的一种方法(详见第三章第一节)。

四、检眼镜

通过直接检眼镜上的拨盘来粗略判断被检查者的屈光不正类型及度数;检查者需注意是否首先矫正了自身的屈光不正,如检查者为正视,则转动拨盘为负值时能看清眼底说明被检查者存在近视,相应的刻度即为被检查者的近视度数;如果拨盘为正值,则说明存在相应度数的远视。如检查者自身存在屈光不正,则还需从结果中减去这部分屈光不正方可得到被检查者的屈光不正度数。

第三节 屈光不正的确诊

当初步筛查提示被检查者存在屈光不正时,可进一步给予详细的检查来明确诊断,主要方法有客观检查法和主观检查法两类,在此简要叙述。

一、客观检查法

主要包括检影法和自动验光仪法等。

(一)检影法

是利用检影镜观察眼底反光的影动情况来判断屈光不正的性质和度数。检查时注意要把检查者和被检查者之间的距离考虑进去,一般两者相距 1m,对应的屈光度为 −1.0D。检影镜有点状光检影镜和带状光检影镜两类,后者更为常用(图 10–2)。

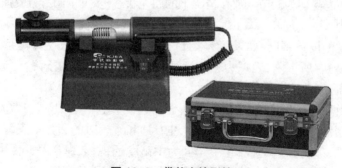

图 10–2　带状光检影镜

当眼底光影和检影镜移动方向相反时,称为逆动,被检查者为高于 –1.0D 的近视;如果两者方向相同,称为顺动,被检查者为低于 –1.0D 的近视、正视或远视。当眼底反光影不动时,则为中和,被检查者为 –1.0D 的近视(图 10-3)。

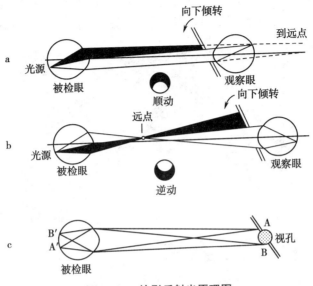

图 10-3 检影反射光原理图

(二)自动验光仪法

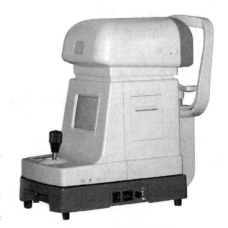

即利用电脑验光仪(图 10-4)进行屈光不正检测,其优点是操作简单、快速、准确,适合大规模的屈光普查和门诊验光;不足之处在于存在一定的误差,来自于机器的稳定性和被检查者的配合程度等方面。尤其是当被检查者为青少年或儿童时,由于其调节力强,采用散瞳药物麻痹睫状肌后所得结果更为准确。需要注意的是,电脑验光的结果一般作为参考值,依此结果再进行主观验光,进行一定调试后的结果方可作为配镜的处方。

图 10-4 电脑验光仪

二、主观检查法

包括插片法、雾视法、散光表验光法、红绿视标测试、交叉柱镜和综合验光仪。

（一）插片法（图 10-5）

为在被检查者眼前直接加减镜片，根据视力的主观感觉决定最适宜的镜片，以此来确定屈光不正度数。检查时遮挡一眼，一般先右后左。这种方法又称为显然验光，受调节的影响较大，尤其是当被检查者为青少年或儿童时，由于其调节力强、睫状肌不能完全放松，而容易出现偏差。

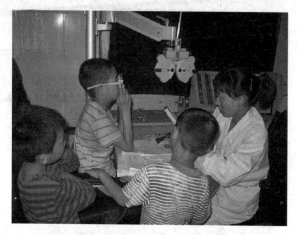

图 10-5　插片法

（二）雾视法

为在被检查者眼前放置一较高度数的正透镜，使其出现暂时性的近视，放松睫状肌而消除调节的影响。该方法尤其适用于青光眼和对睫状肌麻痹剂过敏者，但所得结果不如睫状肌麻痹的效果彻底。

（三）散光表验光法（图 10-6）

为怀疑被检查者有散光时采用，但仅能测出有无散光及散光轴位，不能准确决定散光的类型和性质。

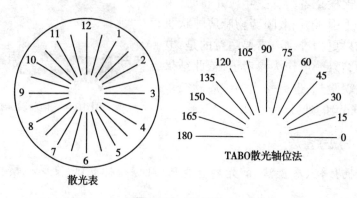

图 10-6　散光表

（四）红绿视标测试（图 10-7）

为判断矫正球镜的终点，即球镜是欠矫还是过矫。当被检查者看到红色视标和绿色视标亮度相近时，屈光状态为正视；当红色视标亮于绿色视标时，表明被检查眼处于近视状态，为近视欠矫或远视过矫；当绿色视标亮于红色视标时，表明被检查眼处于远视状态，为近视过矫或远视欠矫。

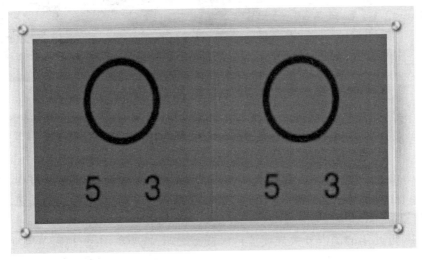

图 10-7　红绿视标测试

（五）交叉柱镜（图 10-8）

为进一步精确判断散光的度数和轴向，其使用前提是散光束的最小弥散环落在视网膜上，因此使用交叉柱镜前应将屈光不正充分矫正，并且使用红绿试验验证。

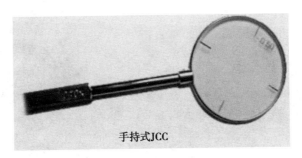

手持式JCC

图 10-8　交叉柱镜

（六）综合验光仪（图 10-9）

实际上不是一种独立的方法，而是将各种测试镜片组合在一起。它不仅可用来验光，还可以检测双眼视功能。

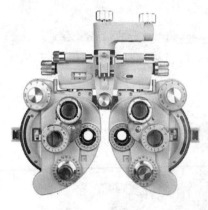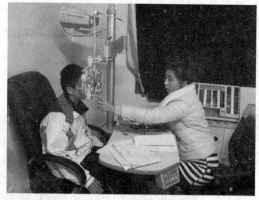

图 10-9　综合验光仪

第四节　屈光不正预防的适宜技术

屈光不正的预防主要是针对近视的预防,老视是一种自然的生理过程,无法避免。近视的发生受环境和遗传两大因素的影响。目前针对近视的预防,主要是从改变一些环境因素入手。

1. 近几年的国内外大规模流行病调查表明,近距离用眼、视野范围拥挤和光线昏暗等与近视发生相关,而户外活动与近视患病率的降低有关。因此,增加儿童青少年的户外活动时间、多接触阳光、增加室内照明的亮度、减少近距离用眼的时间和适当间隔休息等理应有益于降低近视的发生发展。

2. 眼保健操可以迫使青少年学生暂时停止学习,是一种可让眼睛放松休息的方法,在我国已经推广实施 50 余年(图 10-10)。然而,其预防近视的实际效果尚有待科学论证。

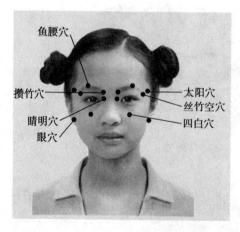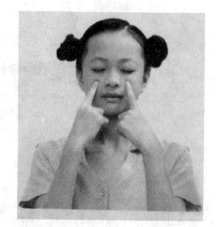

鱼腰穴
攒竹穴　　　　　　太阳穴
睛明穴　　　　　　丝竹空穴
眼穴　　　　　　　四白穴

图 10-10　眼保健操

3. 此外,也曾有人提出让青少年读书时配戴低度凸透镜来预防近视,该方法在理论上有一定的作用,但临床试验结果表明其效果并不明显,而且有导致外隐斜的风险,因此需慎重采用,对于外隐斜的儿童尤其不适合。

4. 对于目前市场上充斥的各种近视防治方法,如气功、磁疗、按摩、针灸以及各式各样的近视治疗仪等,由于其实际功效和安全性尚未经过严格的临床验证,因此并不适合推广应用。

一、屈光不正治疗的适宜技术

(一)框架眼镜

1. 概述 屈光不正的矫正方法最常见的为框架眼镜,各种屈光不正均可采用,其优点是方便安全、摘戴容易,缺点是笨重不舒服、影响外观,对于较大近视、散光、屈光参差和不规则散光的矫正效果不好。框架眼镜按照其焦点的不同,可以分为普通眼镜(图10-11)、双光镜(图10-12)和渐进镜(图10-13)等。

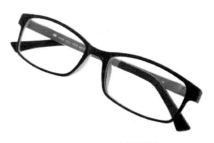

图10-11 普通眼镜

双光镜和渐进镜最早常用于老视的矫正,双光镜的镜片下方具有一块和中央度数相比度数较小的区域,渐进镜的下方可以用来看近。

近些年来,双光镜和渐进镜也被用于学龄儿童的近视防治。和普通框架眼镜相比,双光镜和渐进镜有一定的效果,但约0.25D的差异在临床上意义不大。

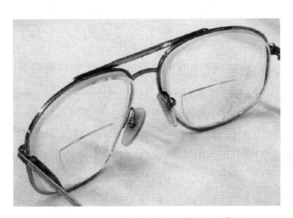

图10-12 双光镜(下方区域用于看近)

2. 配镜的流程 配镜的流程分为验光、试戴、开处方和制镜等四个步骤。验光在上文已详细叙述。试戴主要是根据验光结果戴试镜架,上下楼梯、望远或

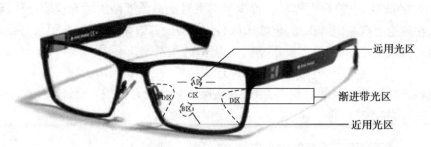

远用光区

渐进带光区

近用光区

图 10-13　渐进镜

看书报等 10 ~ 15 分钟,观察有无头晕、视物变形和眼胀等不适,如有则需对验光结果进行适当调整。如无不适,则可开具验光处方;根据验光处方选择镜架和镜片,并进行磨制和装配。

3. 一副好眼镜的标准　一副好的眼镜要考虑到很多方面,如镜架的选择和镜片的选择等。

（1）镜架的选择:首先需注意镜架的外观,如表面是否精细光洁,有无划伤毛刺、腐蚀剥落等,还要注意各个组成部分的尺寸和角度是否正常。此外,应遵循以下几点原则:

1）美学原则:根据配戴者的脸型、肤色和气质等进行选择,以达到淡化面部缺点、突出优点的效果。同时注意尊重个人意愿和特殊要求。

2）功能原则:镜架尺寸不要过大,应先考虑瞳距,再考虑脸的宽窄,还应考虑到顶焦度、散光的轴位和移光心的多少等因素,找到最佳结合点。

3）舒适原则:由于镜架的重量、镜框大小等,是否会导致配戴不舒适、影响视野范围等,都需要考虑到。

（2）镜片的选择:

1）屈光度数:一般在 3.0D 以内的为低度,可选择普通低折射率如 1.50 左右的树脂镜片或 1.523 的光白玻璃片;3.0D ~ 5.0D 之间的,可选择中等折射率如 1.56 ~ 1.59 的镜片;5.0D 以上的最好选择高折射率镜片,如 1.6 ~ 1.9;度数特别高者,首选折射率 1.9 的镜片,可使重量减轻,更加舒适。

2）用途:看远用时,可选用透光率高、防紫外线的镀膜镜片;看近用时,则可选透光率高、无色的光学镜片;室外用时,选择防紫外线的有色镜片,如树脂染色镜片、变色镜片等;水上活动时,选择偏振光镜片可以有效地防水面反光;雪地活动时,选择镀膜的有色镜片以防紫外线和雪地反光;运动时,选择抗冲击性能较佳的 PC 镜片。

3）人群:青少年宜选树脂或 PC 镀膜镜片,一是重量轻减轻对鼻骨的压迫,二是抗冲击性能强,不易破碎从而保护眼睛;中老年人可考虑双光镜和渐进镜,以满足看远和看近的需要,外出时则可选择防紫外线的深色眼镜,以减轻对晶状体和眼底视网膜的损害。

4. 眼镜的保护　眼镜虽然在生活中很普遍,但很多人并不懂得如何进行保护。眼镜的保护分为摘戴、放置和擦拭等几个方面。

(1)摘戴眼镜时,一定要用双手摘戴,从脸的正面摘下或戴上。如果长时间用单手摘戴,很容易导致镜架变形,螺丝松动。

(2)放置眼镜时,应当先左后右折合镜腿,并将镜片朝上放置在桌面上,以避免桌面或其他硬物划伤镜片。

(3)擦拭眼镜时,拇指和食指捏着镜圈上下端,用干净的镜片专用布擦拭。树脂镜片要用清水冲净后再擦拭。如镜片有油污,可先用少量洗涤灵清洗,再用清水冲净后擦干。

(4)其他:镜架螺丝如有松动,应及时拧紧;眼镜不可放置在阳光下或挡风玻璃前暴晒,否则会导致镜片炸膜、变形;在游泳或剧烈运动后,镜架会沾上水分或汗水等,需用清水冲洗干净,以防生锈或腐蚀。

(二)角膜接触镜

角膜接触镜由于直接和角膜接触,对物像的缩小倍率小,对于不规则散光和屈光参差较大者治疗效果好。角膜接触镜分普通的软性角膜接触镜和硬性角膜接触镜。硬性角膜接触镜对于不规则散光的效果更好。对于不能耐受普通框架眼镜或者双眼屈光参差较大的个体,角膜接触镜是较好的选择。

(三)角膜塑形镜

角膜塑形镜是在夜间配戴的特殊材质的角膜接触镜(图10-14),它对角膜实施一定的压迫使其变得扁平,从而获得白天较好裸眼视力的目的。角膜塑形镜对于 -6.0D 以下的近视效果较好。近年来,国外长期的观察研究发现,它不仅仅是一种暂时性的角膜压迫重塑效果,还能够显著延缓近视度数的进展和眼轴的延长,值得在青少年近视防治中深入验证。但由于其配戴复杂,必须在专业眼科医师的指导下方可配戴,以避免眼部严重并发症的发生。

(四)准分子激光手术

准分子激光手术是利用193nm的氟化氩激光对角膜组织进行切削,改变角膜屈光力以矫正屈光不正的一种手术。该手术最早始于20世纪90年代,目前包括准分子激光角膜切削术(PRK)、准分子激光原位角膜磨镶术(LASIK)和准分子激光上皮下角膜磨镶术(LASEK)几大类别;近年来,波前像差引导的个性化手术、非球面切削和飞秒激光成为激光手术的发展趋势。准分子激光手术由于存在手术风险以及一定比例的术后不良反应,如干眼症和夜间视力不良等,因此具有严格的适应证,术前必须进行全面详细的眼科检查。

以目前最为流行的 LASIK 为例,下面的图 10-15 简要说明了其操作过程。

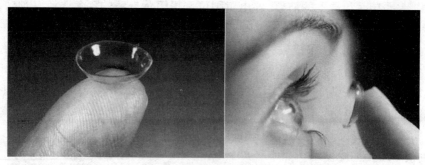

图 10-14　角膜接触镜

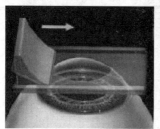

第一步：角膜微切器切割
角膜

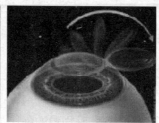

第二步：角膜瓣形成并翻转

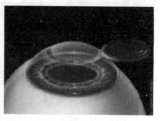

第三步：角膜中间基质切削区
准备

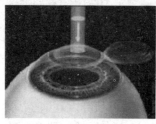

第四步：准分子激光切削角
膜基质

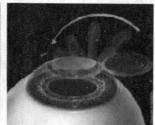

第五步：角膜瓣复位

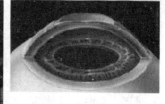

第六步：准分子激光角膜原位
磨镶术完成

图 10-15　LASIK 操作过程示意图

（五）人工晶状体矫正术

人工晶状体矫正术包括植入前房或后房睫状沟的眼内镜，以及晶状体摘除植入人工晶状体的术式。此类手术均针对于屈光不正（尤其是近视）度数较高的患者，采用上述其他方法无法获得理想的矫正视力或不适合上述矫正方法者。

（六）其他

针对屈光不正的矫正，还有很多其他方法，如矫正近视的角膜基质环、矫正老视的热传导角膜成形术等，在此不作详述。

二、屈光不正防治中的注意事项

(一) 治疗时机

各种屈光不正的治疗时机非常重要,尤其是近视,绝大多数在学龄儿童和青少年时期发生。一旦发现,应及时治疗,给予散瞳验光。对于第一次就诊的或12岁以下的儿童,应给予1%阿托品眼膏对睫状肌进行强力放松,一天使用两次,连续使用三天,否则容易导致验光度数不准确。对于40岁以上的人群,由于调节力较弱,可以给予不用散瞳的显然验光。

对于远视和散光,如果是导致儿童弱视的主要原因时,应当首先矫正这些远视和散光,以促进视觉发育的快速恢复,同时配合弱视的相关治疗措施。

对于老视,一旦发生明显的近距离工作困难或具有视疲劳症状时,应积极地进行验光,给予合适度数的眼镜来减低调节需求,以获得更好的视觉质量和生活质量。

(二) 健康教育

各种屈光不正的矫正都不困难,但在实际生活中各种屈光不正的矫正比例仍然不高,这和人群对屈光不正引起视觉损害的认识和重视程度不够有关,需要对各种人群进行不同方式的健康教育。尤其是学龄儿童和青少年儿童,发生近视的比例越来越高,近视的度数也越来越高,需要从正规的教育(如幼儿园)一开始即加强预防和治疗近视的宣教。

(三) 转诊和随访

屈光不正中的病理性近视或高度近视容易引起视网膜变性、视网膜裂孔、视网膜脱落和黄斑变性等眼底并发症,一旦发现应及时转诊到具备治疗资质的上级医院。对于其他可能的并发症如开角型青光眼、白内障等,也应积极地观察治疗。

对于屈光不正中的普通近视(也称学校性近视),常发生于青少年,应加强给予矫正措施后的随访,保证至少6个月一次。当发现进展较快或合并其他问题时,应及时治疗或转诊。

(李仕明)

第十一章　低视力康复技术

第一节　低视力的基础知识

一、视力残疾与低视力

视力残疾应包括盲与低视力,视力残疾是指由于各种原因导致的双眼视力低下并且不能矫正或视野缩小,以致影响其日常生活和社会参与。我国残疾人联合会制定的盲及低视力标准如表 11-1。

表11-1　1987年及2006年我国残疾人抽样调查视力残疾标准

类别	级别	双眼中好眼最佳矫正视力
盲	一级盲	<0.02 ~ 无光感，或视野半径<5°
	二级盲	<0.05 ~ 0.02，或视野半径<10°
低视力	一级低视力	<0.1 ~ 0.05
	二级低视力	<0.3 ~ 0.1

注:

1. 盲或低视力均指双眼而言，若双眼视力不同，则以视力较好的一眼为准。如仅有单眼为盲或低视力，而另一眼的视力达到或优于0.3，则不属于视力残疾范畴。

2. 最佳矫正视力是指以适当镜片矫正所能达到的最好视力，或以针孔镜所测得的视力。

3. 视野半径<10°，不论其视力如何均属于盲

为了便于记忆,盲与低视力的标准可以这样描述:盲有两项标准,即最佳矫正视力(戴普通框架、隐形眼镜或针孔针所测视力)低于 0.05 ~ 无光感;另外一项为视野标准,即视力较佳,甚至达到 1.0,但视野半径 <10°。而低视力只有一项视力标准,而无视野标准,即视力低于 0.05 ~ 0.3。

举例说明低视力的诊断标准:

右眼矫正视力 =0.3	左眼矫正视力 =0.1	不能诊断低视力
右眼矫正视力 =0.3	左眼视力 = 无光感	不能诊断低视力
右眼矫正视力 =0.2	左眼矫正视力 =0.1	诊断低视力
右眼矫正视力 =0.05	左眼矫正视力 =0.02	诊断低视力
右眼矫正视力 =0.04	左眼矫正视力 =0.02	诊断为盲

二、我国视力残疾的患病率与病因

首先要说明什么叫"患病率",患病率(prevalence rate)也称现患率、流行率。是指某特定时间内总人口中某病新旧病例所占比例。患病率 = 某一时点一定人群中现患某病新旧病例总数 / 该时点人口数(被观察人数)。

我国于 1987 年及 2006 年共两次进行过去全国残疾人抽样调查结果如表 11-2:

表11-2　1987年与2006年视力损害患病率及人数推算数据

年度	盲率	低视力患病率	盲人数(万)	低视力人数(万)	视力残疾人数(万)
1987	0.43%	0.58%	560	750	1310
2006	0.31%	0.63%	406	827	1233

1987 年与 2006 年单纯视力残疾率分别为 1.01% 及 0.94%,2006 年多种残疾视残率为 1.29%。

如何根据视力残疾(盲及低视力)患病率来推算盲及低视力人数呢? 以 2006 年我国全国残疾人抽样调查的数据举例如下:

全国人口总数 13 144 万,流行病调查人口总数 =2 526 145 人,视力残疾总人数 =23 840 例,盲人为 7764 例,低视力为 16 076 例。

视力残疾患病率 = 视力残疾总数 23 840/ 全国流行病调查总人口数 2 526 145=0.94%(0.9437%)。

盲患病率是指盲人在全国调查中的百分比。

盲患病率 =7764/2 526 145=0.30%。低视力患病率的计算方法也一样,因而,低视力患病率 =16 076/2 526 145=0.64%。

视力残疾患病率 = 盲患病率 + 低视力患病率 =0.30%+0.64%=0.94%。

全国视力残疾总人数 = 全国视力残疾患病率 × 全国人口总数,因此,全国视力残疾总人数 =0.94%×13 144 万 =1235 万,盲及低视力人口分别为:盲 =0.30%×131 448 万 =394 万,低视力 =0.64%×131 448 万 =841 万。

表11-3　1987年和2006年视力残疾病因比较

1987		2006	
病因	百分比	病因	百分比
白内障	46.1%	白内障	55.6%
角膜病	11.4%	视网膜色素病	15.0%

续表

1987		2006	
病因	百分比	病因	百分比
沙眼	10.1%	角膜病	10.1%
屈光不正、弱视	9.7%	屈光不止	7.6%
视网膜葡萄膜病	6.0%	青光眼	6.7%
青光眼	5.1%	视神经病变	5.6%
遗传或先天眼	4.3%	遗传或先天眼病	5.0%
视神经病变	2.4%	眼外伤	2.6%
眼外伤	1.7%	弱视	2.6%
其他	2.6%	沙眼	1.4%
		原因不明	2.4%
		其他	2.5%

　　从表 11-3 得知,1987 年沙眼在我国是致盲的主要病因,占第 3 位,构成比占 10%,但由于防治得当,更重要的是人民生活水平的不断提高,在 2006 年不但不是主要致盲原因,且构成比为 1.4%,几近消灭,目前沙眼主要存在于我国边远、少数民族地区。

　　值得关注的是,我们近年大力开展白内障复明手术,从 20 世纪 80 年代初期,每年数万例白内障手术,增加到每年超过 50 万例手术,即 1988 年前的每年10 万例增加到 2004 年的 56.9 万。从 2000 年起,我国每年白内障手术量开始超过白内障盲人的发生数(40 万例/年),实现了白内障手术量的历史性转变。到2008 年共完成白内障复明手术 88.7 万例。2009-2011 年三年期间,"百万贫困白内障患者复明工程"手术已超过 100 万例,这确是防盲工作中的巨大成就,在我国一定程度上缓解了因白内障致盲的问题。但我们应该知道,每年在每百万人群中所做的白内障手术量称为白内障手术率(cataract surgery rate, CSR),它是衡量不同国家和地区眼保健水平的常用指标。目前,经济发达国家如美国、日本等的 CSR 达到 5500 例以上,如印度 CSR 为 5500 例,泰国、越南为 2000。目前,我国的 CSR 为 915(2011 年)在世界上处于中等偏下的水平。因此,我国防盲治盲工作任重而道远,仍需在政府领导下,眼科专业人员、社会各界共同继续努力,以获得更大的成绩。

第二节　低视力患者的主要检查

一、病史

低视力患者的病史,可对其检查、处理及训练等提供非常重要的信息。首先应该询问一般眼科病史及治疗过程。许多患者由于最近发生视力损害,常不愿接受康复或助视器。对每一个来低视力门诊的患者应该弄清楚患者来就诊的目的、愿望,当需要或可能使用助视器时,应对助视器的性能与局限性予以说明,例如助视器不能代替全部的眼球功能,使用助视器不会使眼病恶化等。

二、视力检查

1. 远视力检查　视力表离患者为 5m(有平面镜在视力表相对时,为 2.5m),视力表中标有 1.0 一行应与受检者视线平行,先查右眼后查左眼。如视力看不清 0.1,则缩短视力表的距离,如两者之间为 4m、3m、2m 及 1m 能看清 0.1 者,视力分别为 0.08、0.06、0.04 及 0.02。1m 处仍看不清者,可让患者看手指,如 20cm 或 10cm 数指等,如仍看不清则可测试有无光感,加以记录。

2. 近视力检查　可用标准近视力表检查,如患者在眼尽量向视力表移近时仍看不清 0.3 时,则基本上无法阅读一般书刊、杂志中的 5 号字。如视力达到 0.5 或以上者,可阅读 5 号字体。

三、视野检查

视野分为周边视野与中心视野两部分。正常周边视野大小为颞侧 100°。鼻侧 60°、上侧 60° 及下侧 70°。如视野半径 <10°,不管远视力如何,均为盲。正常周边视野图见图 11-1。

四、屈光检查

来到低视力门诊患者,都应进行屈光检查,儿童或 40 岁以下患者都应散瞳验光。不可主观断定因患者有眼病,所以视力"不可能矫正",而实际上,经过仔细的屈光检查,20% 的患者可以提高视力。

五、对比敏感度的检查

检查视力是对视功能进行定量的评价,

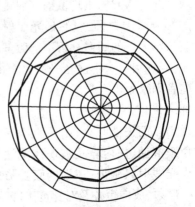

图 11-1　正常视野图(左眼)

但视力检查不能表现出视觉的形觉功能。例如,一般的视力表是在白底上有黑字的视标组成,白底与黑字非常分明,形成100%或近100%的对比度。但是辨别浓淡不分明或对比不强烈的物体(在日常生活中经常遇到)仅靠视力检查结果无法得出明确的答案。对比敏感度是对空间明暗对比度的检查,检查设备常用的是"对比敏感度检查卡"(图11-2),是由不同对比度的条栅图组成。对比敏感度与阅读、行走、驾车、面孔辨认及日常生活密切相关。对比敏感度的检查结果对眼科临床诊断,特别对低视力患者的训练、康复极为有益。

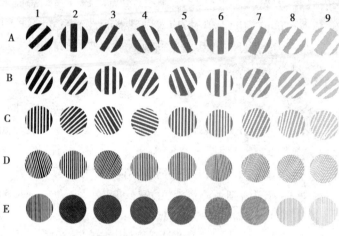

图 11-2 对比敏感度检查卡

六、眩光检查

眩光检查是与对比敏感度检查密切相关的一种视功能检查方法,它反映光线进入眼内出现散射光对视功能的影响。例如,强烈的日光照射或黑夜汽车大灯的照射都可引起眼部的眩光。眩光可分为不适眩光及失能眩光,前者因眩光进入眼内的散射光引起眼部疲劳、流泪及头痛等不适,但不影响视力。而失能眩光,由于眼部疾病如角膜混浊、白内障及玻璃体混浊等外界光线射入眼内,在视网膜处形成光线散射、成像重叠及对比度下降,而使视力降低(图11-3)。眩光检查对角

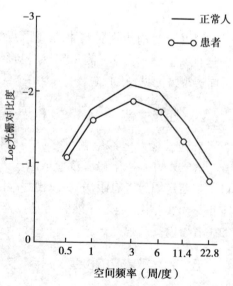

图 11-3 正常人与患者的对比敏感度

膜手术,特别对白内障手术的适应证与预后评估极有帮助。

七、立体视觉检查

立体视觉或称深度感觉,它是眼部对外界景物三维空间的知觉,是眼部对周围物体的远近、深浅、凹凸及高低的分辨能力。对飞行员、眼科及外科进行显微手术等都要有良好的立体视觉。在低视力门诊对患者进行立体视的检查主要是对患者视功能进行全面评估,以便在视觉康复中的定向与行走、生活能力的训练给予有效的指导与帮助(图 11-4、11-5)。

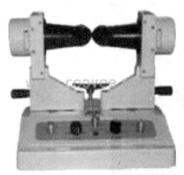

图 11-4 同视机

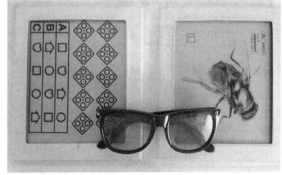

图 11-5 Titmus 立体图

第三节 助视器与使用

对于低视力患者来说,需要最大可能地去利用其的残余视力,使他们能融入社会的群体中,更好地适应社会。低视力康复的主要方法是,配用适合的助视器同时进行相应的训练。

(一)助视器的定义

能改善或提高低视力患者的视觉及活动能力的任何装置与设备均称为助视器。

(二)助视器的种类

可分为两大类:光学助视器及非光学助视器。

1. 光学助视器 是由光学系统放大作用而达到被观察物体分辨效果的助视器,即使被观察的物体成像放大,因为这样可以使视力残疾者原来看不清楚的小物体的成像变大,于是他们便可以看到或看清楚了。

(1)远用助视器:主要是各种类型或不同倍数的望远镜。包括:双筒望远镜,大多为 $2\times$ 或 $2.5\times$;便携式或卡式单筒望远镜 $2\times$;单筒望远镜 $4\sim7\times$(图 11-6 ~ 图11-8)。

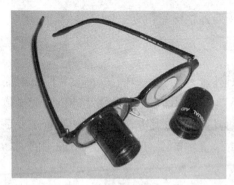

图 11-6　双筒望远镜

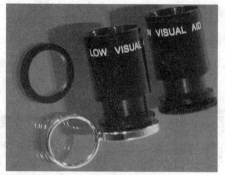

图 11-7　便携式单筒望远镜

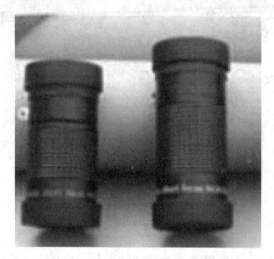

图 11-8　单筒望远镜 4~7×

　　望远镜助视器的优缺点：优点是能使远处的目标放大，它是目前提高远视力的唯一可用的助视器。缺点是视野明显缩小，目标虽变大，但变近；当患者头部转动时，目标快速向反方向运动，景深短，这样用它看活动目标或走路比较困难。

　　（2）近用助视器：

　　1）眼镜助视器：正透镜度数为 +4.00 ~ +40.00D（1 ~ 10×）。优点：有恒定的放大作用，视野大，双手可自由活动。缺点是工作或阅读距离近（图 11-9、图 11-10）。

　　2）近用望远镜及手术放大镜：优点是比同样放大倍数的眼镜助视器阅读或工作距离远，可适合于一些特殊工作，如打字、看乐谱、画图等。手术放大镜可用于眼科手术。缺点是视野小，景深较短（图 11-11）。

　　3）各种手持放大镜：有各种形状、不同放大倍数的放大镜。优点是使用方便，价格便宜，随处可以购买，适合于阅读及看细小目标，如阅读药瓶上的说明

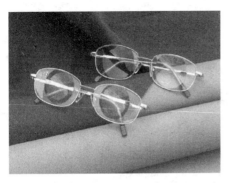

图 11-9 眼镜助视器(树脂框)

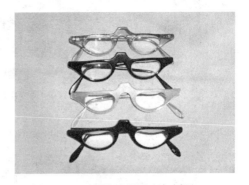

图 11-10 眼镜助视器(玻璃框)

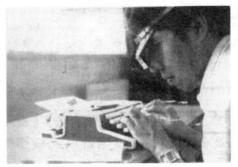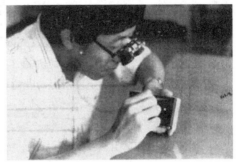

图 11-11 两种不同的手术放大镜

等。缺点需占用一只手,老人手颤抖时无法控制焦距(图 11-12)。

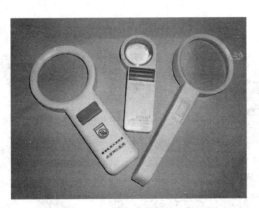

图 11-12 带光源的手持放大镜

4)立式放大镜:放大倍数多为 1.5～4×。优点是有比较正常的阅读距离,老人或儿童用手持放大镜有困难时,可用立式放大镜。缺点是视野较小,阅读姿势差,易疲劳(图 11-13)。

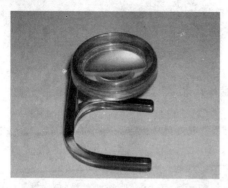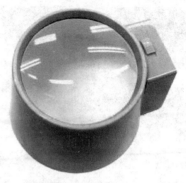

图 11-13　不同种类的立式放大镜

5）电子助视器：包括闭路电视助视器、便携式电子助视器等。

电子助视器是一种电子图文放大装置，是将所阅读的文字、图片等所观察的物品通过摄像镜头，将影像传到屏幕上并加以放大。利用它可以看书报、写信、画图、学生做作业等，与电脑相连，进行各种电脑操作（图 11-14、图 11-15）。

电子助视器的优点：

①放大倍数高。

②视野大：双眼用来阅读，可以发挥两只眼睛的作用，视野更加完整。

③可有正常的阅读距离和舒适的阅读姿势。

④可有图像反转的改变：比如可以调成白底黑字或者黑底白字。

⑤可以调整对比度及亮度。

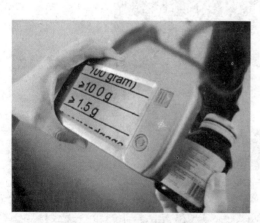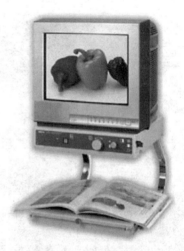

图 11-14　手持式电子助视器　　　　图 11-15　台式电子助视器

2. 非光学助视器　不是通过光学系统的放大作用，而是通过改善周围环境的状况来增强视功能的各种设备或装置,称为非光学助视器。

(1)照明:照明对低视力患者非常重要。多数低视力患者,尤其是老年患者常需要较强的照明。但不同眼病对照明要求不同。

(2)加强对比度:书及刊物应有强烈的黑白对比。眼科或低视力门诊要接待各种眼病造成的严重视力损害患者,所以门诊内的设备、地板与墙壁等对比要强一些。门诊内的标志及字体要大(大字印刷品也是非光学助视器)而醒目。

(3)大字印刷品:大字号电话拨号盘都是非光学助视器。

3. 非视觉性辅助设备

(1)盲杖(图11-16):也称长手杖,长度为80~150cm,颜色为白色。盲杖是作为视力残疾患者的行走工具,需要通过专业人员的训练,才能使它真正起到延伸触觉或起到"触角"的作用。训练患者使用盲杖走路的关键是盲杖与身体活动一致,像骑自行车时人与自行车一定协调一致一样,使盲杖成为患者身体的一部分。行走时盲杖应按一种均匀的节奏左右摆动运动,摆动范围比患者肩部略宽,盲杖末端离地面2~5cm,在左右摇摆到最远点时应轻点地面。敲击地面的感觉或发出的声音可向患者提供许多地面上的信息。如地面是沥青、水泥、砖、石、土、沙及草地等,也可得知地面是上升或下降及坑洼等。一般盲杖可提供1~1.5m范围内的地面信息。如障碍物不在地面或为空间障碍物,则盲杖无能为力。盲杖在训练过程中,需不断练习,包括心理辅导,让患者充满信心,毫无恐惧感,轻松自如地在各路面、街道(僻静或繁华)行走。训练时间长短不一,常因人而异,有时需数周或数月。

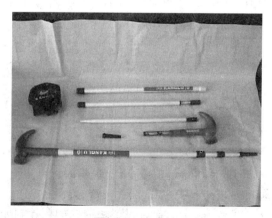

图 11-16　盲杖

在北京为盲人出行方便与安全,修建了许多"盲道"。但遗憾的是大部分"盲道"为汽车占用,成了停车场,这在国外发达国家极少见到的。更有甚者,汽车停在无障碍设施——坡道的入口处,残疾人通道被汽车堵塞,这究其原因为什么?汽车太多?管理不到位或宣传力度不够?还是其他?令人深思!笔者衷心希望从我做起,眼科工作者、残疾工作专业人员的自家车别占据盲道或堵塞残疾人无障碍设施。

（2）导盲犬：1891年，Klein首先在奥地利首都维也纳建立了世界第一个训练狗的机构，目的是用狗为盲人带路，称其为"向导狗"（guide dog），即我们所称的"导盲犬"。我国于2006年在中国残联批准下，首先在大连成立第一个"中国导盲犬大连培训中心"。笔者曾在澳大利亚的Perth创建的导盲犬培训中心作过详细的考察，简单介绍如下：

导盲犬的训练工作既复杂又细致，首先是对导盲犬品种的选择。犬种的选择极为严格。

导盲犬分娩及生后头8周是生活在培训中心，由包括兽医在内的各种专业接生、饲养及照顾。当幼犬长到8周后，便离开培训中心，送到志愿者家中饲养，主要目的有二：一是可以减轻中心的经济负担；更重要的是这些狗在交给盲人使用以前，也应该有一段正常的"家庭生活"，为适应将来的工作及生活环境做好准备。另外，中心的主要任务是训练成年狗，无更多时间照顾幼年狗。狗在满1周岁后，便从志愿者家中接回培训中心，开始接受全面的正规训练。在训练前首先由兽医做全面、仔细的体格检查，合格后再进行全面的评估。评估标准近16项，如有1项不合格便会被淘汰。评估标准首先是外貌，选择美丽的，如果面貌难看，甚至可怕便无法带它去公共场合，盲人周围的人或邻居也无法接受它。狗对交通工具发出的声响应有灵敏的反应，对突然发生大的噪声不惊惶失措，见到其他如狗、猫等动物时不紧张，也不会与它们咬架等。在16项评估标准通过后，再经过4个月的严格训练，起初带狗走路时要训练它不要"分神"，不要东张西望，全神贯注前进。下一步是让导盲犬戴上特殊的挽具进行为人带路行走训练。练习它判断悬垂或高处障碍物的能力，再进一步训练上下楼梯、台阶、旋转门及各种电梯等。要教它们认识各种人行道、交叉路口及各种正常或异常交通情况，例如汽车逆行或开到人行道上，它能处理而不惊惶。一切训练工作结束后可交给它的主人——盲人。导盲犬完全听从主人命令，一般它不"认路"（除非经常走某一路线），主人上下班、购物、走亲访友，主人要自己认路、何处过马路、拐弯等都由主人决定。例如，在路上遇到意外情况，主人决定拐弯时，突然迎面有汽车开来，此时导盲犬不会听主人前进，而是停下来，等车过或危险过去后再行走。通过十字路口时，导盲犬不会辨别信号灯，大家一起过马路，它便随大家带主人过马路，如果许多人不守交通规则，有人在红灯时横穿马路，又有人在等红灯，这时导盲犬可能无所适从，在国外发达国家一般不会出现这种尴尬局面。导盲犬工作年限约8~10年，以后便进入老年，已到退休年龄，此时已无精力担任引路任务。退休后一般由志愿者领回家中，安享它们的晚年。

在澳大利亚（包括其他发达国家），按法律规定主人可以去的地方，导盲犬都可以去，可以带它去超市、商店，乘公共公交通工具，如火车或飞机。笔者在澳大利亚带导盲犬在训练员的指导下，在繁华街道上行走并在超市购物，在路上无人围观,入超市顾客与售货员既不"惊讶",更不阻拦。在北京导盲犬被认为是宠物,既不能乘公交车,也不能进超市,在电视或图片看到导盲犬被拒绝入内及群众围观的尴尬场面,令人痛心。

另外,如超声波导向仪、会"说话"的书、计算器、体重计及手摸的钟表等,均以听觉或触觉代偿视觉的不足,提高患者的生活能力。

第四节　照明、光线滤过与对比敏感度及眩光

一、照明

在低视力康复中,照明是十分重要的。低视力患者的家庭及工作场所的照明直接影响患者的工作能力或工作效率,甚至会影响患者的生活质量。

(一)比较理想的照明

目前,传统的钨丝灯已被发光二极管(LED)所取代。与普通白炽灯或卤素灯、传统日光灯相比,LED有明显优势:一是节能;二是较长使用寿命(是普通白炽灯、卤素灯的 9~10 倍);三是超低发热。另外,符合环保要求:无辐射,无频闪(低压恒流驱动电源,灯光亮度始终不变,不会有闪烁,没有紫外线,也没有电磁波)。照明应该合乎每一个人或任何工作的需要,而实际上没有一种照明水平适合每一个人或所有的环境,因此照明水平需因人或环境而变化,对低视力患者而言,更是如此。许多低视力患者使用助视器阅读或工作距离比较近,常常在2~10cm,所以患者头部将光线挡住。一个非常好的办法是利用自然光线,例如可以让患者坐在窗户处,有视力眼或视力较佳眼靠近窗户,即患者侧面对窗户,不要正面对窗户。这样从窗外射入的自然光强且光线弥散,射入光线强度可达到 10 000~20 000Lx(1000~2000 烛光)。如患者感到光线太强,可离窗户稍远一些进行阅读。这样既环保又节约资源。

在使用人工照明时,应该有半透明且大一些的灯罩,这样光线会弥散一些,灯臂可以调节,光源与读物应成 45° 角,光源位于眼的一侧,同时应防止反射光直接射入眼内而引起眩光,产生视力疲劳或分辨力下降(图 11-17 ~ 图11-20)。室内除主要用于阅读或近距离工作的照明外,尚应有一个在室内天花板上或空中的辅助照明系统,比工作灯的照明暗 20%~50%。

(二)低视力患者的照明要求

1. 适合于用低(暗)照明的低视力患者

(1)白化病:虽然一般白化病患者无法忍受强光,但比一般人所想象得好一些。

(2)先天性无虹膜:该类患者常需要低照明,但只需比正常照明稍低一些即可,也有一少部分患者需要正常照明。不像一般眼科医师认为的那样很易引起怕光。

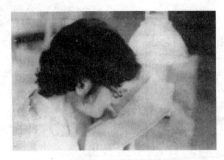

图 11-17 低视力患者在人工照明下阅读

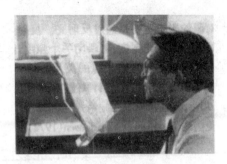

图 11-18 利用阅读灯和阅读架

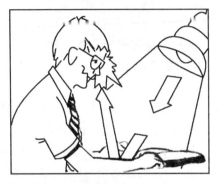

图 11-19 灯光反射入眼,引起眩光

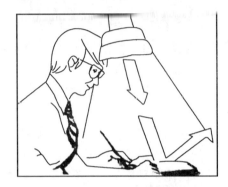

图 11-20 灯光反射未入眼,不引起眩光

（3）白内障:特别是白内障后囊下混浊。

（4）角膜中央混浊:在较暗光线下瞳孔会大一些,可能有更多的光线进入眼内。强光可引起眩光。

（5）黄斑部病变（一小部分患者）:在病变进展期,部分患者在光线较暗的情况下,视力会好一些,而且会感到舒适,但多数患者需要强的照明。

（6）全色盲:在强光或一般照明下,常有不同程度的不适,一般需要暗一些的照明。

2. 适合于用强照明的低视力患者 ①视网膜、脉络膜及视神经病变患者;②各种眼病引起瞳孔明显缩小患者;③青光眼;④视网膜色素变性;⑤视神经萎缩;⑥病理性近视;⑦术后无晶状体眼;⑧大多数黄斑部病变患者。

在阅读时,老年人比青年人需要更强的照明,有些专家认为老年人所需照明为青年人的2倍。

3. 低视力患者对室外环境照明的要求 对于低视力患者,在白天晴天情况下,可以从事许多工作而不会感到困难。但许多低视力专家认为,下列诸问题需要加以解决:

（1）是否由于光源引起直接眩光或反射光而引起的间接眩光。

（2）是否由于室外照明或光线突然降低而引起低视力患者活动及工作困难。

（3）对比度及阴影是否妨碍低视力患者对目标的辨认。

（4）傍晚时分或阴天及暗淡的照明下对低视力患者的影响。

二、对比敏感度

（一）对比敏感度的一些概念与应用

前面已讲到对比敏感度的检查,检查的目的是了解被检查者对物体或目标对比度的分辨能力。例如,一个人的视力尚可,但在下列情况下会有一些困难:如在雾中、暗淡的环境中,或太亮的环境中。"视力"仅能使我们评估一个人看的能力的一部分。对比度可以是无对比（0%）到最高对比（100%）,例如高质量的印刷品,大的有 85%～95% 的对比度,低的对比度为 55%～60%。人们对不同对比度的物体的分辨能力与他们对比敏感度检查结果或有无损害有关。另外有一个概念是"对比度阈值",即是一个人能看清目标的最低的对比度。正常人能看清目标阈值为 2%～3%。在有白云蓝天中飞翔的银灰色飞机,对比度约为2%～3%。如对比度低 2%～3%,正常人便无法看见。一个人的对比度阈值与目标对比度之间的差别称为"对比度储备",计算方法是:对比度储备 = 目标对比度 / 个人对比度阈值,例如能够流利进行阅读及迅速地辨认目标,对比度储备应该是 10:1（10 倍阈值）,最理想的情况是 >20:1（20 倍阈值）。对比度储备可由于对比敏感度（阈值）提高而增加,或增加目标的对比度。

对比敏感度值是阈值的倒数,如果对比度阈值为 2%,则对比敏感度值为1/0.02=50,比对比度阈值为 10% 者为高（1/0.10=10）。如果一个人能够看非常低对比度的目标或物体,他的对比敏感度是高的,反之亦然（表 11-4）。

表11-4　常见日常生活中目标的对比度

对比度（%）	目标
5	在褐色地板上的褐色椅子
32	灰色的汽车在阴暗的街道上
55～60	美钞纸币
71～75	报纸
74	在灰色地板上褐色的椅子
76～80	平装本的书
80	出口红灯标志
82	黑色汽车在阳光充足的街道上
88～93	光滑的期刊

（二）加强对比度

下面谈及对比敏感度对低视力患者日常生活的影响及解决方法,如加强对比度,使低视力患者更易于辨认环境中的低对比度物体与目标,使患者更方便及安全,提高患者的生存质量。

1. 室内、外及日常活动中加强对比度

（1）厨房:

1）应该用大字体的厨房定时器或触摸定时器。

2）将深色的蔬菜或食物放置在白色或浅色的案板或操作台上。

3）倒浅色或白色液体,如水及牛奶入深色的杯子中,倒深色液体如茶水或咖啡入浅色杯子中。

4）在刀或锅柄上套上与它们有明显对比色的塑料胶带。

5）玻璃器皿外表应有图案或为有色玻璃。

6）厨房柜橱每一个间隔及上的碗、盘等之间要有鲜明的对比度。

7）盛每一种物体的器皿可有不同的颜色,肉类用一种颜色,鱼类或家禽用另一种颜色等。

（2）浴室:

1）应用能放大的镜子,帮助患者刮胡子或化妆。

2）要用透明浅颜色的塑料浴帘,比深色不透明的浴帘更易于让光线进入浴帘内,这样对患者会更安全。

3）洗澡用的刷子的手柄上包上彩色塑料。

4）牙刷、杯子及瓶子都要有鲜明的颜色。

5）浴室中的毛巾、浴巾、浴垫,与浴缸、地板以及瓷砖形成明显的对比。

（3）饭厅:

1）房间内的家具的颜色应与地板及墙壁形成对比,椅子与桌子颜色也要形成对比。

2）食品、碗盘及桌面互相要形成对比。

3）桌布与餐具要形成对比。

（4）客厅:

1）门的颜色与墙壁的颜色要形成对比。

2）为了安全,室内电视与患者之间不能太挤,患者有较大的活动空间。

3）室内各种插座应包上颜色胶带。

（5）室外:

1）楼梯及通道不应有杂物。

2）在第一层或最后一层楼梯用明亮色彩粉刷或用反光的带子加以标记,与地面要有好的对比。

3）当驾车时,黄昏、雨中、雾中、降雪及夜晚,在上述各种情况下工作或行走,人们均需要好的对比敏感度。

三、光线滤过

通过吸收光线的镜片对光线滤过,是消除光谱中紫外线及短波光(280~400nm)的有效方法。这种有光线滤过作用的滤光镜片包括各种颜色,如浅黄、橘黄、粉、褐、墨绿等滤光镜镜片。滤光镜能使外界目标看起来更暗或更亮,它能滤去某些颜色或在不改变目标颜色的情况下增强对比度。从总体上来讲,黄色、橘红色、红色滤光镜都能提高对比度,特别是黄色。黄色滤光镜被称为对比镜、夜间驾驶镜、防雾镜、对比度增强镜、电视镜等。黄色滤光镜能滤去大部分波长在500nm以下的光线,因而可保护眼免受蓝光、紫光及紫外线的干扰,因而可提高视力,特别适合于低视力患者。低视力患者使用滤光镜应具有以下特性:①能吸收紫外线,最好能吸收波长在400nm以下的光线;②对视力及色觉的影响尽可能小。许多低视力专家认为黄色滤光镜能提高对比度,改善视力,因而可作为助视器使用。

四、眩光

在谈到眩光以前,首先讲一下与它有关的光线散射作用。光线射在很细小的颗粒上,发生光线散射现象,称为"雷利散射",这种散射光可见于周围环境中或眼内,例如有雾或尘埃可以出现光线散射。在眼内也可出现光线散射,这是由于眼内各屈光面不规则或屈光间质不清晰所致,如角膜混浊、白内障、玻璃体混浊等均可引起光线散射,而引起视力下降。光线散射与波长有关,波长越短,如紫光及蓝光,能引起更严重的散射,而波长越长的橘黄色光引起散射光较轻,因而前者更易引起眩光。

眩光可分为两种,即不适眩光(discomfort glare)及失能眩光(disability glare)。

（一）不适眩光

由于散射光仅导致视觉不适,不影响视力或分辨力。不适眩光是由于视野中不同区域光源的亮度相差太大所致,可引起头痛、眼部疲劳、流泪及斜视等症状。为避免眩光,在有强光的同时可加一辅助光源。如果仅有不适眩光,戴滤光镜片无效。

（二）失能眩光

由于散射光在眼内使视网膜成像产生重叠,使成像的对比度下降,因而降低了视觉清晰度而使视力下降。

（三）失能眩光与白内障

我国在大面积的白内障防治中,例如在卫生与计划生育委员会领导下,全国防盲指导组在全国各地开展白内障手术,术前视力标准多以最佳矫正视力

<0.05，或 <0.1 为手术标准，这是十分正确的，因为我们手术的目的是消除白内障盲人。但从眼科临床而言，白内障手术视功能的适应证，视力是极为重要的，但不是唯一的，是否决定白内障手术，起码要考虑以下几点：①术前视功能检查除包括视力外，尚应包括对比敏感度及眩光检查；②患者的主诉或要求。

视力降低是我们临床决定是否进行白内障手术的极为重要的指标，但不是唯一指标。因为视力检查是在特定条件下，例如在暗室中，视力表的背景为白色，视标如"E"字为黑色，两者之间为 100% 或接近 100% 的对比。有些专家曾作过研究，白内障的患者视力为 0.8，在眩光情况下，视力仅为 0.2。另外，在现实的生活与工作环境中难以遇到 100% 对比，实际上有不同的对比度。一些典型的低对比度的状况，如在雨中或雾中或阴天上下午，人的面部表情及肢体语言的识别等。因而眼科常规检查中的视力，常不能代表日常生活或工作环境"真正"的视力，不能单靠视力来决定手术，对眩光及对比敏感度检查也要十分重视。另外，白内障患者术前主诉或要求，例如在眩光或低对比度情况下阅读速度明显下降，日常生活受到影响者，也是手术指征的重要指标。

第五节　老年低视力患者伴随全身疾病

在本书中对老年性视力损害患者的主要致盲疾病，如白内障、青光眼、黄斑变性等都有详尽的描述，因而不再赘述。本章要讲的是对老年低视力患者生存质量明显影响的伴随疾病的发生。

老年视力损害患者可能同时出现"伴随"或"共同疾病"，可以是一种或多种疾病的出现。由于视功能的丧失再加上伴随疾病的出现，可谓是"雪上加霜"，彼此互相影响可使患者有更大的功能丧失，生存质量进一步下降，也会使康复工作更加困难。许多学者研究老年视力损害者伴随而来疾病的发生及其后果。例如，有人报道视力损害可合并有较高的髋部骨折发生率、跌倒、抑郁、认知下降、关节炎及致死率等。

Crews 等根据美国国家健康统计网站，从 1997～2004 年，8 年间，对≥65 岁，总样本 49 287 例（本研究分析的分母），确定视力损害患者共 8787 例，占 17.3%。根据伴随疾病的诊断标准，共有 9 种老年视力损害患者伴随慢性疾病，按伴随病例数多寡顺序排列为：抑郁、关节症状、高血压、听力障碍、下腰痛、心脏病、糖尿病、呼吸系统疾病及卒中。作者等通过对患者无伴随疾病与有伴随疾病，在日常活动与健康研究分析表明，后者在身体、社会活动受限及健康状况恶化方面发生率均较前者为高。在另一国家健康报道中，接收评估的 570 万视力损害老年人中，人数最多的为抑郁症患者，共计 446 万，占 78.2%，重度抑郁者 120 万（21.0%）。其次为糖尿病患者 300 万（52.6%）。在老年视力损害患者中，患抑郁症者数量较大出乎所料,值得关注。

Guccine 等(1994)的美国 Framingham Study 报告中,对 1769 例年龄在≥69岁的老年患者的 10 个伴随疾病,包含:膝关节炎、髋部骨折、糖尿病、卒中、心脏疾病、间歇性跛行、充血性心力衰竭、慢性阻塞性肺病、抑郁及认知障碍,对 7 种日常生活活动产生的不利影响(爬楼梯、行走 1 英里、购物、沉重的家务劳动、家务琐事、烹饪、运送物品)。结果显示:卒中患者在上述 7 种工作中均明显功能性受限,抑郁及髋部骨折为 5 种工作受限,膝关节炎、心脏疾病、充血性心力衰竭及慢性阻塞性肺病为 4 项工作受限。因此,作者等认为在老年人伴随疾病中的卒中、抑郁、髋部骨折、膝关节炎及心脏疾病更易出现身体功能受限或残疾。

上述说明视力损害老年人常伴随有全身其他系统疾病的出现,由于患者已有视力丧失再加上其他伴随疾病(一种,有时是多种),这样疾病互相影响,可造成患者全身更大的功能丧失,使患者功能性活动及生存质量进一步下降,甚至使死亡率上升,例如视力损害老年人由于跌倒而发生髋部骨折、卒中等,并可造成死亡。

一、老年视力损害患者与视功能明显相关的伴随疾病

虽然在老年视力损害中有多种全身疾病(如上述),但他们常与视力损害无明显相关,例如听力障碍便是如此。但在老年视力损害患者中也有些伴随病常与视功能损害有明显相关,或视功能是伴随疾病的重要危险因素,例如抑郁、跌倒造成髋部骨折等,值得眼科工作者关注,现分述如下:

(一)抑郁症

1. 抑郁的患病率 在我国,抑郁症发病率约为 3% ~ 5%,目前已经有超过2600 万人患有抑郁症。令人遗憾的是,与高发病率形成鲜明反差的是,目前全国地市级以上医院对抑郁症的识别率不到 20%。在现有的抑郁症患者中,只有不到 10% 的人接受了相关的药物治疗。世界卫生组织最新调查统计分析,全球抑郁症的发生率约为 3.1%,而在发达国家接近 6% 左右,2002 年全球重症抑郁病患者已有 8900 多万人,而全球的抑郁症患者已达 3.4 亿。

2. 抑郁的症状

(1)轻度抑郁症:第一个特点是它的存在可以给人一种愉快乐观的假象。如果深入地做精神检查和心理测定,可发现患者内心有痛苦悲观、多思多虑、自卑消极,无法自行排除的精力、体力、脑力的下降和严重顽固的失眠,多种躯体不适等征象。第二个特点是社会功能下降。大中小学生可以出现以学习困难为主症的各种学习障碍症状。学习成绩突然下降,听不进考不出,被家长和老师误认为思想问题。厂长、经理、白领人员会突然陷入无能为力的消极被动状态,无法胜任原本非常熟练的工作,思维能力下降。第三个特点是出现顽固持久、久治难愈的以失眠为中心的睡眠障碍。第四个特点是这类患者意识清晰,仪表端正,对

自己疾病有深切的主观体验,内心感到异常痛苦。第五个特点是临床表现以心境低落,兴趣和愉快感丧失,容易疲劳,如果无缘无故地持久 2 周以上,甚至数月不见好转,通常被视为轻度抑郁症最典型的症状。

(2)重型抑郁症(major depression):患者会出现悲观厌世、绝望、幻觉妄想、食欲缺乏、功能减退,并伴有严重的自杀企图,甚至自杀行为,对人类健康构成严重威胁。因此,必须高度重视,及时治疗。情绪障碍:患者心境不良,情绪消沉,或焦虑、烦躁、坐立不安;对日常活动丧失兴趣,丧失愉快感,整日愁眉苦脸,忧心忡忡;精力减退,常常感到持续性疲乏;认为活着没有意思,严重者感到绝望无助,生不如死,度日如年,大部分患者有结束自己生命的意念。

(3)阈下抑郁症(subthreshold depression):抑郁症的一种新亚型——阈下抑郁,正以更高的患病率、更快的增长率悄然危及人类。据美国的统计资料显示:阈下抑郁的患病率高达 30% ~ 40%,与抑郁症造成同样严重的致残、自杀及经济损失。

3. 抑郁症的治疗　抑郁症患者会因为病情有相当大程度的差异,治疗效果也不同,根据不同患者的需求,采用抗忧郁剂药物治疗、精神疗法或综合治疗,都会有不同的效果。

(1)抗忧郁剂:抗忧郁剂是可以凭处方购买的舒缓抑郁症症状的药物。研究人员估计约有 50% ~ 60% 的抑郁症患者可以通过药物治疗获得控制和缓解。

(2)非药物疗法:精神 / 心理疗法或"谈话"治疗方法,包括认知 / 行为治疗、个人疗法、精神分析治疗和支持性心理治疗,都常被用来治疗抑郁。电气痉挛治疗(ECT)和近来开发出来的另一种 ECT 替代方式的跨颅磁头刺激(TMS,一种脑外无创伤性的磁性刺激),都可以提供给严重患者作为有效的治疗方式。

(二)老年视损害与抑郁

1. 患病率　在老年人群中抑郁症的患病率为 14% ~ 20%,或 2.5% ~ 15%。而视力损害的老年人抑郁症的患病率为 32% ~ 40%。在低视力门诊中≥65 岁 70 例患者,重症抑郁的发病率为 38.6%。

2. 常见致盲眼病与抑郁

(1)年龄相关性黄斑变性:是主要的老年性致盲眼病,也是老年人生存质量下降的主要病因之一,且是抑郁症发生的重要危险因素,抑郁发生率明显高于一般的老年人群。

(2)抑郁发生率:在年龄相关性黄斑变性患者中近 1/3 有抑郁症,抑郁发生率惊人的高。

(3)抑郁与视功能:许多学者报告 AMD 患者对其生存质量的影响较其他全身慢性病更为严重,对日常生活中的各种活动的受限更为明显。视觉损害引起的功能性受限可造成生活中缺乏独立性,失去控制生活能力,感到无助。社交孤立或"与世隔绝"使患者社交活动明显受限。另外,在患者有抑郁时是一种相当严重的问题,因其残疾的原因是"复合"性的,远远超出因视力丧失所引起的后果。

在患者中应该对阈下抑郁(抑郁症的新的亚型)应予更多的关注,因为它也可使视觉功能性工作下降,并且是重症抑郁的危险因素,在年龄相关性黄斑变性患者抑郁筛查中尤为重要。事实上,在老年人视力损害患者患有抑郁症(包括重症和阈下抑郁),均能出现包括自杀和功能障碍的严重后果,因而需要有一个关于如何最好地处理年龄相关性黄斑变性患者与抑郁症的指导纲领来指导急性发作的治疗和未来可能要面对的问题。

(4)急性抑郁的治疗:急性抑郁症的治疗的第一步是辨认它。眼科医师、视光学医师、验光师、康复专家及其他眼部保健专业人员在筛查年龄相关性黄斑变性患者过程中应考虑有抑郁症的存在。最常用的筛查"工具"有3种:老年人抑郁量表、流行病学研究抑郁中心量表及患者健康调查问卷。如发现重症及阈下抑郁患者应转诊。

(5)白内障:有的学者曾对应该接受白内障手术患者中,因为不及时手术可导致抑郁症出现的危险因素进行了研究,发现:视力较差患者不及时手术,在等候手术期间更易于出现抑郁症状,所以应缩短等候手术时间,特别是那些视力较差者缩短手术等候时间可消除出现抑郁症状的潜在危险。

(6)青光眼:有的学者报告发现青光眼临床焦虑发生率为14.0%,抑郁发生率为57.0%。焦虑及抑制发生率女性均高于男性。抑郁及焦虑发生率的增高伴随着的是生存质量得分的下降,说明老年人青光眼患者因焦虑及抑郁可对生存质量造成负面影响。

3. 老年视力损害患者抑郁症的处理 为了尽量减少视力丧失者精神健康方面造成的负面影响,视觉康复专业人员需要由一个新的团队组成。当患者出现视力问题时,最初接触的是眼科医师或视光学师,开始先对视觉功能的丧失进行评估,但不要忘记在对患者进行视觉评估时,尚应该对患者是否有抑郁症的存在进行评估。所有有关专业人员都要从事有关老年视力丧失及抑郁症的卫生宣传,通过宣传,能够帮助专业人员达到:能确认老年人视力丧失患者,并能使他们得到视力康复服务;确认老年人视力损害者中的抑郁症患者,及时予以转诊干预,并能使他们得到视力康复服务;识别在有老年人中,各种与健康有关的问题及疾病,并对各种疾病提供全面服务。视觉康复专业人员应该与每一其他专业人员一起工作,总结工作中的经验与教训。

有关学者认为对视觉损害的老年人,有三种对视觉康复有负面影响的关键因素:一是视觉康复服务资金不足;二是老年视觉康复专业人员严重不足;三是对老年人低视力康复需求缺乏了解与认识。

(三)老年视力损害与跌倒

老年人会经常发生摔倒及髋部骨折,而且摔倒是老年人意外事故死亡的主要原因,死亡中近 1/2 为摔倒所造成,而老年人的视力损害是摔倒及髋部骨折的重要的危险因素,摔倒可能使独立生活能力下降,生存质量降低及焦虑水平升高。另外花费巨大。实际上,摔倒是老年人口的一个重大的公共卫生问题。

1. 摔倒发生率 摔倒及由此而产生的外伤随着年龄的增长而增加。在老年人口中不仅是摔倒的发病率、致残率和死亡率的增加,并且使患者整体功能下降,过早地进入长期的保健服务。在美国,社区生活的 65 岁以上的老年人,有 1/3 人(每年)发生摔倒,在英国 60～90 岁的老年人摔倒发生率为 27%。在北京市区跌倒率为 18.%。在我国根据国际标准保守计算,我国目前每年 65 岁以上老年人摔倒人数约为 3000 万人,发生摔倒骨折的人数约为 180 万人;如果不加预防,到 2020 年每年老年人摔倒人数约 5000 万人,发生摔倒骨折人数近 300 万人,中国康复医学会的研究报告指出,65 岁以上的老年人摔倒年发生率为 30%～40%,其中有 50% 的老年人为反复摔倒。摔倒的老年人中有 20%～30% 的人发生中度和重度损伤(髋骨骨折和头部创伤);摔倒后,60% 的老年人活动受限或不能活动。

2. 视功能损害与摔倒 在老年人视力、视野、对比敏感度及立体视觉损害与同龄无视力损害老年人相比,跌倒发生率高 2～3 倍。

3. 摔倒的后果 跌倒后果严重,影响老年人的躯体健康,给家庭和社会带来巨大的负担。跌倒的老年人中受伤部位多集中在上下肢,跌倒致伤中最严重的是髋部骨折,老年人髋部骨折 90% 与跌倒有关,髋部骨折后期望寿命会减少 10%～15%,生活质量也显著下降,1/4 髋部骨折的老年人容易发生各种并发症,可在 6 个月内死亡。老年人摔倒后花费是很大的,目前我国每年至少有 3000 万老年人发生摔倒,直接医疗费用在 50 亿元人民币以上,社会代价约为 160 亿～800 亿元人民币。在美国每年大于 65 岁的老年人中有 260 万人摔倒,造成花费为 190 亿美元。在英国大于 60 岁的老年人中有近 65 万人摔倒,每年花费近 10 亿英镑。

4. 防止老年低视力患者的摔倒

(1)居家危害造成摔倒危险因素的干预:大多数家庭包含潜在危险,如光滑地板、光线不足、宽松的地毯、家具安排不当阻碍人行道等。这些在家中或家外附近的周边环境的潜在危险会使老人跌倒,针对这些观察,对家庭的安全评估和家庭环境的调整的各种建议是预防跌倒方案的不可分割的组成部分。

(2)视力损害患者摔倒的危险因素的干预:许多老年人视力损害常常是可以矫正的,因此对老人视力损害造成摔倒的简单的干预措施是:对患者眼部常规的眼科检查、配戴矫正眼镜、白内障手术以及清除家庭及公共场所对老人有潜在摔倒的各种危险因素。有的学者指出多焦点(双、三焦点及渐进性)眼镜由于焦距可变,在日常生活中,如驾驶、购物、烹饪等都可提供很大方便,但对老年人会显著增加摔倒的风险,因为通过下方镜片看周围环境,重要的视功能(对比敏感度及深度感)受到了损害,对发现环境中危害状况,特别在陌生的环境中会受到影响。例如,老年人戴多焦点眼镜比单焦眼镜摔倒超过 2 倍,另外戴多焦点眼镜患者更易于跌倒,在家门外行走及上或下楼梯戴多焦点眼镜比单焦点眼镜跌倒发生率多 2.5 倍左右。因此,建议老年人戴单焦眼镜更为安全。

最有效的预防跌倒的战略目标是确定危险因素及多因素的干预,肌力与平衡训练相结合的练习,合理用药,减少老年人服用地西泮、镇静剂。摔倒所致伤害中最大的是髋部骨折,尤其对骨质疏松者危害更大,应该对这些老年人予以补充维生素 D 及钙制剂。另外,要进行摔倒的健康教育及宣传。

二、对老年视力损害伴随其他疾病患者的处理

对于老年视力损害患者伴随有其他疾病的服务中,面对着更为复杂的客观情况,它需要有多种评估的途径与干预,至少有三个领域——卫生保健、康复及环境的改变。这样可增进视力损害老年人的生存质量与全身健康。

(一)卫生保健系统

如果医师及其他卫生保健专业人员能够充分认识到老年视力损害患者与伴随疾病之间的关系与相互影响,他们便会更多地鼓励患者进行锻炼及提供更合理的营养,这样便可改善或预防高血压、心脏病、卒中、糖尿病及呼吸道等疾病。同时,卫生及精神保健专业人员需要在抑郁症的诊断及治疗方面多加关注。对于糖尿病患者应注意皮肤的检查,当患者出现糖尿病视网膜病变及糖尿病性神经病变时,这些检查更为重要。

(二)康复

由于定向及活动指导员及职业治疗师对盲及低视力患者进行康复计划的推行,使患者改进各种训练,可提高患者心肺功能,降低增高的血压。同时能使患者在膳食准备、烹调技术、购物方法等得到改进,这便使患者营养及总的健康得以提高。

(三)环境

环境改变可使视力损害老人的健康及伴随疾病得到改善,如改善环境中的人行道及马路沿、增强照明等可使患者在社区中更愿意加强身体锻炼,提高社会参与。另外,在伴随疾病中抑郁患病率较高,因此精神卫生方面的专业人员应对患者制订及推行有关的康复计划,如果此康复计划获得成功,也可改善患者的情绪,从而使患者从其他康复计划中受益。因此,卫生保健、康复、公共卫生及环境共同一起工作便可更有可能使患者健康得到改善,并能增强其社会参与。总之,我们一定要强调的是患者的需求是多方面的。

(孙葆忱 胡爱莲 杨晓慧)

第十二章　眼科常见小操作

一、滴眼药水法

【适应证】　预防、治疗眼部疾病,散瞳、缩瞳及表面麻醉等。

【操作前准备】　治疗盘内放置滴眼液、消毒棉签。核对患者的姓名、眼别、药物的名称、浓度、水质剂应观察有无变色和沉淀。

【操作过程】

1. 患者取坐位或仰卧位,头稍向后仰并向患侧倾斜。

2. 用棉签擦去患眼分泌物,用左手食指或棉签拉开患者下睑,右手持滴管或眼药水瓶将药液点入下穹隆的结膜囊内。滴药时,滴管口向下,勿触及睑缘和睫毛,以免污染;滴药时勿压迫眼球,尤其是有角膜溃疡和角膜有伤口的患者。

3. 用手指将上睑轻轻提起,使药液在结膜囊内弥散。

4. 用棉签擦去流出的药液,嘱患者闭眼5~10分钟。

【操作后护理】　滴入阿托品类药品时,应压迫泪囊部2~3分钟,以免流入鼻腔中吸收中毒。

二、涂眼药膏

【适应证】　用于眼睑闭合不全、绷带加压包扎前保护角膜者以及需做睑球分离的患者。

【操作前准备】　物品包括眼药膏、消毒棉签。并核对患者的姓名、眼别、药物的名称和浓度。

【操作过程】

1. 患者取仰卧位或坐位,头稍向后仰。

2. 用左手食指或棉签拉开患者下睑,嘱患者向上方注视。

3. 右手将眼膏先挤去一小段,将眼膏挤入下穹隆,嘱患者闭眼。

4. 按摩眼睑使眼膏均匀分布于结膜囊内。

【操作后护理】　必要时给患者加盖眼垫。

三、冲洗结膜囊

【适应证】　结膜囊内有异物、酸性化学物质和脓性分泌物以及手术前清洁结膜囊。

【禁忌证】　眼球穿通伤及较深的角膜溃疡者禁忌冲洗。

【操作前准备】　玻璃洗眼壶或冲洗用吊瓶、受水器、消毒棉签、洗眼液。

【操作过程】

1. 患者取坐位或仰卧位,头偏向一侧。

2. 受水器紧贴患眼侧颊部或颞部。擦净眼分泌物及眼膏。

3. 用棉签分开上下睑,冲洗液先冲洗颊部皮肤,再移向眼部冲洗,并嘱患者转动眼球,以便冲洗结膜囊各部,不要直接冲洗角膜。

4. 冲洗完毕后用棉签擦拭眼睑及颊部水滴。

5. 冲洗时,洗眼壶距眼 3～5cm,不可接触眼睑及眼球,冲洗液也不可进入健眼。对酸碱腐蚀伤冲洗要及时,且应反复冲洗。

【操作后护理】　将受水器内的污水倒出,清洗消毒后再用,对于传染性眼病的用具应用消毒液浸泡,再冲洗消毒。

四、泪道冲洗

【适应证】　泪道疾病的诊断、治疗及内眼手术前清洁泪道。

【禁忌证】　急性炎症和泪囊炎有大量分泌物时不应进行泪道冲洗。

【操作前准备】　物品包括注射器、泪道冲洗针头、泪点扩张器、受水器、丁卡因棉球、消毒棉签和冲洗用液体。

【操作过程】　见图 12-1。

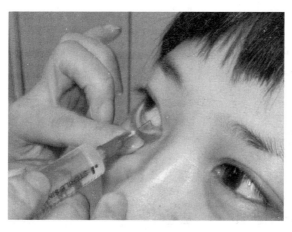

图 12-1　泪道冲洗

1. 患者取坐位或仰卧位。

2. 压迫泪囊将其中的分泌物挤出,然后将丁卡因棉球置于上下泪点之间,闭眼 3 分钟。

3. 用泪点扩张器扩张泪小点。

4. 左手轻轻牵拉下睑，嘱患者向上方注视，右手持注射器将针头垂直插入泪小点 1~1.5mm，在水平方向向鼻侧插入泪囊至骨壁。坐位，嘱患者低头；仰卧位，嘱患者头偏向患侧，将针稍向后退，注入药液。

5. 通畅者，注入液体自鼻孔流出或患者自诉有水流入口中。如注入液体通而不畅，有液体从鼻腔滴出，提示有鼻泪管狭窄。如进针时阻力大，冲洗液体由泪点或上泪点溢出，说明泪总管阻塞；如针头可触及骨壁，但冲洗液体逆流，鼻腔内无水，提示鼻泪管阻塞。

6. 冲洗后，泪小点有脓性分泌物溢出，为慢性泪囊炎；冲洗时如发现下睑肿胀，说明发生假道，必须停止注水。如进针遇有阻力，不可强行推进，若下泪点闭锁，可由上泪点冲洗。勿反复冲洗，避免黏膜损伤或粘连引起泪小管阻塞。

【操作后护理】 点抗生素眼药水并记录冲洗情况，包括从何处进针，有无阻力，冲洗液的流通情况及是否有分泌物等。

五、结膜下注射

结膜下注射是将抗生素、皮质类固醇、散瞳剂等药物注射到结膜下疏松间隙内，提高药物在眼局部的浓度，延长药物的作用时间，同时刺激局部血管扩张，渗透性增加，有利于新陈代谢和炎症吸收。

【适应证】 常用于治疗眼前段疾病。

【禁忌证】 有出血倾向的患者应慎重。

【操作前准备】 物品包括注射器、针头、注射的药物、0.5%~1% 丁卡因溶液、消毒棉签、胶布。注射前核对患者的姓名、眼别、药物的名称及剂量。

【操作过程】（图 12-2）

1. 患者取坐位或仰卧位。

2. 用 0.5%~1% 丁卡因表面麻醉 2 次，间隔 3~5 分钟。

3. 左手分开眼睑，不合作者可用开睑器开睑，右手持注射器，颞下方注射时嘱患者向上方注视，颞上方注射嘱患者向下方注视，针头与角膜切线方向避开血管刺入结膜下，缓慢注入药液。

4. 注射后涂抗生素眼膏。注射时针头勿指向角膜，多次注射应更换注射部位。另外，角膜溃疡患者注射时勿加压于眼球。

【操作后护理】 如注射散瞳类药物应注意观察患者的全身状况，并在注射后 20 分钟观察瞳孔是否扩大。

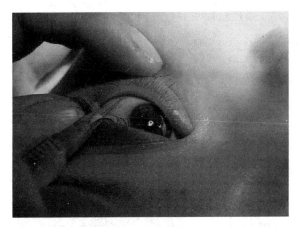

图 12-2　结膜下注射

六、半球后注射

【适应证】　主要用于治疗眼球赤道部及其邻近组织的疾病,包括部分眼球前部的角、虹膜及部分葡萄膜的疾病。

【操作前准备】　物品包括所需药物、2ml 注射器、无菌盘、无菌眼垫、无菌棉签、乙醇。注射前核对患者的姓名、眼别、药物的名称及剂量。

【操作过程】

1. 患者取仰卧位,常规乙醇棉签消毒下睑皮肤。

2. 嘱患者向上方注视,于下睑外 1/3 处进针,抽吸无回血后方可注药。

3. 抽吸回血时如发现误入血管,应立即拔针,按压注射部位,防止出血,待 5~10 分钟后更换药液重新注射。

4. 进针时速度要慢,针头应垂直患者脸部平面,不可斜向眼球,防止刺伤巩膜,用力不可过大,遇到阻力,切忌强行进针。

5. 注射过程中要观察眼部情况,如有眼睑肿胀、眼球突出,提示为出血症状,应立即拔针并加压包扎。

6. 拔针后用消毒干棉球压迫进针点 3~5 分钟。

【操作后护理】　注射后如出现进针部位皮下青紫,应在 48 小时内给予冷敷,并嘱患者 48 小时后方可热敷。

七、球后注射

球后注射是通过眼睑皮肤或下穹隆,经眼球下方进入眼眶的给药方式。

【适应证】　用于眼底部给药及内眼手术前麻醉。

【禁忌证】　眼前部有化脓性感染的患者禁忌球后注射。

【操作前准备】 物品包括注射器、球后针头、注射药物、2%碘酊、75%乙醇、消毒棉签、胶布和绷带。注射前核对患者的姓名、眼别、药物的名称及剂量。

【操作过程】 图 12-3。

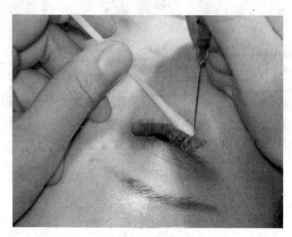

图 12-3 球后注射

1. 患者取坐位或仰卧位，常规消毒眼睑周围皮肤。

2. 嘱患者向鼻上方注视，在眶下缘中外 1/3 交界处将注射器针头垂直刺入皮肤约 1~2cm，沿眶壁走向，向内上方倾斜 30°，针头在外直肌与视神经之间向眶尖方向推进，进针 3~3.5cm，抽吸无回血，缓慢注入药液。

3. 拔针后，嘱患者闭眼并压迫进针点 3~5 分钟。轻轻按摩眼球，涂抗生素眼膏，包扎。

4. 注意在进针时如有阻力或碰及骨壁时不可强行进针。

【操作后护理】 注射后如出现球结膜突出、运动受限、为球后出血，应加压包扎；如出现暂时的复视现象，是药物麻痹眼外肌或运动神经所致，一般 2 小时后症状即可缓解。

八、眼球表面异物取出操作技术

取出角膜表层的各种性质的异物。

【适应证】 用于眼球角膜、结膜浅表异物患者。

【禁忌证】 角膜全层异物。

【操作前准备】 物品准备：表面麻醉剂、4.5 号小针头、无菌生理盐水、消毒棉签、无菌眼垫、抗生素眼药膏、开睑器。操作前核对患者的姓名、眼别。

【操作过程】

1. 患者仰卧位，滴表面麻醉剂 2~3 次。

2. 在良好的照明条件下,以手指或开睑器牵拉开上、下睑,嘱患者注视一固定方向不动。

3. 附着于角膜(结膜)表面的异物可用生理盐水冲出,或用消毒棉签蘸生理盐水轻轻擦除,轻擦不掉者可用异物针或消毒针头自下向上将其剔出。如有锈环可尽量一并剔出。

4. 多发性角膜浅层异物如爆炸伤,有多量粉末异物嵌入角膜基质层内,可分期取出,避免过多损伤角膜,木刺类植物异物可用镊子夹出或用针头剔出。

5. 剔除完毕,涂抗生素眼药膏或遵医嘱用药,用眼垫遮盖。

【操作后护理】 患者告知患者不要揉搓患眼,按时点消炎眼药。留有铁锈环不能一次取出的患者,可在 3~4 天后待周围组织软化,再来复诊能更易取出。

九、婴幼儿泪道探通操作技术

通过探通,达到疏通泪道的作用。

【适应证】 新生儿泪囊炎引起的泪道阻塞和先天性泪道阻塞。

【禁忌证】 有假道、泪囊红肿发炎的患儿。

【操作前准备】 已消毒泪点扩张器、泪道冲洗器、泪道探针、无菌棉签及棉块、表面麻醉剂、抗生素滴眼液、无菌生理盐水、利器盒。操作前核对患儿的姓名、眼别。

【操作过程】 图 12-4。

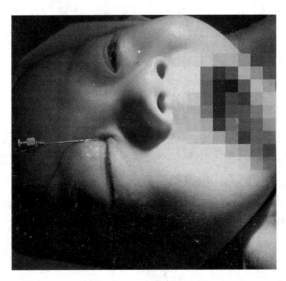

图 12-4 婴幼儿泪道探通

1. 患儿体位要求 取仰卧位并且有患儿家长及医护人员配合约束。

2. 患眼结膜囊内滴表面麻醉剂,或将含有表面麻醉剂的小棉球夹于上下泪小点处,时间为 2~3 分钟。

3. 在良好的照明条件下,操作者右手持泪点扩张器,左手轻拉下睑内侧以暴露下泪点,轻轻旋转泪点扩张器以达到扩张泪点的目的。

4. 用生理盐水进行泪道冲洗,将泪道内的脓液及分泌物冲洗干净。

5. 取适合患儿的探针自下泪点进针,伸入后水平转向鼻侧,进入泪小点内,在到达鼻侧泪骨壁时,略后退 1~2mm,以探针头端为支点迅速竖起转 90° 直角,向下并稍向后外方顺鼻泪管缓缓插入。

6. 探针连接注射器,注入生理盐水进行冲洗,观察患儿有无吞咽反应。

7. 拔出探针时,应用手指压住泪囊部,然后边推注生理盐水边拔出探针,患眼滴入抗生素滴眼液。

【操作后护理】 探通结束后,偶有患儿泪点处出血,可嘱家长用无菌棉球轻压泪点处 2~3 分钟给予止血。

十、电解毛囊操作技术

通过电流刺激,破坏毛囊再次生长,达到治疗目的。

【适应证】 适用于不伴有睑内翻、仅有少量倒睫的患者,或睑内翻矫正术后仍存在少量倒睫的患者。

【禁忌证】 伴有睑缘炎、多行睫、睑内翻的患者,不能合作的患者。

【操作前准备】 物品准备:电解毛囊器、2ml 注射器、乙醇、4.5 号针头、2% 利多卡因溶液、无菌棉签、拔毛镊。操作前核对患者的姓名、眼别。

【操作过程】

1. 患者取仰卧位。

2. 75% 乙醇棉签消毒睑缘皮肤,在倒睫附近睑缘部皮下注入少量 2% 利多卡因溶液。

3. 将电解器阳极加垫湿盐水棉片紧贴于患者面部,将阴极针头沿睫毛方向刺入毛囊根部 2mm 深,通电 20 秒左右,见有白色泡沫从毛囊根部冒出,拔针后,用拔毛镊子轻轻拔出睫毛。电解针的方向应紧贴倒睫的根部向毛囊方向刺入,要与睫毛方向一致,否则不能破坏毛囊,反而会伤及附近毛囊,引起新的倒睫。

【操作后护理】 如发生皮下血肿,可压迫数分钟止血。

(李 越)

第十三章 眼科常用药物的应用与注意事项

　　眼部疾病的药物治疗有其自身特点,以局部用药为主,多以滴眼液的形式出现。药物通过角膜、结膜、巩膜进入眼内或在眼表发挥作用,为获得足够的药物浓度,大多数滴眼剂都需要多次给药,因此,医师需要提醒患者按时用药,避免药物不规律使用,影响药物的疗效。

　　在眼部疾病的治疗过程中,有些患者会出现依从性不好的现象,特别是年轻患者在治疗好转期,出现用药不规律甚至忘记用药的现象,可能导致治疗延误或者病情反复,给患者造成不必要的损失,临床医师需提请患者注意。

　　一些眼局部药物以及一些全身药物在发挥药物治疗作用时,还有许多毒副作用,如果使用不当可能出现严重的不良反应。临床医师必须有全面认识,确保用药安全。本章对眼科常用药物的应用特点及其注意事项做一介绍。

一、抗细菌滴眼液及抗细菌药物的全身用药

(一)抗细菌滴眼液

　　用于急性细菌性结膜炎、慢性细菌性结膜炎、细菌性角膜炎、角膜异物或角膜划伤中预防感染等。

　　1. 环丙沙星滴眼液　属喹诺酮类广谱杀菌剂,能抑制细菌 DNA 的合成。0.3% 环丙沙星滴眼剂,每次 1~2 滴。每天 3~5 次。18 岁以下患者不宜使用,若出现皮疹等过敏症状或其他不良反应,应立即停药。

　　2. 氧氟沙星滴眼液　也叫迪可罗滴眼液或泰利必妥滴眼液,为广谱抗菌药物,能抑制细菌 DNA 的复制。每天 3~5 次,每次 1~2 滴。妊娠及哺乳期妇女慎用,老年人用量酌情减少。

　　3. 诺氟沙星滴眼液　对细菌的 DNA 合成有特殊的阻碍作用,能够杀灭细菌,有广泛的抗菌谱。诺氟沙星滴眼液,每次 1~2 滴,每天 3~6 次。

　　4. 妥布霉素滴眼液　属于氨基糖苷类抗菌药物,又名托百士、信妥明。主要用于革兰阴性菌引起的严重感染,也可用于革兰阴性菌和阳性菌引起的混合感染。用滴眼液治疗轻、中度感染,每次 2 滴,每 4 小时 1 次;治疗重度感染,每次 2 滴,每小时 1 次。

　　5. 阿奇霉素滴眼液　能够抑制细菌的繁殖,对大多数革兰阳性菌、部分革兰阴性菌、衣原体、支原体均有抗菌活性。除治疗细菌性结膜炎外,还可用于沙眼的治疗。阿奇霉素滴眼液每天 2 次,每次 1 滴。阿奇霉素缓释滴眼液每天只

需 1 次,每次 1 滴。该药物与林可霉素及氯霉素有拮抗作用,应避免合用。

6. 利福平滴眼液　利福平为半合成广谱杀菌剂,0.1% 利福平滴眼剂多用于沙眼的治疗,疗程为 6 周。用法:使用时将红色颗粒放入滴眼液的溶剂中,待溶解后滴眼,每次 1 滴,每天 4~6 次。

7. **红霉素**眼膏　红霉素与阿奇霉素的作用机制相同,有相似的抗菌谱,临床使用的为红霉素眼膏,睡前涂于结膜囊,配合抗生素滴眼剂的使用。

8. **四环素**眼膏　四环素为蛋白质合成抑制剂,能广谱抑制细菌生长,高浓度时具有杀菌作用。此外,还对立克次体、支原体、衣原体有一定效果。0.5% 四环素眼膏,每次适量,每天 1~2 次。

(二)抗细菌药物局部使用注意事项

1. 细菌性角膜炎是比较严重的眼部感染,可造成严重后果,因此,抗菌药物必须保持足够的浓度,通常采用两种不同种类的抗菌药物交替滴眼,每小时 1 次,两种药物间隔 5 分钟。滴眼后应压迫泪小管,避免药物过快流入鼻腔。急性细菌性结膜炎分泌物多,应经常擦拭分泌物,必要时用生理盐水冲洗,提高抗菌药物的效果。

2. 滴眼液与眼膏　白天应用滴眼液,不影响患者的视力。夜间使用眼药膏,保证较长的药物作用时间,不必多次点药。

3. 注意滴眼液的用药次数　由于抗菌药物的半衰期不同,它们的滴眼次数也不相同。特别是新型滴眼制剂的出现,延长了药物作用持续时间。有些药物每天 1 次点药就可以达到抗菌效果,临床医师应当注意。

4. 注意药物的毒副作用　氨基糖苷类可引起耳聋,林可霉素可导致中性粒细胞及血小板减少等。

(三)抗细菌药物的全身应用

用于眼部感染性疾病,如睑腺炎、眼睑脓肿、眶蜂窝织炎、眼内感染、眼内炎等。严重感染如败血症等需静脉给药。

1. 红霉素肠溶胶囊　属于大环内酯类,有广泛的抑菌效果。用于睑腺炎、眼睑疖肿等较轻的眼部感染,每次 1 粒(0.25 克),每天 4 次。

2. 头孢他啶　为广谱抗菌药物,用于一般眼部感染时,成人每次 0.5~1g,儿童每次 20~30mg/kg 体重,每天 2~3 次,肌内注射给药。严重感染时,如眼睑脓肿、眶蜂窝织炎等,成人每天用量可增加至 6g,儿童每天用量可增至 150mg/kg 体重,仍为肌内注射,每天 2~3 次。

3. 头孢噻肟钠　对于一般感染如睑腺炎等,成人每次 1g,每天 2 次,肌内注射。对于中等或较重感染如眼睑脓肿、眶蜂窝织炎等,每次 2g,每天 3 次静脉给药。严重感染如败血症等,每次 2g,每天 4 次静脉注射给药。极重感染 1 天不超过 12g,分 6 次静脉给药。小儿肌肉或静脉注射给药,1 天量为 50~100mg/kg

体重。注意：婴幼儿不能肌内注射给药。

4. **头孢呋辛**　为第二代头孢类药物，对包括产生青霉素酶的葡萄球菌有良好的疗效。肌内或静脉注射给药，成人 1 次 0.75 ~ 1.5g，1 天 3 次。严重感染可按 1 次 1.5g，1 天 4 次给药。儿童每人给予 60mg/kg 体重，严重感染可用 100mg/kg 体重。

二、抗病毒药物的应用

1. **碘苷滴眼液**　又名疱疹净，用于单纯疱疹型角膜炎，急性期效果好。副作用包括滤泡性结膜炎和接触性皮炎等。每 1 ~ 2 小时 1 次。

2. **阿昔洛韦滴眼液**　又名无环鸟苷，能抑制病毒繁殖，主要用于单纯疱疹性角膜炎，对于基质性角膜炎，在上皮完整的情况下，与激素一起应用效果更好。

3. **更昔洛韦滴眼液**　又名丙氧鸟苷，抗单疱病毒的作用优于阿昔洛韦，分为滴眼液和眼用凝胶两种剂型，滴眼液每次 1 ~ 2 滴，每天 4 ~ 6 次。

4. **重组人干扰素 α1b 滴眼液**　又名滴宁，为广谱抗病毒药物，适用于治疗各种单纯疱疹性角膜炎、带状疱疹性眼病、腺病毒性结膜角膜炎、急性流行性出血性结膜炎。眼部病毒急性炎症期，每天滴眼 4 ~ 6 次，病情好转后改为每天 2 ~ 3 次，痊愈后改为每天 1 次，用 1 周后停药，需 2 ~ 8℃保存。

5. **重组人干扰素 α2b 滴眼液**　又名安达芬。具有广谱抗病毒作用，用于治疗单纯疱疹性角膜炎，每次 1 ~ 2 滴，每天 6 次，2 周一疗程，需 2 ~ 8℃保存。

三、抗真菌药物的应用

真菌是一类以有性或无性孢子繁殖为特征的真核细胞型微生物，繁殖能力极强，近年发病呈逐年上升趋势，已发现有 70 多种真菌可以引起角膜及眼部感染，我国以镰刀菌和曲霉菌为常见致病菌，常用抗真菌药物有：

1. **两性霉素 B 滴眼液**　又名庐山霉素，治疗念珠菌性角膜炎为首选，光照下易于分解，需装在棕色瓶中。0.05% ~ 0.15% 两性霉素 B 滴眼液每次 1 ~ 2 滴，每天 4 ~ 6 次。本品对眼有较大刺激性。

2. **那他霉素滴眼液**　又名那特真，是第一个被美国 FDA 批准的眼局部抗真菌药物，用于真菌性眼睑炎、结膜炎、角膜炎。每次 1 ~ 2 滴，最初每 1 小时 1 次点眼，3 ~ 4 天后减为每天 6 ~ 8 次。

3. **克霉唑滴眼液**　为广谱抗真菌药，用于浅层角膜感染，该种滴眼液为混悬液，使用时用力摇匀，每次 1 ~ 2 滴，每天 4 ~ 6 次，眼膏每晚涂 1 次。

4. **特比萘芬滴眼液**　用于真菌性角膜炎，特别对曲霉菌引起的角膜感染效果好。1% 特比萘芬滴眼液，每次 1 ~ 2 滴，每天 4 ~ 6 次。

5. **氟胞嘧啶滴眼液**　又名 5- 氟胞嘧啶滴眼液，当其他抗真菌药物长期使用出现耐药性后，可选该类药物治疗。1% 氟胞嘧啶滴眼液，每次 1 滴，每 1 ~ 2

小时 1 次。

四、糖皮质激素类药物

是一类主要影响糖和蛋白质代谢的激素,药理作用有抗炎、抗过敏、免疫抑制、抗休克及抗毒素作用。怀疑合并细菌感染者,应在应用糖皮质激素的同时给予足量有效的抗生素。

（一）单纯糖皮质激素滴眼液

1. **氢化可的松滴眼液**　为天然短效糖皮质激素,用于治疗虹膜睫状体炎、角膜炎、手术后炎症、过敏性结膜炎等,0.5% 氢化可的松滴眼液,每次 1～2 滴,每天 2～4 次。该滴眼液为混悬液,因此使用前需要摇匀。

2. **氟米龙滴眼液**　又名氟美瞳,用于外眼和眼前段炎症以及 PRK 术后的炎症,0.1% 氟米龙滴眼液,每次 1～2 滴,每天 2～4 次,由于是混悬液,用前充分混匀。

3. **泼尼松龙滴眼液**　又名百力特,抗炎作用是氢化可的松的 3～5 倍,用于治疗类固醇敏感的眼部炎症性疾病,每次 1～2 滴,每天 2～4 次。

4. **氯替泼诺滴眼液**　主要用于眼前节炎症性疾病,如过敏性结膜炎、盘状角膜炎、虹膜炎等,也用于内眼手术后的抗炎,效果较好。0.2% 和 0.5% 氯替泼诺滴眼液,每次 1～2 滴,每天 4～6 次。该滴眼液升高眼压的作用比较弱。

（二）含抗菌药的糖皮质激素滴眼液

1. **妥布霉素地塞米松滴眼液**　又名典必殊,有滴眼液和眼膏两种剂型,临床用于治疗急性及慢性结膜炎、巩膜炎、葡萄膜炎、虹膜睫状体炎、角膜移植排斥反应及术后炎症反应。滴眼液每次 1～2 滴,每天 4～6 次,眼膏每晚涂眼 1 次。

2. **新霉素地塞米松滴眼液**　又名科恒,具有抗菌、抗炎、抗过敏作用。每次 1～2 滴,每天 4～6 次。

（三）局部应用糖皮质激素副作用

1. 易感个体可能继发"糖皮质激素性青光眼",长期使用可能继发"糖皮质激素性白内障"。

2. 长期使用可致角膜、巩膜变薄及穿孔,诱发感染及延缓伤口愈合。

3. 浅层单疱角膜炎、角膜溃疡、眼部真菌感染禁局部应用糖皮质激素,怀疑合并细菌感染者,应同时给予足量有效的抗生素。

五、散瞳剂

临床主要用于协助验光、眼内检查、眼内手术麻痹睫状肌并散瞳、治疗前部葡萄膜炎等。

1. **托吡卡胺滴眼液**　又名托品酰胺,为短时散瞳药物,作用时间短,瞳孔散大后恢复较快,约 6 小时瞳孔即可恢复。常用于 10 岁以上儿童散瞳验光使用,也用于虹膜炎等疾病的散瞳。

2. **阿托品眼用凝胶**　作用时间长，作用强，眼科用于协助验光、调节痉挛，治疗巩膜炎、虹膜炎、前葡萄膜炎及恶性青光眼。1%阿托品眼用凝胶，每次 1~2 滴，治疗巩膜炎、虹膜炎为每天 3~4 次；治疗葡萄膜炎为每天 1~2 次；用于恶性青光眼为每天 2~4 次。

3. **复方托吡卡胺滴眼液**　又名美多丽，由托吡卡胺和盐酸去氧肾上腺素组成，临床用于散瞳、验光检查，每次 1 滴，间隔 5 分钟 1 次，连续滴 4 次。

散瞳药物使用注意事项：

散瞳药物最大的副作用是诱发青光眼发作，对于前房浅的患者，特别是伴有青光眼家族史的老年患者，除防止虹膜粘连之外，应避免使用阿托品这样的强散瞳剂。必须使用时，可采用短时散瞳剂，并且在使用后密切观察，或应用缩瞳剂，促进瞳孔恢复。

六、缩瞳剂

1. **毛果芸香碱滴眼液**　商品名匹罗卡品，用于闭角型青光眼，1% 和 2% 毛果芸香碱滴眼液，每次 1 滴，每天 4 次。急性闭角型青光眼发作时可以频繁滴用。该药副作用较多，包括：调节痉挛、白内障、瞳孔阻滞、结膜炎等。全身副作用少见，主要为胃肠道反应、支气管痉挛、心动过缓等。哮喘、近视眼、无晶状体眼或人工晶状体眼患者慎用。

2. **卡巴胆碱注射液**　为胆碱能 M、N 受体激动剂，临床使用的制剂为卡巴胆碱注射剂，手术中注入前房，能起到快速缩小瞳孔的作用。用法：术中卡巴胆碱注射剂原液或稀释 50% 注射入前房。

七、脱水剂

1. **甘露醇**　有迅速而明显的降眼压作用，最大降眼压效果出现在用药后 1~2 个小时。用法：20% 甘露醇 250ml，静脉点滴，需在 30 分钟内滴完。

2. **异山梨醇**　为口服脱水药物，口服后在血液中形成高渗状态，使组织脱水从而降低眼压。异山梨醇口服对胃肠道刺激较小，患者易于接受。用法：每天 2 次，每次 50ml。对于急性闭角型青光眼或眼压较高的患者，可以首剂加倍，即首次口服 100ml。

3. **甘油**　作用机制与甘露醇和异山梨醇相同。口服后 15 分钟开始起效，1~2 小时降眼压效果最好。每次 60ml，每天 2 次。也可首剂加倍。对糖尿病、严重肝病、脱水者禁用。

脱水剂应用的注意事项：

使用脱水剂时可能会出现颅内脱水的表现，如头晕、头痛、站立不稳等，用药后短时间行走时最好有人搀扶,避免摔倒发生骨折。

八、抗变态反应药物

1. 酮替芬滴眼液　该药物能拮抗炎症介质,用于变态反应性结膜炎。用法:0.05%酮替芬滴眼液,每次1滴,每天4次。副作用包括:局部刺激,个别患者出现嗜睡反应。

2. 富马酸依美斯汀滴眼液　又名埃美丁,用于缓解过敏性结膜炎的症状及体征。用法:0.05%富马酸依美斯汀滴眼液,每次1滴,每天4次。副作用包括:眼局部烧灼感、刺痛,少数出现头痛、乏力等。

3. 色甘酸滴眼液　2%和4%色甘酸钠滴眼液,每次1滴,每天4次。副作用:眼局部刺痛。

4. 吡嘧司特滴眼液　又名研立双,用于治疗春季结膜炎。用法:0.1%吡嘧司特滴眼液,每天2次,每次1滴。副作用包括:结膜充血、局部刺激症状等。

5. 双氯芬酸钠滴眼液　能抑制环氧化酶活性,抑制炎症反应。用法:双氯芬酸钠滴眼液,每次1滴,每天4次。副作用包括:结膜充血、刺痛、视物模糊。全身副作用有:恶心、困倦、乏力等,但很少出现。

6. 氯雷他定　又名开瑞坦,抗过敏作用明显。用法:成人及12岁以上儿童每天10mg(1片)。12岁以下儿童体重30kg以上者,用量同成年人,体重30kg以下者每天1次,每次5mg。

7. 糖皮质激素药物　糖皮质激素类药物对变态反应性结膜炎具有良好的疗效,作用强,见效快,是治疗变态反应性结膜炎效果最好的一类药物。但这类药物在使用过程中,部分患者可能出现眼压升高,甚至导致激素性青光眼。特别是青少年和儿童患者,其升高眼压的作用明显高于成年人,临床使用中需特别注意。

8. 环孢素　对于持续性存在的结膜炎症可以局部使用环孢素,一般使用1%环孢素滴眼液,每日3～4次。

九、治疗干眼药物

1. 羟丙甲纤维素滴眼液　又名怡然,能改善黏蛋白减少所引起的不适症状。0.5%羟丙甲纤维素滴眼液,每次1滴,每天3～4次。成人及儿童均可应用,老年患者、妊娠及哺乳期妇女无特殊禁忌。

2. 羧甲基纤维素钠滴眼液　又名潇莱威、瑞新。含有天然泪液所含有的电解质,具有温和保湿及润滑功效。1%羧甲基纤维素钠滴眼液,独立小包装,不含保存剂,每天可多次用药,每次1～2滴。

3. 卡波姆滴眼液　又名唯地息,由固相基质和水相分散层组成,类似泪膜的两层结构,可缓解干眼的症状。用法:每次1滴,每天3~4次。无明显副作用,妊娠及哺乳期妇女也可使用。

4. **玻璃酸钠滴眼液** 又名爱丽,能加速上皮细胞的黏附和延展,还能存留大量水分,具有保水作用。用法:每次1滴,每天3′~5次。副作用:局部刺激,如结膜充血、刺痛等。

（马 科）

第十四章　防盲适宜技术与设备

一、各级医疗机构眼科检查设备的配备

根据原卫生部关于印发综合医院眼科、耳鼻喉科和皮肤科基本标准（卫医政发〔2010〕95号），各级医疗机构的眼科应配备以下设备：

（一）一级综合医院

眼科可不单独设置，与耳鼻咽喉科共同以五官科的形式执业。应配备视力表、色觉检查表、眼压计、裂隙灯、直接检眼镜、带状光检影镜。

（二）二级综合医院

至少设有眼科门诊与眼科病房。在一级医院的基础上还应进一步配备视野计、读片灯、A/B超声检查仪、验光仪、角膜曲率计、荧光眼底造影机、眼用激光仪。

二、适合基层使用的眼病筛查设备

1. 电子视力检测仪　电子视力检测仪是一种新型的视力检测工具，是对传统灯箱视力表的革新，方法创新、直接测得低对比低亮度视力值，解决了一些需要医患配合、功能单一、易作弊等问题。操作方便快捷，病例可进行无纸化管理，结果存入患者数据库，方便视力跟踪分析。是了解人们日常生活和工作中对视力和视觉能力的需求的眼科基础检测设备（图14-1）。

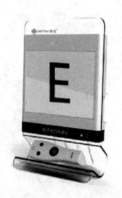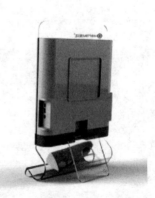

图 14-1　电子视力检测仪

电子视力检测仪采用现代心理物理学方法进行测量过程控制和测量结果分析，应用视力函数概念，使用对比敏感度视力测量法，直接得到了人眼在不同亮

度不同对比等多种不同视觉条件下的视力值,特别是在低对比低亮度视力测量方面,测试结果一目了然,人人能懂。增进了我们对人眼视力的理解,是一次视功能测量上的创新。

电子视力检测仪真正实现了不同亮度不同对比等多种不同视觉条件下更高精度、非等级、全程自动化的视力测量。随机、单个字标的视标图形显示法,有效地排除了视觉拥挤以及背诵视力表的可能,最大限度地排除人为猜测与输入错误的干扰。可重复性强、准确可靠、精度高。

电子视力检测仪易于操作,实现了测量过程自动化,无需医师指挥。通过遥控实现人机互动,实现了全天候模拟状态条件下的高精确、非等级测量。这是普通视力检测和常规对比敏感度检查一般都没有做到的。

电子视力检测仪实现了被测者信息管理,能全程跟踪被测者的每一次测试情况,并提供相应的结果分析;提供数据导出接口,可直接导出数据用于进一步的无纸化信息管理。并提供 C 字、E 字及字母等视标显示法以备选用。可测视力范围小数值 0.04 ~ 2.0(对数值 3.6 ~ 5.3)。测试距离不变的条件下,常规视力测量范围小数值 0.1 ~ 2.0。而大部分视力较弱的近视者视力小数值在 0.05 ~ 0.4之间。因此有测量范围宽、实用性强、智能化成本低、性价比高的优点。

电子视力检测仪可用于辅助眼科疾病的早期诊断和治疗效果的监控,如弱视、青光眼、白内障、眼底病、激光手术等。

电子视力检测仪在结构上,主要由患者观察系统、测量系统和数据处理系统组成。采用可移动式设计,轻薄小巧,方便携带和移动。

2. 手动验光仪　手动验光仪是一种纯光学验光仪,核心仪由透镜和可以动视标组成,操作简单,测试者将视窗对准测试眼睛,手动旋转调节旋钮,验光仪内部的视标会从模糊变清晰,此时停止旋转,旋钮标线对应的刻度即为屈光度数。在获得屈光度的同时还可获得被检查者的矫正视力(图 14-2)。

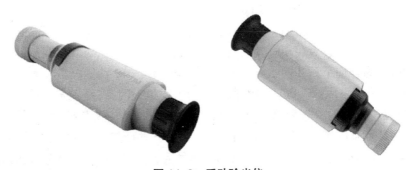

图 14-2　手动验光仪

3. 手持自动验光仪　手持自动验光仪是将 SHACK-HARTMANN 波前测量

技术应用到临床人眼屈光度检测并实现商品化的成果。SHACK-HARTMANN 波前测量原理如图 14-3:由红外激光二极管发出的光经透镜准直后射入患者眼睛,并聚焦到患者眼底,眼底反射光被波前探测器探测到。波前探测器由微透镜阵列和 CCD 两部分组成,入射光瞳被微透镜阵列分割成许多子孔径,每个微透镜把入射到它上面的平行光聚焦到 CCD 探测平面上,如果入射波前为理想平面波前,则每个微透镜所形成的光斑将准确落在其焦点上,如果入射波前受到大气湍流的干扰,则每个微透镜所形成的光斑将在其焦平面上偏离其焦点,光斑的偏移量包含了受大气湍流干扰的入射波前的信息,测出每个光斑的偏移量,通过相关计算,从而得到人眼屈光度的大小,实现对婴幼儿、残疾人士及成年人视力上的初步诊断,对弱视早发现、早治疗,提高视功能,对状况及趋势作出科学的评价,为合理干预和矫治提供依据,从而发展为一种新兴的眼科视力检查的必需设备。

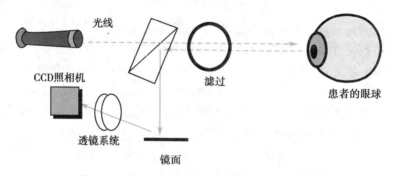

图 14-3 SHACK-HARTMANN 波前测量技术

手持式自动验光仪可携带到医疗场所以外的任何地方进行筛查,由于在检查过程中需要最小的合作性,非常适用于婴幼儿或残障患者的视力筛查。同时,手持式眼光仪也可用于成年人的视力筛查。该仪器具有自动、无损伤性,准确检测出屈光度问题,无需患者作出反应,对婴幼儿、儿童及语言障碍的患者尤其适合。且该仪器设计简便易携。通过对眼睛静态屈光的检测,了解目前的屈光状态,及时矫治屈光不正;对弱视早发现、早治疗,提高视力功能,对状况及趋势作出科学的评价,为合理干预和矫治提供依据。

4. 回弹式眼压计 眼压作为青光眼的主要致病因素,是青光眼筛查、诊断、治疗过程中重要的检查项目。目前基层使用的眼压计主要包括两种:① Schoitz 眼压计:特点是体积小、价格便宜(1000 元 / 台),但测量时存在机械性接触,有交叉感染和角膜损伤的风险。且测量的准确性受检查者的影响性较大,在筛查过程中很难做到标准化。②非接触眼压计:特点是测量过程无机械性接触,测量过程自动完成,客观性好。但是价格昂贵(10 万元 / 台),不易搬动(重量为 25kg),不适于基层筛查。回弹式眼压计的出现解决了该问题,该设备具有单价低(1 万元/台）、易携带（重量为 0.5kg）、无损伤、数据自动计算并可通过网络传输的特点，非常适用于基层青光眼筛查。图 14-4 为该设备的操作示范及外观。

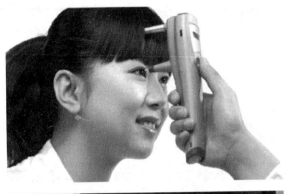

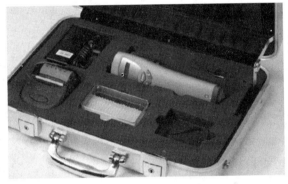

图 14-4　回弹眼压计操作示范及外观

5. 周边前房深度检查仪　周边前房深度检查是闭角型青光眼筛查的重要方法，目前国内外多采用 Van Herick 法，具体方法如下：使用裂隙灯窄光带照射颞侧周边部角膜缘，显微镜与裂隙灯呈 60° 角，观察角膜内皮反光与虹膜表面反光间的距离。距离≤角膜厚度 1/4 者为浅前房，两者之比在 1/3～1/2 为中等深度前房，两者之比 >1/2 时为深度前房。同仁眼科的研究数据表明该方法筛查闭角型青光眼的敏感性约为 89.8%。但是该方法需使用裂隙灯，不易搬动（重量为 20kg），结果为主观定性分析，无影像记录，无法进行前后对比随访。周边前房深度检查仪的出现解决了该问题，该设备可对角膜、晶状体、前房深度清晰成像，具备单价低、易携带（重量为 0.5kg/台）、多功能（可用于沙眼、角膜病、白内障、青光眼的筛查）的特点，拍摄的图像可通过 Wifi 网络自动传输。相关图像可使用计算机图像处理技术进行定量分析。图 14-5、图 14-6 为该设备的外观及拍摄的样片。

6. 便携式超生生物显微镜　对于周边前房浅的患者，房角结构检查是进一步确定是否患有闭角型青光眼的必需检查。房角镜是经典的房角结构检查方法，

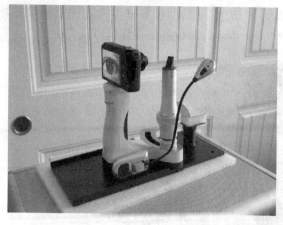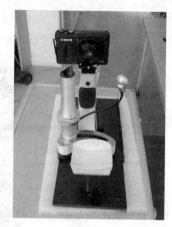

图 14-5 眼前部照相设备外观

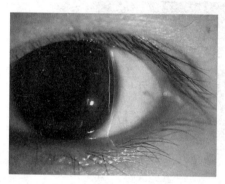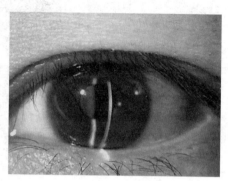

图 14-6 角膜、晶状体（左图）、周边前房深度照片（右图）

但该方法需要使用裂隙灯且结果的判断对检查者的要求更高，也不能留存图像用于前后对比。超声生物显微镜（UBM）的出现解决了该问题，UBM 可对房角及其后的睫状体结构进行断面成像，分辨率高达 20μm，可对后期是否需要进行激光治疗进行针对性的指导。但传统的 UBM 价格高（60 万～70 万元），不易移动（重量为 30～35kg），不适于基层筛查。便携式 UBM 具备单价低、易携带（重量为 2.5kg）的特点，且测量体位不受限制，非常适合基层筛查使用。图 14-7、图 14-8 为该设备的外观及拍摄的样片。

7. 便携式眼底数码照相机　眼底照相检查已被公认为青光眼、眼底疾病筛查的最有效手段，但是目前市场上的眼部设备绝大多数为进口产品，价格高（50 万元）、操作复杂（需眼科医师操作），并不适于在社区等基层医疗机构推广。近两年市场上出现了一些小型化、便携式的眼底照相机，设备成像质量接近大型台式产品，非医务人员即可操作。图 14-9、图 14-10 为设备的外观及拍摄的样片。

8. 前后节一体相干光断层扫描仪（MasterOCT）　前后节一体眼科 OCT 是对

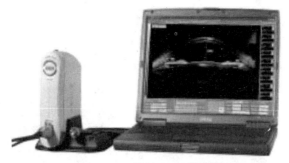

图 14-7　便携式 UBM 外观图

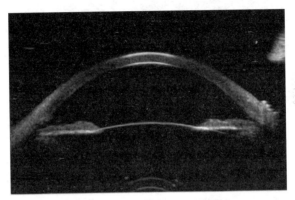

图 14-8　便携式 UBM 样片

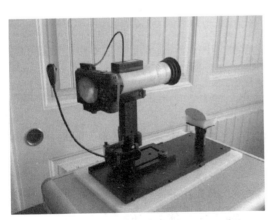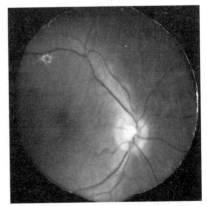

图 14-9　眼底相机外观 1 及成像效果

前后节 OCT 成像技术的综合和扩展的结果,Maste OCT 除了能够对眼睛前后节同时完成 OCT 成像,还能精确测量眼轴长度、前房深度、角膜曲率、角膜直径等;同时,由于其非接触、无损伤和快速易操作,因而它在临床上的应用正日趋广泛。该设备适合部署于县级医疗机构,有以下用途:

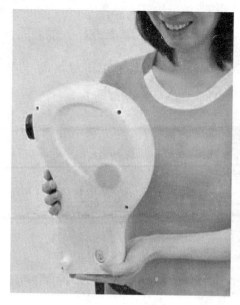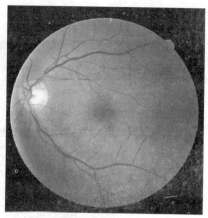

图 14-10　眼底相机外观 2 及成像效果

（1）人工晶状体度数的测定：Master OCT 包含了普通白内障手术植入 IOL 度数计算的所有指标数据，故可以实现在一台机器上进行所有的测量；同时，它还有备选的屈光手术后 IOL 计算矫正模式，提供既往施行过屈光手术的白内障患者 IOL 度数计算。

由于 MasterOCT 测量时需要患者注视，所以，测量的正是角膜到黄斑的距离，因此，沿着眼球视轴方向进行的光学测量比超声测量能够获得更为准确的数据。这在高度近视眼合并患有葡萄肿眼球测量已经体现出来，选择 MasterOCT 来判断患者手术的 IOL 度数，可以明显降低手术后患者的屈光异常，获得良好效果。

（2）眼轴长度变化的追踪随访：在青少年屈光不正患者眼轴变化的研究中。MasterOCT 以其非接触、可重复性好、同时在前房深度测量上结果更精确的特性，被研究者确定为研究的最佳手段。Master OCT 不仅能测量出视轴眼轴长，还能在 OCT 的成像范围内测量出与视轴形成一定角度的眼轴长，对近视眼的眼底变化跟踪意义非凡，而且这个功能只有 MasterOCT 能够实现。

（3）闭角型青光眼前房深度测量：闭角型青光眼患者由于晶状体等因素的改变，将导致前房深度发生一系列改变。通过监测和比较手术对前房深度的变化，可以为青光眼患者更好地控制眼压提供有力信息。同时，常规青光眼患者滤过手术后，患者前房深度也可以通过 Master OCT 测量判断干预时机，而不用担心因为接触眼球破坏滤过口（图 14-11）。

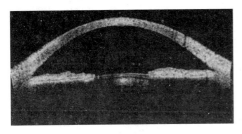
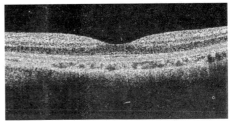
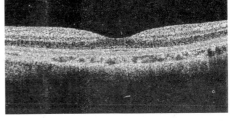

眼前节OCT　　　　　　　　　　　眼后节OCT

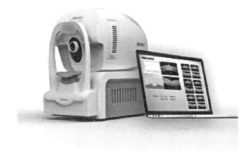
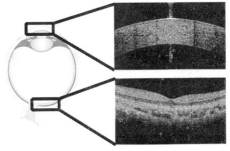

图 14-11　前后节一体 OCT（Master OCT）

三、基于适宜眼病筛查设备的眼保健网络平台的建设

利用我国现有三级医疗转诊体系，以适宜眼病筛查设备为基础，利用网络建立一个集远程会诊、技术指导、病例收集、预警监测为一体的眼病防治平台：在乡镇医院（一级医院）建立"视觉中心"，选取 2～3 名医务人员进行培训，使其掌握眼前节数码照相和（或）眼后节数码照相检查技术，并能将数据上传至数据管理中心。以县级医院（二级医院）为基础建立基层眼病防治中心，在市级医院建立地区级眼病防治中心。在眼病防治平台建立基础之上，建立在区域性眼科中心建立数据管理中心和远程阅片中心，与三级医院之间通过网络链接，做到信息共享。自然人群可以通过三级医疗机构对眼病的发生情况进行监测预警，其中的患病人群或者高危人群到医院就诊时或者医疗机构筛查时可以利用病例收集系统，将采集到的眼前节信息、眼后节信息、患者全身的基本信息通过网络上传至数据管理中心；数据管理中心对上传的数据进行保存、管理、质量控制；数据整理后，数据管理中心将病例数据汇总传至远程阅片中心，由远程阅片中心的专家对上传数据进行分析作出诊断，从而发现人群中的患病人群和易感人群；对于患病人群可以进行治疗，对于高危人群则可以进行预防或者密切追踪观察。

（甄　毅）

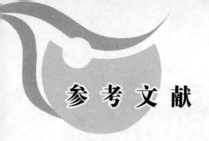

参 考 文 献

1. Quigley HA.Number of people with glaucoma worldwide.Br J Ophthalmol,1996,80:389-393
2. Quigley HA,Broman AT.The number of people with glaucoma worldwide in 2010 and 2020.Br J Ophthalmol,2006,90:262-267
3. Liang YB, Friedman DS,Wong TY,et al.Prevalence and causes of low vision and blindness in a rural chinese adult population:the Handan Eye Study.Ophthalmology,2008,115(11):1965-1972
4. Hatch S,Whitener J,McAlister WH,et al.Optometric Care within the Public Health Community © 2009 Old Post Publishing 1455 Hardscrabble Rd.Cadyville,NY 12918
5. Wasserman RC,Croft CA,Brotherton SE.Preschool vision screenings in pediatric practice:a study from the pediatric research in office settings(PROS)network.Pediatrics,1992,89:834-838
6. Grauslund J,Green A,Sjølie AK.Blindness in a 25-Year Follow-up of a Population-Based Cohort of Danish Type 1 Diabetic Patients.Ophthalmology,2009,116:2170-2174
7. Liang YB,Friendman DS,Wang NL,et al.Rationale,Design,Methodology,and Baseline Data of a Population-Based Study in Rural China:The Handan Eye Study.Ophthalmic Epidemiology,2009,16:115-127
8. He M,Fooster PJ,Ge J,et al.Prevalence and clinical characteristics of glaucoma in adult Chinese:a population-based study in Liwan District,Guangzhou.Invest Ophthalmol Vis Sci,2006,47(7):2782-2788
9. The Advanced Glaucoma Intervention Study(AGIS):11.Risk factors for failure of trabeculectomy and argon laser trabeculoplasty.Am J Ophthalmol,2002,134:481-498
10. Detry-Morel M.Compliance and persistence.J Fr Ophtalmol,2006,29:216-225
11. Brandale M,Davidson MB,Schriger DL,et al.Cost effectiveness of statin therapy for the primary prevention of major coronary events in individuals with type 2 diabetes.Diabetes Care,2003,26:2300-2304
12. Brown MM,Brown GC,Sharma S,et al.Quality of life with visual acuity loss from diabetic retinopathy and age-related macular degeneration.Arch Ophthalmol,2002,120:481-484
13. Clarke PM,Sirrion J,Cull CA,et al.Assessing the impact of visual acuity on quality of life in individuals with type 2 diabetes using the short form-36.Diabetes Care,2006,29:1506-1511
14. Cusick M,SanGiovanni JP,Chew EY,et al.Cental visual function and the NEI-VFQ-25 near and distance actives subscale scores in people with type 1 and 2 diabetes.Am J Ophthalmol,2005,139:1042-1050
15. Koopmanschap M.Coping withType II diabetes:the patient's perspective.Diabetologia,2002,45(7):S18-22
16. Miller L,Becker TM,Coleman AL,et al.Vision-related quality of life in patients with diabetic

macular edema Invest Ophthalmol Vis Sci,2007,48:998

17. Oberholzer J,Morel P.Perspectives for diabetes treatment through Pancreas transplantation or islet transplantation.Diabetes Metab,2002,28(4Pt2):27-32

18. Bowman R.How should blindness in children be managed.Eye,2005,19:1037-1043

19. Parikshit G,G Clare.Blindness in children:a worldwide perspective.Communit Eye Health, 2007,20(62):32-33

20. Rahi JS,CE Gilbert,A Foster,et al.Measuring the burden of childhood blindness.Br J Ophthalmol,1999,83(4):387-388

21. Zhao JL,Ellwein LB,Cui H,et al.The prevalence of vision impairment in older adults in rural China.The china nine-province survey.Ophthalmol,2010,117:409-416

22. Lin Z,Mou DP,Liang YB,et al.Reproducibility of Anterior Chamber Angle Measurement Using the Tongren Ultrasound Biomicroscopy Analysis System. J Glaucoma,2014 23(2):61-68

23. Wang NL,Wu HP,Fan ZG.Primary angle closure glaucoma in Chinese and Western populations. Chinese Medical Journal,2002,115(11):1706-1715

24. Qing GP,Wang NL.Clinical signs and characteristics of pigmentary glaucoma in Chinese.Jpn J Ophthalmol,2008,52:162-166

25. Liang YB,Friedman DS,Wong TY,et al. Prevalence and causes of low vision and blindness in a rural chinese adult population:the Handan Eye Study.Ophthalmology,2008,115(11):1965

26. 王宁利.循证医学与21世纪的青光眼临床.眼科,2003,12:68

27. 王宁利,欧阳洁,周文炳,等.中国人闭角型青光眼房角关闭机制的研究.中华眼科杂志, 2000,36:462

28. 王涛,刘磊,李志辉,等.应用超声生物显微镜探讨原发性闭角型青光眼的发病机制.中华眼科杂志,1998,34:365

29. 王宁利,周文炳,欧阳洁,等.恶性青光眼发病机制及临床分型的研究.眼科学报,1999, 15:238

30. 王宁利,赖铭莹,陈秀琦,等.超声生物显微镜暗室激发试验.中华眼科杂志,1998,34:. 183

31. 王宁利,周文炳,叶天才,等.应用计算机图像处理进行人眼前房形态的测量及分析.中华眼科杂志,1995,31:412

32. 王宁利,赖铭莹,陈秀琦,等.活体人眼虹膜形态实时定量测量方法的研究.中华眼科杂志,1998,34:369

33. 第二次全国残疾人抽样调查办公室.第二次全国残疾人抽样调查资料(上).北京:中国统计出版社,2007.

34. 管怀进.我国防盲与眼科流行病学研究的现状及发展.中华眼科杂志,2010,46(10):938-947

35. 许京京,何明光,吴开力,等.广东省斗门县农村中老年人的眼病意识调查.中华眼科杂志,2001,37(1):28-33

36. 李立明.流行病学(供预防医学类专业).第5版.北京:人民卫生出版社.

37. 潘岳松,彭晓霞.重组牛碱性成纤维细胞生长因子治疗眼角膜上皮缺损的药物经济学评价.中国药师,2010,13(7):1002-1005

38. 董芬,李超,彭晓霞,等.临床研究中样本含量估算的意义、方法及其注意事项.中国脑卒

中杂志,2009,4(10):815-820

39. 孙葆忱.临床低视力学.第3版.北京:人民卫生出版社,2013

40. 李凤鸣.中华眼科学.第2版.北京:人民卫生出版社,2005:2628-2639

41. 姚克.微小切口白内障手术学.北京:北京科学技术出版社,2012

42. 林振德,李绍珍.小切口白内障手术.北京:人民卫生出版社,2002

43. 何守志.晶状体病学.北京:人民卫生出版社,2004

44. 赵家良,睢瑞芳,贾丽君,等.北京市顺义县50岁及以上人群中青光眼患病率和正常眼压的调查.中华眼科杂志,2002,38:335

45. 徐亮,张莉,夏翠然,等.北京农村及城市特定人群原发性闭角型青光眼的患病率及其影响因素.中华眼科杂志,2005,41(1):8-14

46. 刘吉成.我国社区卫生服务面临的挑战与对策.中国卫生经济,2003,11:22-23

57检

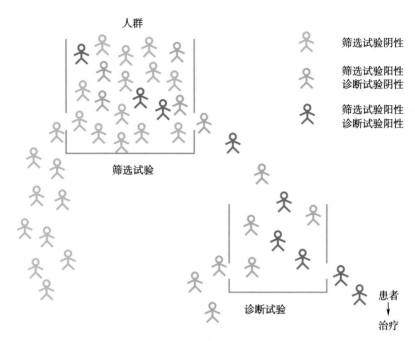

图 1-1 筛查流程图

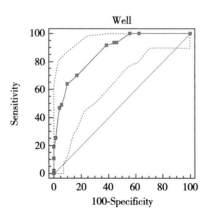

图 1-2 Well 量表筛查肺栓塞的
ROC 曲线及其 95% 可信区间

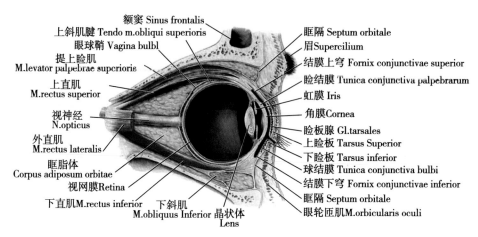

图 2-3　眼附属器的主要结构

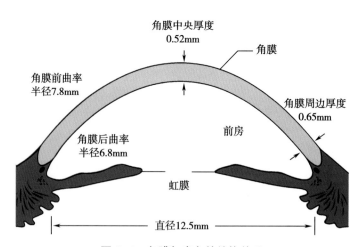

图 2-4　角膜与房角的结构关系

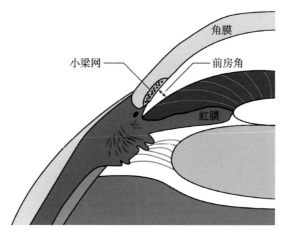

图 2-5　房角的结构关系

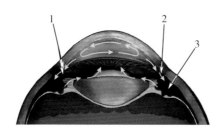

图 2-6　房水循环的示意图

1. 经小梁网回流的房水途径；2. 经葡萄膜巩膜途径回流的房水途径；3. 房水生成于睫状体

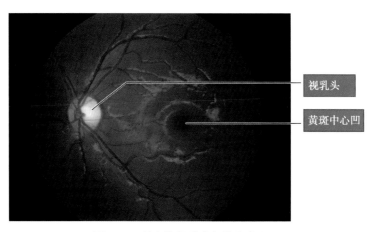

图 2-8　眼底的视乳头和黄斑中心凹

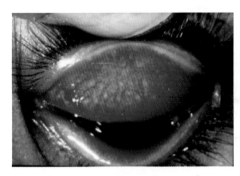

图 4-2　沙眼性滤泡(TF)

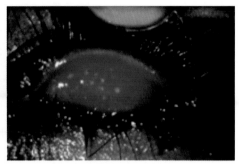

图 4-3　沙眼性剧烈炎症(TI)

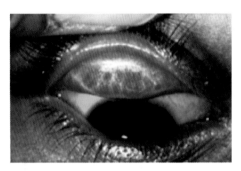

图 4-4　沙眼性瘢痕(TS)

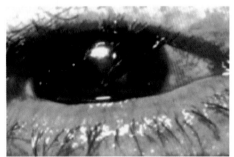

图 4-5　沙眼性倒睫(TT)

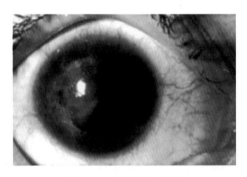

图 4-6　角膜混浊(CO)

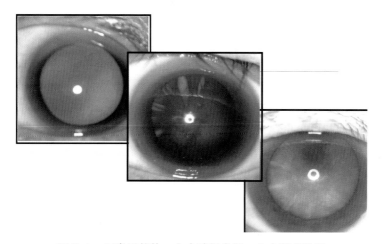

图 5-1　正常晶状体—白内障初发期—白内障成熟期

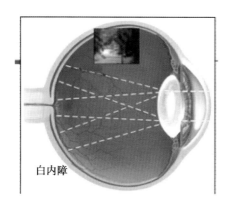

白内障

图 5-2　晶状体混浊导致视力下降

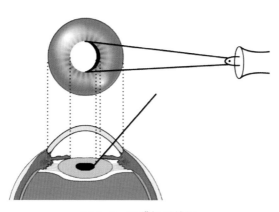

图 5-3　虹膜投影检查

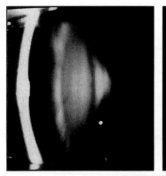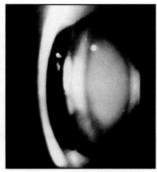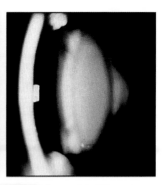

图 5-4 从左至右依次为晶状体核混浊（NO）1~3 级

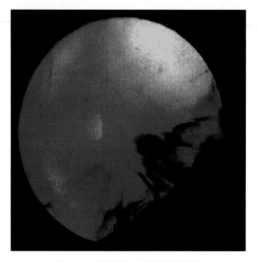

图 5-5 晶状体皮质混浊图像

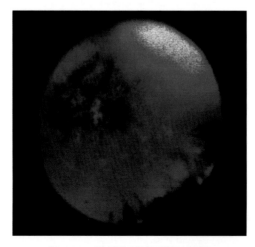

图 5-6 晶状体后囊下混浊图像

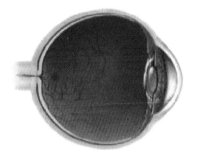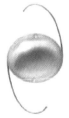

图 5-7　人工晶状体

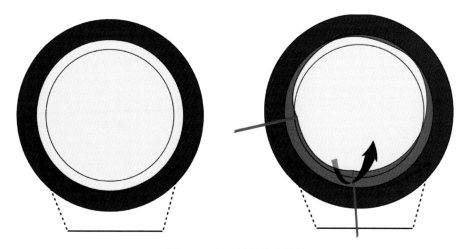

图 5-8　切口的制作和转核

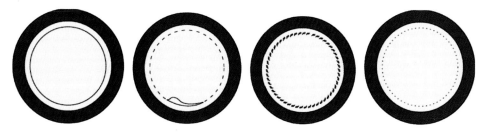

图 5-9　四种截囊方法（分别为连续环形撕囊,邮票式,信封开口式,开罐式）

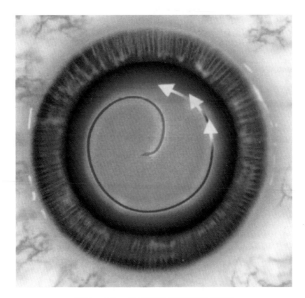

图 5-10 连续环形撕囊示意图

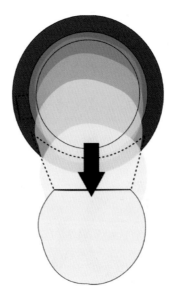

图 5-11 娩核

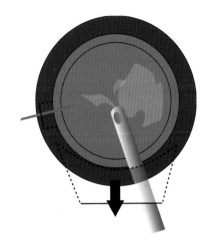

图 5-12　清除晶状体皮质

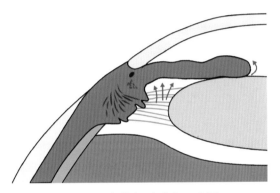

图 6-1　浅前房、窄房角示意图

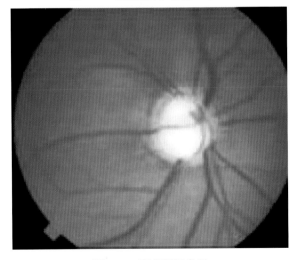

图 6-3　青光眼视盘图

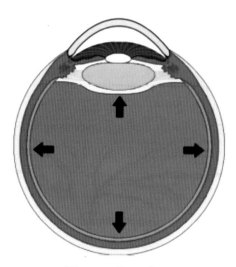

图 6-4　眼压示意图

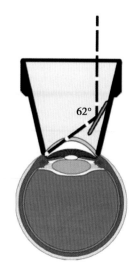

图 6-12　房角镜检查原理示意图

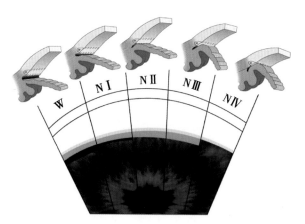

图 6-13　房角 Scheie 分类

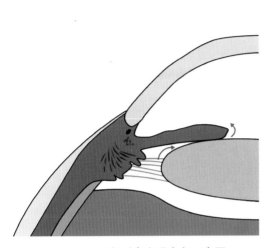

图 6-15　开角型青光眼房角示意图

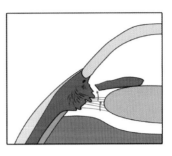
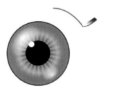

图 6-18　解除瞳孔阻滞的手术

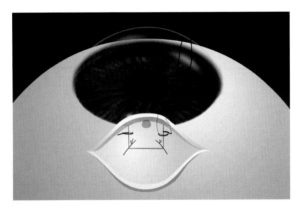

图 6-19　小梁切除术

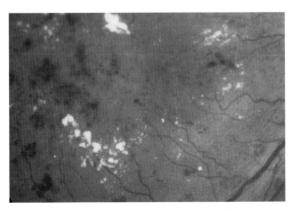

图 7-2　非增生性糖尿病视网膜病变:出血(大而不均匀的
红"点")和微动脉瘤(小而圆的"点")

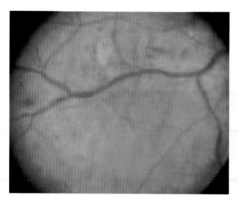

图7-3 非增生性糖尿病视网膜病变：
静脉串珠

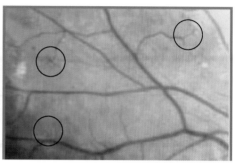

图7-4 视网膜内微血管异常（IRMA）
圆圈显示IRMA的奇怪和扭曲的形状

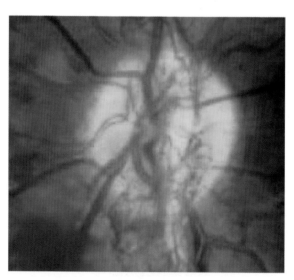

图7-5 增生性糖尿病视网膜病变：
新生血管（关键特征）

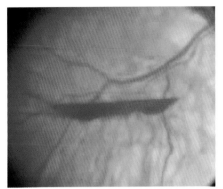

图 7-6　增生性糖尿病视网膜
病变:视网膜前出血

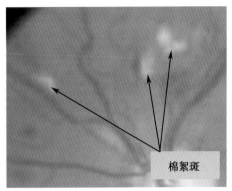

棉絮斑

图 7-7　增生性糖尿病视网膜
病变:棉絮斑

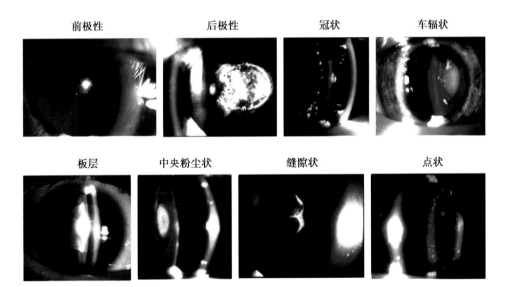

前极性　　　　后极性　　　　冠状　　　　车辐状

板层　　　　中央粉尘状　　　　缝隙状　　　　点状

图 8-1　不同种类先天性白内障的裂隙灯图

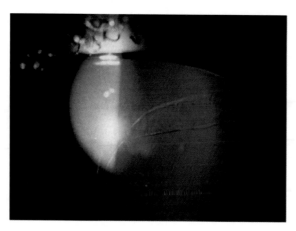

图 8-3　角膜后弹力层破裂（Haab 线）

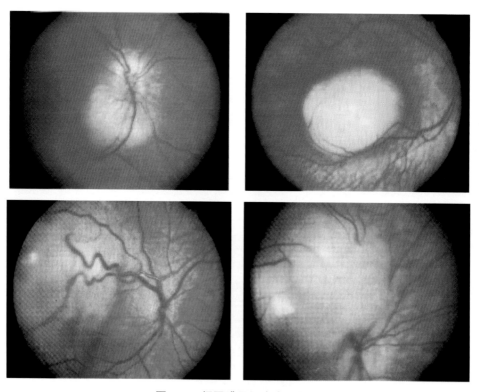

图 8-9　视网膜母细胞瘤眼底图

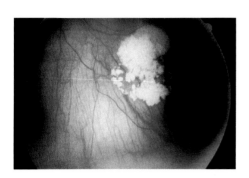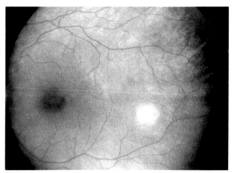

图 8-11　视网膜母细胞瘤局部治疗后眼底

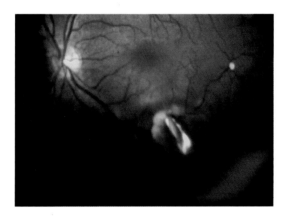

图 9-1　视网膜金属异物

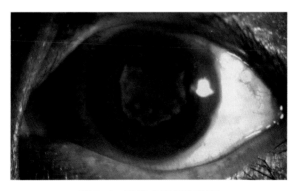

图 9-8　铁锈症晶状体改变

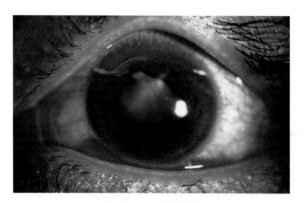

图 9-10 角膜裂伤

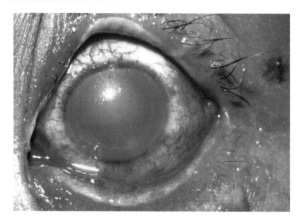

图 9-13 碱烧伤

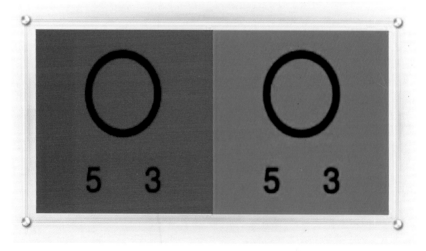

图 10-7 红绿视标测试